Rolf Ehlers

# Wohlfühlhormon Serotonin

## Botenstoff des Glücks

vianova

Verlag Via Nova

Rolf Ehlers

# Wohlfühlhormon Serotonin

## Botenstoff des Glücks

Der körpereigene Aufbau
durch native Kost

vianova
Verlag Via Nova

1. Auflage 2012

**Verlag Via Nova, Alte Landstr. 12, 36100 Petersberg**

Telefon: (06 61) 6 29 73

Fax: (06 61) 96 79 560

E-Mail: info@verlag-vianova.de

Internet: www.verlag-vianova.de / www.transpersonale.de

Umschlaggestaltung: Guter Punkt, München

Satz: Sebastian Carl

Druck und Verarbeitung: Appel und Klinger, 96277 Schneckenlohe



ISBN 978-3-86616-208-2

# Inhalt

*„Ein neuer Gedanke wird zuerst verlacht, dann bekämpft, bis er nach längerer Zeit als selbstverständlich gilt."*

ARTHUR SCHOPENHAUER

# Vorwort

## Was Sie hier erwartet

Auch wenn es mir um das richtige Essen geht, was der Hinweis auf die „native Kost" deutlich macht, lege ich hier nicht ein weiteres Ernährungsbuch vor, das die alten Ernährungslehren aufwärmt und sich mit immer wieder neuen befasst. Mein Anliegen ist viel begrenzter, dafür aber ganz konkret. Ich beschränke mich auf die Darlegung des von mir entdeckten Wertes einer ganz kleinen – aber dringend notwendigen – Änderung in unserer täglichen Essweise und rate sehr zu ihrer Übernahme. Denn diese Essweise hat es wahrlich in sich. Mein Leben und das ungezählter anderer hat sie auf neue Füße gestellt. Sie wird auch Ihr Leben verändern.

Sie erfahren hier, wie Sie mit einer minimalen Umstellung beim Essen, die jeder Mensch mühelos in seinen Alltag einbauen kann, Ihre Versorgung mit Mikronährstoffen wesentlich verbessern, Ihre Immunantwort beträchtlich stärken, insbesondere aber die volle Verfügung über das „Wohlfühlhormon" Serotonin bekommen, den wichtigsten aller Glücksbotenstoffe, der bei vielen Menschen in der heutigen Zeit reduziert ist.

Kästner hat im „Fabian" den schönen Satz geprägt: „Es gibt nichts Gutes, außer: man tut es." Selbst eine nachhaltige Verbesserung der Lebensqualität für sich anzunehmen und dafür nur die kleinste Änderung in den gewohnten täglichen Abläufen einzuführen, bedarf zunächst der Überzeugung, dass es sich um einen guten Schritt handelt. Wie Kästner schon skeptisch sagt, bedeutet das allein gar nichts. Er sagt sogar ausdrücklich, dass es das Gute gar nicht gibt. Aber wenn man schon daran glaubt, muss man nach der Einsicht auch tatsächlich anfangen, das Wissen umzusetzen. Wer partout nicht den Schritt vom Wissen zur Aktion findet, dem möchte ich gern die Lebensweisheit meiner klugen Tante Elfriede („Friedchen“) vorhalten, die bis ins 99. Lebensjahr hinein allen Unschlüssigen und Zauderern den Spruch entgegenhielt: „Hoffen und Harren macht alte Jungfern und Narren!“ Aus inzwischen reicher Erfahrung vieler tausender erster Nutzer nativer Kost kann ich berichten, dass von wenigen Ausnahmen abgesehen jeder, der sich auf diese kleine Änderung in der Essweise eingelassen hat, sofort die großen Vorteile am eigenen Leibe erfahren hat. Die Hürde, von der Erkenntnis zur Aktion zu kommen, die menschliche Trägheit zu überwinden sowie die Zaghaftigkeit und den Mangel an Entschlusskraft, werden uns nachfolgend wiederholt beschäftigen. Es gibt aber gerade dafür keine bessere Basis als eine stressfreie mental-hormonelle Balance, wie sie unverzichtbar durch den Botenstoff Serotonin ermöglicht wird.

Am Anfang steht also wieder einmal das Wort. Hier ist es die verbale Weitergabe des Wissens über den Wert des Verzehrs der ominösen nativen Kost, deren Wesen ich alsbald schildere. Dieses Buch ist daher nicht nur ein Ratgeberbuch. Sie sollen nicht blind glauben müssen, was ich Ihnen nahelege. Nach der Lektüre werden Sie ganz sicher *wissen*, dass meine Darlegung richtig ist und meine Vorschläge gut sind. Sie werden sehen, dass durch die für die Gesundheit so fundamental wertvolle Zuwendung zum regelmäßigen Konsum von täglich nur ein wenig nativer Kost Ihre allgemeine Versorgung viel besser, einfacher und sogar sehr viel billiger wird. Das läuft zwangsläufig auf den Erwerb einer unverwüstlichen Gesundheit bis ins hohe Alter hinaus – und das bei täglichem Erleben einer wohltuenden inneren Ruhe und Ausgeglichenheit, eben einer glückhaften Lebensstimmung.

Um die dem einen oder anderen vielleicht trocken erscheinende und zudem gelegentlich sehr spezielle Materie spannend und leicht aufnehmbar zu machen, schildere ich im Hauptteil des Buches den Verlauf zweier wahrlich abenteuerlicher Reisen unserer Nahrung und ihrer Komponenten durch den menschlichen Körper. Dabei decke ich neue ungewöhnliche Erkenntnisse auf über die Verstoffwechslung unserer Nahrung im Verdauungstrakt und die erfolgreiche Erfüllung der Aufgaben der vielen Nahrungsbestandteile bei der Ausführung wichtigster Funktionen von Körper, Geist und Gemüt. Die Phänomene werden ganz sicher jeden Laien, weitestgehend aber auch die Fachleute, überraschen. Ich verspreche Ihnen allen spannende Einblicke in den uns von der Natur geschenkten großartigen, komplex gesteuerten biochemischen Verarbeitungsbetrieb, den jeder von uns in seinem Körper mit sich herumträgt, und der nicht nur die materielle Grundlage für unser Leben ist. Mit den Botenstoffen, allen voran Serotonin, stellt sie auch die für eine zufriedenstellende gefühlsmäßige Begegnung mit der Welt und uns selbst unverzichtbaren ständigen Begleiter.

Vor der Schilderung der Reisen der Nahrung und ihrer Bestandteile durch den Körper erkläre ich erst einmal ausführlich die grundlegende Bedeutung der Nutzung nativer Kost, gefolgt von konkreten Ratschlägen zu ihrem praktischen täglichen Verzehr. Wer nur an den Ergebnissen interessiert ist und zufrieden ist, wenn er die positiven Wirkungen für sein Leben tatsächlich nutzen kann, braucht sich mit den dahinterliegenden Wirkzusammenhängen natürlich nicht gründlich zu befassen. Die Vorteile der regelmäßigen Nutzung nativer Kost sind ja absolut nicht vom Glauben daran abhängig. Native Kost ist kein Placebo. Ohnehin ist sie natürliche Nahrung und kein Heilmittel, was ich noch genauer darlegen werde.

Auch die dem Hauptteil folgende Beschreibung der positiven Wirkungen der Umstellung in der Essweise in Bezug auf die große Fülle der Krankheiten, die so viele Menschen in unserer heutigen Welt so sehr quälen, kann sich der Leser weitgehend ersparen, der sich mit Krankheiten erst befassen will, wenn sie ihn erreichen, und ohnehin solche Fragen lieber ganz den Therapeuten überlässt. Für die spätere Erörterung besonderer Probleme in der Umsetzung des Aminas-Prinzips, die nur wenige Menschen betreffen, und für meine weitgehend theoretischen Ausführungen zu den alternativen Möglichkeiten des körpereigenen Aufbaus des Botenstoffes Serotonin gilt ebenfalls, dass sie nicht für jeden Leser gleich bedeutsam sind. Mein Anliegen ist wahrlich nicht, Sie irgendwie am Lesen zu halten, sondern Ihnen neues Wissen an die Hand zu geben, dessen Umsetzung Ihnen das Leben verschönern wird.

Im Annex findet sich dann noch ein bestimmt einige Leser interessierender Abriss der Historie der nativen Kost und des Aminas-Prinzips. Der ganz besonders interessierte Leser kann sich dort auch in aller Kürze über die rechtlichen Beschränkungen bei der Propagierung der Wirkungen von Lebensmitteln informieren, die einer guten Verbreitung des wichtigen neuen Wissens bisher sehr im Wege stehen.

## Der Anstoß kam aus China

Sie werden sich fragen, wie ich als gelernter Jurist (Wissenschaftlicher Mitarbeiter, Lehrbeauftragter, Rechtsanwalt, Notar, Justitiar) zu solchen tief in viele Sparten der Naturwissenschaften hineinreichenden Erkenntnissen kommen konnte.

Das war so: Im Jahre 1999 führte mich eine Geschäftsreise zusammen mit einem Mandanten aus meiner früheren Anwaltstätigkeit nach China. Begleitet wurden wir von meinem ältesten Sohn Andreas Ehlers, einem der besten Kenner chinesischer Kultur und Sprache. Dort kamen wir durch einen – wie mir damals schien – blinden Zufall in Kontakt mit einer weitgehend rohen, getrockneten und gemahlenen Pflanzenkost namens KUIKE, die angeblich abnehmen ließ. Weil ich damals ziemlich übergewichtig war, probierte ich die locker gepressten Kaustückchen („weight loss crisps") einmal aus. Ich hatte eigentlich schon vor langer Zeit jede Hoffnung auf das Bekanntwerden eines zuverlässigen Weges zum nachhaltigen Abnehmen aufgegeben. Vorübergehende Abnehmerfolge erzielt man ja eigentlich schon wegen der Konzentration auf das selbstgesetzte Ziel mit jeder Diät, aber der bekannte Jojo-Effekt bringt danach unweigerlich das alte Gewicht schnell wieder zurück. Ein Versuch sollte aber nicht schaden können, weil es ja bei KUIKE angeblich nur um getrocknete und gemahlene Pflanzenkost ging, vorwiegend um Reis und Soja, und nicht um etwa besondere Zutaten mit besonderen in ihnen enthaltenen Wirkstoffen (mit dann natürlich möglichen nachteiligen Nebenwirkungen). Es heißt ja auch bei Medikamenten zu Recht: „Keine Wirkung ohne Nebenwirkung." Für schlichte Nahrung gilt das natürlich nicht, ganz gewiss nicht generell. In Europa kam KUIKE nie auf, weil die Chinesen – welch Wunder! – ihrem Produkt bei uns verbotene Farbstoffe beigemischt hatten und deshalb ein hohes Bußgeld zahlen mussten. Dass in den Kaustückchen auch pflanzliche Substanzen enthalten waren, die auf dem Etikett nicht ausgewiesen wurden, war gar nicht aufgefallen.

Auch mein Mandant probierte die Kaustückchen aus. Uns beiden fiel auf, dass wir Zeiten ohne Essensaufnahme, die es durch unsere Reisen kreuz und quer durch China öfter gab, mit KUIKE ohne Hunger und damit viel besser durchstanden. Kaum waren wir aber bei neuen Gesprächspartnern, nahmen wir auch an deren üblichem Tagesablauf teil und konnten zu den von ihnen zeitlich peinlich genau eingehaltenen reichen Mahlzeiten leicht alles Versäumte nachholen. Erst heute verstehe ich, warum mich unsere Tischgenossen immer so verwundert ansahen, wenn ich mir neben all den vielen wertvollen Speisen auch Mengen von Sättigungsbeilagen wie Reis und insbesondere viel von den leckeren Jiaozi-Nudeltaschen gönnte. Letztere erinnern sehr an Tortellini, schmecken aber noch viel besser. Jedenfalls konnte ich mit KUIKE nicht abnehmen – dachte ich.

Überraschenderweise stellten wir schon ab dem allerersten Tag der Nutzung von KUIKE an uns sehr deutliche, aber ganz andere als die erwarteten, nämlich mentale Änderungen fest. Mich ließen diese Eindrücke nicht los, ich wollte unbedingt eine Erklärung dafür haben. Es musste doch einen Grund dafür geben, dass sich meine Wachheit tagsüber und nachts der Schlaf wesentlich verbessert hatten! Zudem fühlte ich mich den ganzen Tag über in enorm guter Stimmung. Damit Sie genau wissen, was ich meine, gebe ich einmal wieder, wie ein mir namentlich nicht bekannter Mann im Schweizer Forum www.depri.ch seine ersten Erfahrungen mit der später von mir in Anlehnung an KUIKE entwickelten nativen Aminas® Vitalkost höchst anschaulich beschreibt (s. Kästchen). In dem Bericht von bluesisk sind Fachbegriffe angesprochen wie SSRI, Serotoninwiederaufnahmehemmer, und AD, also Antidepressiva. Diese Begriffe erkläre ich in aller Kürze.

http://www.depri.ch/f12/aminas-29101/, 09.03.2008, 15:23

**AW: Aminas**

Wie versprochen mein Feedback zu Aminas nach über 10 Tagen Einnahme. Gleich vorweg: Ja, es wirkt wie versprochen und es ist definitiv keine Einbildung, da die Wirkung einerseits zwar sehr subtil ist, andererseits doch (gerade in den ersten Tagen) überdeutlich und teilweise sogar recht stark ist.

Um es noch einmal zu sagen: Ich habe keinerlei Interesse an einer Vermarktung dieses Produktes, und nach einigen sehr netten Mails mit dem „Erfinder“ von AMINAS, Herrn Ehlers, bin ich davon überzeugt, dass es auch ihm in erster Linie um die Gesundheit und das Wohlfühlen des Anwenders geht.

**Nun aber zu meinem Bericht:**

Nach der ersten Einnahme des selbst zubereiteten Getränkepulvers, das aus roher und gemahlener Rohkost (Amaranth, Quinoa u.a.) besteht, spürte ich schon nach etwa 30 Minuten ein subtiles und dennoch starkes Wohlgefühl in mir aufsteigen, verbunden mit einem leicht trockenen Mund und geringfügigen Problemen beim Wasserlassen, was allerdings nach 2 Tagen nachließ.

Etwas problematisch ist das Schlucken der in Wasser verrührten Rohkost. Ein gewisses Würgen konnte ich nur schwer unterdrücken.

Nochmal zurück zur Wirkung: Jeder, der einmal serotonerge Medis bekommen hat, spürt anhand der Wirkung von AMINAS den Bezug zum Serotonin. Dennoch ist ein feiner Unterschied zu spüren, der sich bei mir in einem intensiven Gefühl des Wohlseins und einer entspannten Gelassenheit äußerte. Die ersten zwei Tage hatte ich ein ständiges Grinsen im Gesicht. Ich fühlte mich sehr sehr wohl, ohne „high“ zu sein. Es ist ein sehr natürliches Wohlgefühl, das auch nicht durch die Einnahme meines SSRI gebremst wurde (mein SSRI bremst meine gute Laune nämlich oft stark herunter). Gelegentlich hatte ich sogar den Eindruck, dass es stärker und umfassender als AD den Serotoninhaushalt beeinflusst. Ein Gefühl der Ganzheit breitete sich in meiner Brust aus (was ich bei SSRI nie in der Weise spürte).

Mehr hab ich zur Wirkung von AMINAS eigentlich nicht zu sagen. Außer vielleicht noch, dass es wohl etwas appetitdämpfend zu wirken scheint, denn ich habe deutlich weniger Hungergefühle seit der Einnahme. (was ich aber sowieso nur selten habe und deswegen wohl nicht für andere gelten muss)

AMINAS wirkt. Die Wirkung hält an. Es bewirkt ein natürliches und entspanntes Wohlgefühl, ohne in irgendeiner Weise aufzuputschen oder zu vernebeln. Ein natürliches Gute-Laune-Produkt ohne unerwünschte Wirkungen.

> Wie es ohne AD wirkt, kann ich natürlich nicht sagen. Ich glaube allerdings nicht, dass es ein AD (vollständig) ersetzen kann.
>
> Aber ich bin sehr froh, das Produkt gefunden zu haben. Und die knapp 30 € im Monat ist es mir wert, zumal ich AMINAS zukünftig nicht täglich anwenden werde und daher länger damit auskomme.
>
> LG bluesisk

Ich aß die KUIKE-Kaustückchen wegen der geschilderten frappierenden Wirkungen auch nach der Rückkehr aus China weiterhin jeden Morgen zusammen mit einem Glas Wasser. Einen Abnehmerfolg hatte ich immer noch nicht. Im Gegenteil fand ich bestätigt, was in der dem Produkt KUIKE beigefügten Beschreibung gesagt wurde, dass man in der ersten Zeit der Nutzung schon bei leichter körperlicher Tätigkeit automatisch etwa 1 bis 1 ½ Kilogramm an Gewicht zunimmt. Nicht an Fett, sondern an Muskelmasse, bestätigt durch meine Fettwaage. Angesichts der Herstellung der neuen, großen Wachheit tagsüber und des sehr erholsameren nächtlichen Schlafs erschien mir das nicht von Belang. Niemand, auch nicht die freundlichen Hersteller des chinesischen Produkts, die wir persönlich sehr gut kennnenlernten, hatte aber eine Erklärung für unsere Wach- und Schlaferlebnisse. Die Hersteller hatten schon wiederholt solche Hinweise auch von dritter Seite gehört, hielten die Phänomene aber für „ungewollte Nebenwirkungen." Ihr Fokus lag eben beim Abnehmen. Sie behaupteten steif und fest, sehr viele Chinesen, darunter auch Prominente, hätten mit der Hilfe ihrer Produkte sehr erfolgreich abgenommen.

## Neue Wissenschaft

Zurück in Deutschland wechselte ich von den juristischen Seminaren in die der Naturwissenschaften, um vielleicht herauszukriegen, auf was wir da gestoßen waren. Es traf sich, dass gerade in dieser Zeit brandneue wichtige Erkenntnisse aus vielen Sparten der Wissenschaften veröffentlicht worden waren, die mit dem Objekt meiner Neugier zu tun hatten. Erst mit ihnen war es mir möglich, ein geschlossenes Bild von den naturgesetzlichen Zusammenhängen zu gewinnen, die unsere Eindrücke erklärten. Die vollständigen Zusammenhänge sind mir indes erst Jahre später aufgegangen, sodass ich sie jetzt komplett vorstellen kann.

Dass ich an die Schwelle der Entdeckung der Lösung eines der allgemeinen Öffentlichkeit kaum bewussten riesigen Versorgungsproblems unserer Zeit kam, ahnte ich anfangs nicht. Bei mir war bis dahin das den Fachleuten Ende der neunziger Jahre voll verfügbare Wissen darum nicht angekommen, dass sehr vielen von uns immer wieder der fundamentalste, umfassend wirksame Botenstoff fehlt, der für die Wahrnehmung der entscheidendsten Funktionen des menschlichen Gehirns unverzichtbar ist: das Wohlfühlhormon Serotonin. Aber was wusste ich damals überhaupt über **Hormone**?!

**Hormone** sind biochemische Stoffe, die von körpereigenen speziellen Zellen (Drüsen) oder von Bakterien im Körper (Darmflora) produziert werden. Diese Stoffe üben entweder direkt spezifische Wirkungen aus, wie z.B., die Gewebshormone im Körper, oder sie üben, besonders in unserem zentralnervösen System, dem Gehirn, mit der Weitergabe spezifischer Informationen als Botenstoffe (Transmitter) besondere Regulationsfunktionen aus.

Vielen von der Serotoninknappheit in unserem zentralnervösen System, dem Gehirn, besonders betroffenen Menschen, besonders denen, die unter Depression und Burnout litten, war das Thema Serotonin Ende der neunziger Jahre längst nicht mehr fremd. Ihnen wurden damals bereits in großem Stil besondere Psychopharmaka verabreicht, eben diese Antidepressiva (AD) von denen „Bluesisk" schreibt. Dabei handelt es sich vorwiegend um die auch im Schweizer Forum erwähnten SSRIs, engl. selective serotonin reuptake inhibitors, dt. Serotoninwiederaufnahmehemmer. Diese rufen zwar kein Serotonin auf den Plan, sie nehmen aber Einfluss auf die eine oder andere schädliche Folge ihres Mangels, ihrer Symptome. Heute, fast zwei Dekaden später, hat die tägliche millionenfache Verschreibung solcher Arzneimittel in aller Welt das größte Pharmaziegeschäft aller Zeiten anwachsen lassen. Diese Psychopharmaka werden heute schon häufig als kassenärztliche Leistung sogar von Allgemeinärzten beim ersten Auftreten psychischen Unwohlseins verabreicht.

Kein Fachmann spricht vom Gehirn, er spricht vom **ZNS**, dem **zentralnervösen System**. Da die Verwendung der Wörter ZNS für das Gehirn und „zentralnervös" für „auf das Gehirn bezogen" weit in die Normalsprache hineinreicht, lohnt es auch für den Normalbürger sehr, sich dieser Sprachgewohnheit anzupassen. Gleichbedeutend mit „zentralnervös" gibt es noch den weniger häufig benutzten Begriff „**zerebral**."

## Anstoß zum Serotoninaufbau

Es folgten jahrelange gründliche Studien aller verfügbaren Informationen, insbesondere in der wissenschaftlichen Literatur in den Seminaren der für mich nächsten Universitäten, in Studien und Fachbeiträgen über den Medizinischen Online-Informationsdienst DIMDI, in angesagten Fachblättern wie auch in der reichen Sekundärliteratur, schließlich auch im gesamten Internet. Nach endlosen Überlegungen und Gesprächen, gefolgt von einer langen Reihe von Experimenten und Versuchen, fand ich die innere Gesetzmäßigkeit des durch KUIKE praktisch vorgezeichneten ganz einfachen Weges, ***durch den nüchternen Verzehr einer kleinen Menge herkömmlicher getrockneter und fein gemahlener roher proteinreicher Pflanzennahrung den körpereigenen zentralnervösen Aufbau von Serotonin anzustoßen.***

Sollten Sie von Serotonin noch wenig gehört haben, erkennen Sie die unerhörte Bedeutung dieses Botenstoffes schon durch einen kurzen Blick ins Internetlexikon „Wikipedia" unter dem Stichwort „Serotonin." Hätten Sie gedacht, dass ein einziges Hormon Dutzende grundverschiedener, unverzichtbarer, lebensnotwendiger Funktionen im menschlichen Körper und Gemüt kontrolliert und sogar überhaupt erst ermöglicht? Die Internet-Suchmaschine „Google" liefert bei der Eingabe von „Serotonin" in gut einer halben Sekunde sage und schreibe mehr als 22 Millionen Einträge. Es ist gewiss nicht übertrieben zu sagen, dass ohne gründliches Wissen über Serotonin, seine Funktionen im Körper und seine Bedeutung für unsere Gesundheit die Welt von heute nicht mehr zu begreifen ist.

## Bekannte Barriere für den Serotoninaufbau

Als ich mit meiner Suche anfing, wusste die Fachwelt bereits seit Jahren, dass es eine ganz bestimmte, scheinbar unüberwindliche natürliche Barriere für den körpereigenen zentralnervösen Aufbau von Serotonin gibt. Noch mehr verbreitet war das Wissen um die schädlichen und oft verheerenden Folgen, die die häufige Knappheit dieses Stoffes bei ungemein vielen Menschen auslöst. Und gerade ich fand heraus, wie man diese schreckliche Barriere für den Aufbau von Serotonin auf die einfachste Weise von der Welt beseitigen konnte! Es ist die Schwierigkeit, den Hauptbaustein von Serotonin, die Aminosäure L-Tryptophan, an seinen zentralnervösen Aufbauort, das Stammhirn, zu bringen.

## Serotonin ist ein Geschenk der Natur

Bevor ich die Bedeutung von Serotonin und seine Funktionen kannte, war meine erste Sorge gewesen, dass ich mit dem „Wohlfühlhormon" Serotonin, also einem die Lebensstimmung beeinflussenden Stoff, vielleicht auf eine Droge gestoßen wäre. Sich wohlfühlen zu können, ist aber ein uns von der Natur gegebenes Geschenk. Serotonin ist praktisch der Überbringer dieses Geschenks. Es ist ein ganz normaler Grundstoff unseres Lebens, den wir aus Komponenten unserer Nahrung getrennt voneinander im Körper und im ZNS selbst aufbauen. Essen kann man es nicht, auch nicht inhalieren oder spritzen. Als zentralnervöser Transmitter, also Botenstoff im Gehirn, ist Serotonin nichts weniger als die unverzichtbare Basis für das hormonell-mentale Gleichgewicht in unserem ganzen Gehirngeschehen mit daraus resultierenden weitreichenden Einflüssen auch auf die körperliche Gesundheit. Um es etwas blumiger zu sagen: Ohne eine ausreichende zentralnervöse Verfügung über Serotonin finden wir nicht unsere Mitte, fühlen wir uns vielmehr zerrissen und desolat.

## Allerweltshormon Serotonin

Dabei ist Serotonin ein wahres Allerweltshormon. Kaum ein anderes Hormon ist so einfach aufgebaut. Serotonin ist auch das älteste aller bekannten Hormone. Es findet sich schon bei den Chordaten und Ammoniten. In der Entwicklung des menschlichen Embryos wird bezeichnenderweise zeitlich vor allen anderen Hormonen die Serotoninanlage geschaffen. Es wird zur Erfüllung so vieler verschiedener Aufgaben gebraucht, dass man es auch ein Allzweckwerkzeug nennen könnte. Der Vergleich mit einem Werkzeug ist treffend, weil die Hormone in der Tat nicht unsere Lebensinhalte bestimmen, sondern nur biochemische Mittler für ihre Expression sind. Dabei macht die große Breite der Wirkungen von Serotonin es gerade so unverzichtbar. Was für die nackte Existenz die Luft zum Atmen ist, ist Serotonin für ein Leben in stets guter Lebensstimmung.

Die einfache chemische Formel von Serotonin, bestehend aus Kohlenstoff (C), Wasserstoff (H), Stickstoff (N) und Sauerstoff (O), ist $C_{10}H_{12}N_2O$:

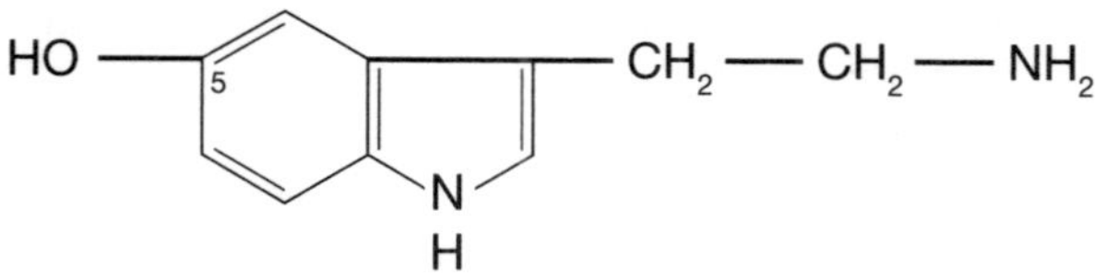


Serotonin wurde erst 1948 von M.Rapport als blutdruckregulierende Substanz im Blutserum entdeckt, woraus sich sein Name ableitet. Der chemische Name ist 5-Hydroxytryptamin, woraus abzulesen ist, dass sein Hauptbaustein die Aminosäure L-Tryptophan ist. Das „L" im Namen steht für eine linksdrehende Struktur seines Moleküls; alle von uns nutzbaren Aminosäuren sind übrigens linksdrehend. Serotonin bildet sich problemlos, wenn alle seine Bausteine zur rechten Zeit an den Ort seiner Synthese kommen. Genau daran hapert es aber immer wieder. Gründe dafür sind, wie ich noch aufzeigen werde, nicht die Qualität unserer Nahrung oder die Nahrungsauswahl –da gibt es in diesem Zusammenhang nichts Entscheidendes zu bemängeln -, sondern unser entgleistes Essverhalten und unsere unnatürliche Lebensführung. Unsere unbedachte Ess- und Lebenweise gibt dem L-Tryptophan oft keine Chance, die Blut-Hirn-

Schranke zu überwinden, um dann im Stammhirn für den Aufbau von Serotonin zur Verfügung zu stehen. Das ist, kurz gefasst, der entscheidende Fehler.

Weitestgehend erforscht wurde Serotonin erst in den 90er Jahren des letzten Jahrhunderts. Man stellte überrascht fest, dass es umfassende Wirkungen hat, die, wollte man eine Rangordnung nach der Bedeutung der mentalen Botenstoffe aufstellen, es alle anderen bekannten Hormone weit in den Schatten stellen ließe. Seit den 90er Jahren des letzten Jahrhunderts und sicher für alle absehbare Zeit steht nunmehr Serotonin im Zentrum des Interesses, „das Hormon der 90er Jahre“ (hormone of the nineties).

**Serotonerge Transmission** ist die Aktivität des Neurotransmitters (Botenstoffes) Serotonin, der mit unzähligen seiner Moleküle in jeder Sekunde unseres Lebens –wohl außer im Tiefschlaf – in allen Bereichen unseres Gehirns lebenswichtige Informationen zwischen den zahlenmäßig auf bis zu 1 Billion geschätzten Nervenzellen des Gehirns transportiert und damit das gesamte Hirngeschehen globalisiert und harmonisiert (Huether). Solche Zahlen sind für unser Verständnis eigentlich zu hoch. Erst durch die aktuelle weltweite Finanzkrise haben wir ein Gespür für solche Zahlen bekommen.

## Frappierende Veränderungen im Wohlbefinden

Die auffallenden mentalen Veränderungen, die ich mit der getrockneten, gemahlenen und lose zu Kaustückchen (crisps) gepressten chinesischen Pflanzennahrung erlebte, waren zwar so „harmlos“ wie die beim Produkt KUIKE verwendeten Lebensmittelzutaten, aber sie krempelten ohne jedes weitere Dazutun meinen Tagesablauf und meine Nachtruhe entscheidend um. Auf dieses Schlüsselerlebnis, das ich eingangs schon schilderte, muss man achten, damit man beim eigenen Versuch diese wichtigen Änderungen auch richtig einordnet und nicht etwa meint, man wäre etwa nach dem ersten Verzehr den ganzen Tag über deshalb hellwach, weil draußen zufällig die Sonne scheint oder ein lieber Mensch sich bei einem gemeldet hat. Vielleicht erinnern Sie sich noch an das Lied “Blame it on the boogie” von den Jackson Five, das beginnt: “Don’t blame it on the sunshine, Don’t blame it on the moonlight…” Natürlich hebt auch flotte

Musik das Wohlbefinden, aber nur dann, wenn im Gehirngeschehen Serotonin als Begleiter mitgeht. Das grundlegende Wohlbefinden stellt sich auch ein, wenn es regnet, die „böse Schwiegermutter“ vor der Tür steht und weit und breit nichts Besonderes zur Aufmunterung geschieht.

Vielleicht sollte ich am eigenen Beispiel noch genauer berichten, mit welchen sofortigen Veränderungen zu rechnen ist. Morgens brauchte ich keinen Wecker mehr. Statt wie üblich so lange liegen zu bleiben wie nur irgend möglich, wurde ich vom ersten Tag an jeden Morgen fast genau um 6 Uhr früh von selbst wach. Ich meine damit nicht nur, dass ich nicht mehr schlief, mir wie sonst üblich den Schlafsand aus den Augen reiben und mich nach dem Aufstehen erst einmal „berappeln“ musste. Nein, ich war ab der Sekunde der Beendigung des Schlafs hellwach, regelrecht „putzmunter.“ Dieser Zustand wunderbarer Wachheit und Konzentration hielt den ganzen Tag über an. Zuvor hatte ich immer versucht, nach dem Mittagessen eine Pause einzulegen und einen kurzen Erholungsschlaf zu nehmen, um für neue Belastungen in der zweiten Tageshälfte gerüstet zu sein. Ich hatte aber plötzlich trotz pausenloser intensiver Arbeit tagsüber nie auch nur einen einzigen „müden Punkt.“ Mich mittags noch einmal für ein „Powernapping“, wie manche das heute so nennen, hinzulegen, kam mir überhaupt nicht in den Sinn. Abends dagegen drängte es mich, nicht viel länger als bis gegen 23.00 Uhr aufzubleiben. Wenn ich mich zum Hinlegen entschlossen hatte, sank ich alsbald in den Schlaf, bis ich nach eben genau 7 Stunden wunderbar erholt wach wurde. Und das jeden Tag! Ich nehme vorweg, dass sich daran in den jetzt schon 12 seither vergangenen Jahren nichts geändert hat. Ich bin mir dessen jeden Tag sehr bewusst, dass ich allein mit dieser Änderung meines Wach- und Schlafverhaltens ein viel besseres, weit befriedigenderes Leben geschenkt bekommen habe. Aber eine ganze Reihe weiterer grundlegender gesundheitlicher Verbesserungen sollte folgen.

## Namensgebung: „native Kost“ und „Aminas-Prinzip“

Dass ich KUIKE der Einfachheit halber immer direkt nach dem Aufstehen, also im Ergebnis auf leeren Magen, zu mir nahm, entpuppte sich nachträglich als ein alles entscheidender Glücksfall. Es stellte sich nämlich heraus, dass der nüchterne Verzehr, also die Aufnahme auf leeren Magen, die unverzichtbare und wichtigste Bedingung dafür ist, dass der natürliche, körpereigene zentralnervöse Aufbau von Serotonin angestoßen wird.

Meine Versuche mit allen erdenklichen Lebensmitteln zeigten mir bald, dass eine besondere Auswahl der Pflanzenstoffe fast ohne Bedeutung war. Besonders kam es nicht auf die Stoffe an, aus denen KUIKE bestand, auch nicht auf die angeblich großartige seltene Maya-Taro-Wurzelknolle aus den 3.500 Meter hoch gelegenen Bergregionen Sezuans, deren –sparsame – Verwendung die chinesischen Hersteller von KUIKE aus Angst vor Nachahmern bis heute bewusst auf dem Etikett verschweigen. Was die Chinesen selber tun, trauen sie natürlich auch anderen zu. Später erkannte ich, dass allein wichtig ist, dass eine Mischung aus pflanzlichen Lebensmitteln gewählt wird, die auch einen Mindestanteil an Proteinen enthält. Pflanzenproteine, das ist wichtig zu wissen, sind nicht nur reine Ansammlungen von Aminosäuren. Es sind vielmehr komplexe Gebilde mit von der Natur vorgegebenen räumlichen Strukturen, die neben Eiweißverbindungen wie Aminosäuren und Nahrungsenzymen auch Vitamine und Anteile an Mineralstoffen und Nebenstoffen einschließen. Aber proteinhaltige pflanzliche Lebensmittel gibt es ja viele. Allein mit Obst allerdings, das gern als ergänzende Zutat dabei sein darf, klappt die Umsetzung des Aminas-Prinzips nicht. Obst hat nämlich fast keine Eiweiße. Jedenfalls schlugen alle Versuche fehl, allein auf getrocknete und gemahlene oder frisch verarbeitete Früchte wie „Smoothies" zu setzen. Im Zusammenhang mit der späteren Schilderung der Vorgänge bei der Verstoffwechslung der Nahrung im Dünndarm wird klar werden, warum es ohne unbeschädigte Proteine und die in ihnen enthaltenen Nahrungsenzyme nicht geht. Sie werden bald auch verstehen, dass es ohne Verdauungsenzyme gar keine Verstoffwechslung unserer Nahrung gibt. Ihre Fehlversorgung macht uns krank, bleiben sie ganz weg, ist das unser sicheres Ende.

Alle solche Kost, gleich, ob sie aus herkömmlichen Zutaten aus heimischen Feldern und Gärten zusammengestellt ist oder ob mehr oder minder exotische Zutaten aus fernen Ländern zur Verwendung kommen, nenne ich wegen der Naturbelassenheit ihres wesentlichen Kerns eine **native Kost.** Ich schränke aber ein, dass sie nur dann nativ ist und die großartigen natürlichen Wirkungen ihrer Inhaltsstoffe richtig zum Zuge kommen, wenn sie auch tatsächlich auf leeren Magen in den Körper kommt.

**Native Kost** ist gemischte, unbedingt auch eiweißhaltige, im Kern nicht hoch hitzebehandelte rohe pflanzliche Kost, die beim Verzehr vor dem Hinunterschlucken bis auf ihre letzten Fasern mechanisch in ihren Zellen aufgebrochen ist, sei es durch gründliches Zermahlen mit den Zähnen oder nach vorherigem Trocknen der geernteten Pflanzen durch technisches Zermahlen. Native Kost ist und bleibt sie nur, wenn und solange sie in Flüssigkeiten verlöst (dispergiert) den Magen nur durchläuft und direkt in den Dünndarm gelangt. Was im Magen mit anderer Nahrung zum Nahrungsbrei (Chymus) vermengt wird, ist keine native Kost (mehr).

Auf den ersten Blick mag es seltsam anmuten, die Entscheidung darüber, was native Kost ist, auf den Zeitpunkt ihrer Übergabe vom Magen an den Dünndarm zu verlegen, wo wir es doch gewohnt sind, solche Entscheidungen auf dem Essteller zu treffen. Wenn ursprünglich rohe Nahrung gekocht wird und dann auf dem Teller landet, ist sie nicht mehr roh. Für den bedeutenden Wert der nativen Kost ist es dagegen nicht allein ausschlaggebend, dass sie roh ist. Sie darf auch nicht im Magen festgehalten und bearbeitet werden, sondern muss direkt in den Dünndarm gelangen und allein dort verstoffwechselt werden. In dem Moment, in dem sie im Magen gefangen wird und ihn erst nach ausgiebiger Bearbeitung verlassen kann, fehlen ihr beim späteren schubweisen Eindringen in den Dünndarm die besonderen Eigenschaften, die ihre ganz außergewöhnlich guten Verstoffwechslungsergebnisse bedingen. Man kann also sagen, dass die zuvor native Kost durch die Gefangennahme und Verarbeitung durch den Magen ihren Charakter und Wert als native Kost eingebüßt hat. Ich denke, dass es sprachlich legitim ist, bei der nativen Kost einmal die Perspektive der Beurteilung zu ändern. Denn diese Essweise, verbunden mit der Wahl der richtig präparierten Lebensmittel ist nicht irgendeine andere Art der Nahrungsaufnahme. Sie ist der Schlüssel zu Gesundheit und Wohlbefinden.

Die Naturgesetzlichkeit des körpereigenen Aufbaus des Botenstoffes Serotonin durch den Verzehr nativer Kost, die ich entdeckt habe, habe ich schon bald nach Beginn meiner Suche nach den Wirkzusammenhängen das **Aminas-Prinzip** genannt. Dieser frei gewählte Name soll daran erinnern, dass es insbesondere Aminosäuren sind, die naturgegeben ganz bestimmte Wege durch den Körper und ins Gehirn nehmen müssen, damit es zur natürlichen körpereigenen zentralnervösen Synthese von Serotonin kommt. Ich habe den von mir gefundenen Namen Aminas zwar auch den Unternehmen zur Verwendung vorgeschlagen, die als erste Produkte nach diesem Prinzip fertigten, nach Vorläufern insbesondere den Unternehmen, in denen mein Sohn Dominik Ehlers dann die Aminas® Vitalkost produzierte. Zunächst aber ging es ausschließlich um die Findung eines passenden Namens für das von mir entdeckte naturgesetzliche Prinzip. Es geht mir daher auch in diesem Buch nicht um Produkte, an deren Verkauf man Geld verdienen kann, zumal es inzwischen eine Reihe von Unternehmen gibt, die auf denselben Zug aufgesprungen sind, was ich im Anhang kurz ausführe. Es ging und geht mir vor allem um das theoretische Wissen über eine leicht geänderte tägliche Essweise, die unser aller Leben verändern kann.

**Das Aminas-Prinzip** ist das Naturgesetz, das besagt, dass sich beim Menschen durch den nüchternen Verzehr nativer Kost in einer nur kleinen Mahlzeit auf körpereigene Weise der Botenstoff Serotonin im Gehirn aufbaut.

## Keine Angst vor der Wissenschaft

Wer heute noch mit altem Schulwissen über die richtige Ernährung durch die Welt läuft, geht blind an fundamentalen, neuen Erkenntnissen über unsere menschliche Existenz vorbei – und verpasst die Möglichkeit, für sich selbst höchst persönlich die Weichen für ein langes Leben voller Gesundheit und Glück zu stellen! Der Weg dorthin führt Sie tief in bisher nicht erkannte oder einfach nicht in den richtigen Zusammenhang gestellte Naturgesetzlichkeiten. Die hier zu schildernden Sachverhalte berühren Felder aus vielen Sparten der Naturwissenschaften: Biologie, Biochemie, Anatomie, Physiologie (funktionelle Abläufe im Körper), Gastroenterologie (Magen-Darmtrakt), Neurologie (Nervensystem), Endokrinologie (Hormone), Psychologie, Pschiatrie, Psychotherapie, Ernährungswissenschaft und Lebensmittelkunde. Aber haben Sie keine Angst vor der Masse des dort versammelten Wissens! Ich führe Sie da hindurch wie in der griechischen Sage die Ariadne von Kreta den Theseus, der den von ihr erhaltenen roten Faden beim Hineingehen in ein Labyrinth auslegte, dort im Innern den sagenhaften Minotaurus erschlug und entlang des roten Fadens den sicheren Weg zurück ins Freie fand.

Ich verwende die Fachbegriffe nur, wo es sachlich ohne sie nicht gut geht oder wo sie schon dabei sind, in die Normalsprache Eingang zu finden. Fast alles lässt sich natürlich auch allgemeinverständlich sagen, viele Sachverhalte werden aber bei ständiger Übersetzung in die Normalsprache zu umständlich. Ich übersetze die Fachbegriffe, wie sie anfallen. Die Experten, die die Erläuterungen nicht brauchen, bitte ich um Nachsicht im Interesse der fachunkundigen Leser. Diese bitte ich, sich in dem von mir vorgeschlagenen beschränkten Umfang auf die neue Terminologie einzulassen und diese wenigen Begriffe ihrem Wortschatz bewusst hinzuzufügen. Was ich hier vortrage, wird nach meiner festen Überzeugung in einigen Jahren ohnehin zum Allgemeinwissen gehören. Also gewöhnen Sie sich ruhig schon daran, dass man von einem gebildeten Menschen verlangen wird, dass er nicht nur Shakespeare und Goethe zitieren kann und weiß, wie Wirtschaft, Staat und Gesellschaft gut funktionieren (oder eben auch nicht), sondern z.B. auch weiß, was Axone sind, Mitochondrien, Enzyme, freie Radikale, Transmitter, Wiederaufnehmehemmer und Transskriptionsproteine. Zum bequemen Nachsehen stelle ich ein Glossar ans Ende des Buches, eine Liste derjenigen hier verwendeten Fachbegriffe, die zu kennen sich nach meiner Einschätzung auch für einen Laien lohnt.

Kein Leser muss also fürchten, dass ich ihn hier überfordere. Sie werden sehen, dass wie überall auch in den Naturwissenschaften nur mit Wasser gekocht wird. Es ist in allen Wissenschaften nämlich regelmäßig nicht so wie bei der Relativitätstheorie, der Unschärferelation und der Quantentheorie, bei denen vielleicht wirklich nur kongeniale Menschen Einsteins, Heisenbergs und Plancks Lehren nachvollziehen können.

## Besonderer Dank

Wertvolle fachliche Hinweise erhielt ich von Frau Ursula Steiner aus Essen, von Herrn Dr. Günther Kellerer aus Buch am Ammersee und von Herrn Wolfgang Spiess, dem Herausgeber des bekannten „Vitaljournals", ferner von dem immer bestens informierten geistreichen jungen Mediziner Pamir Hemat aus Bonn. Ihnen danke ich und den vielen Tausenden erster Nutzer der nativen Kost und ihren Therapeuten, mit denen ich in meiner Zeit als Entwicklungsleiter des

Herstellers der Aminas® Vitalkost über ihre Erfahrungen habe diskutieren und von ihren oft ungemein wertvollen Anregungen habe profitieren dürfen.

Erkrath, im April 2012<br>Rolf Ehlers

# II. Einführung in die native Kost und das Aminas-Prinzip

## 1. Die Zielstellung

### Gesundheit und Lebensglück

Dieses Buch zeigt, was der regelmäßige Verzehr nativer Kost Gutes für uns tut, insbesondere wie man nach dem Aminas-Prinzip mit der Verbesserung der körpereigenen Synthese des „Glücksbotenstoffes“ Serotonin den derzeit sehr oft verschütteten Weg zur Gesundheit und zum Lebensglück wieder eröffnet.

„Hauptsache gesund“, „Gesundheit ist nicht alles, aber ohne Gesundheit ist alles nichts“ – das sind scheinbar banale Weisheiten, die wir uns aber unser Leben lang gegenseitig immer wieder vorhalten. Damit ermahnen wir uns, uns ja nicht aus Nachlässigkeit selbst an unserem eigenen körperlichen und mentalen Wohl zu versündigen. Daher wünschen wir uns auch zum Jahreswechsel und zu allen besonderen Gelegenheiten „vor allem Gesundheit.“ Im Vergleich dazu fast schamhaft wünschen wir uns auch immer wieder Glück, womit wir nicht das unstete Glück im Spiel meinen und auch nicht einzelne glückhafte, einmalige oder wiederkehrende Momente, sondern über die unverzichtbare Gesundheit hinaus das Erleben nachhaltigen Glücks im Leben, verkürzt gesagt: das Lebensglück.

Unsere Scheu gegenüber dem Glück ist darin begründet, dass wir zu ihm meist keine feste Verbindung haben. Das Glück scheint uns wie die römische Göttin Fortuna, die auf einer Kugel einherschwebt, flüchtig und schwer zu greifen zu sein. Dabei hat die Natur uns mit den Glückshormonen, zu denen in erster Linie

Serotonin zählt, stabile Wege zum Glück eröffnet. Lernen Sie sie kennen und nutzen Sie sie!

Das Phantastische an einer dauerhaft glückhaften Lebensstimmung ist, dass sie individuell ganz verschieden ausgefüllt sein kann. Für den Musiker ist das Lebensglück ohne die Klänge, die Melodien und die Rhythmen der Musik unvorstellbar, der Wissenschaftler braucht die intensive Begegnung mit der Natur und ihren Gesetzen, den Philosophen treibt die ständige Sinnsuche um, und der Gläubige und der Mystiker verfolgen begeistert die spirituellen Linien, die sie zu den nicht wissbaren verborgenen Geheimnissen der Welt führen. Jeder Mensch hat aufgrund seiner Anlagen und seiner persönlichen Historie ein anderes subjektives Glücksspektrum. Aber jedem Menschen steht „sein" Glück im Leben offen – wenn ihm nur nicht die glückspendenden Hormone abgehen. Das Sprichwort „Jeder ist seines Glückes Schmied" gewinnt so eine ganz neue Bedeutung. Also kümmern Sie sich um Ihre Glückshormone! Sie selbst haben es in der Hand, bis ins hohe Alter gesund und glücklich zu sein.

## Lebensglück nicht ohne Serotonin

Ein mögliches Missverständnis muss ich unbedingt rechtzeitig ausräumen. Serotonin sichert *nicht automatisch* das volle Lebensglück in allen Situationen des Lebens. Aber dieses ist *garantiert nicht ohne Serotonin* zu erreichen.

Unsere Existenz hängt an einer ganzen Reihe fundamentaler Relationen. Wenn wir nicht essen, fallen wir spätestens in ein paar Wochen vom Fleisch. Ohne Sicherung von Wärme erfrieren wir bei äußerer Kälte in einer einzigen Nacht. Ohne zu trinken, verdursten wir schon nach wenigen Tagen. Ohne Sauerstoff zu atmen, ersticken wir nach ein paar Minuten. Das ist Allgemeinwissen. Dass wir aber sofort tot umfallen, wenn wir nur ein paar Sekunden lang in der sog. Atmungskette in den Trillionen von Verbrennungskammern (Mitochondrien), die in unseren bis auf 100 Billionen an der Zahl geschätzten Körperzellen gefangen sind, aufhören, unsere eigentliche Körperenergie, eine chemische Verbindung namens Adenosintriphosphat (ATP) aufzubauen, ist schon Wissen, das mehr die Schüler aus dem Leistungskurs Biologie mitbringen. Aber dass Glück eine Frage der Chemie ist, überhaupt dass unsere Gefühlswelt nur mit der Beteiligung unserer Hormone und Botenstoffe funktioniert, macht sich kaum jemand bewusst.

Frau Professor Dr. Ingrid Gerhard beschreibt in ihrem großen Frauen-Gesundheitsbuch sehr anschaulich die Bedeutung der Hormone:

*„Glück ist nach aktueller Forschung im Grund nichts anderes als Chemie. Das erklärt, warum Menschen mit bestimmten Störungen im Gehirn trotz optimaler Lebensbedingungen traurig sein können. Um Glück oder Freude, Trauer oder Wut empfinden zu können, sind Botenstoffe nötig, die Informationen an die entsprechenden Stellen transportieren."*

Sobald Serotonin im Hirn knapp wird, sind wir unweigerlich bald schlechter Stimmung, sind „nicht gut drauf", intolerant, nervös und aggressiv, tagsüber müde und abgeschlagen, können abends nicht einschlafen und nachts nicht durchschlafen – um erst mal nur einige wichtige Funktionen des ungemein vielseitigen Schlüsselhormons Serotonin zu nennen. Es liegt auf der Hand, dass das Fehlen von Serotonin in den Abläufen in unserem Gehirn dem Erleben des Lebensglücks insgesamt entgegensteht. Natürlich finden die Stürme des Lebens auch statt, wenn wir mit diesem zentralen Steuerstoff gut versorgt sind. Aber nur mit ihm sind wir in der Lage, sie gut zu meistern, damit wir in jeder Sekunde unseres Lebens mit Leib und Seele fühlen, dass es ein Glück ist zu leben.

Native Kost sorgt auch durch eine bessere Versorgung mit Mikronährstoffen, auch Vitalstoffe genannt, für eine bessere allgemeine Gesundheit, was ich noch eingehend darlegen werde. Da gibt es große Vorteile, die mit der Herstellung des Lebensglücks durch den Anstoß der Produktion des Wohlfühlhormons Serotonin direkt nichts zu tun haben, indirekt dagegen schon.

# 2. Gegenprobe Evolution

Native Kost auf leeren Magen zu verzehren, also fein gemahlene rohe Pflanzenkost nach längerer Essenspause, also nüchtern, aufzunehmen, ist die angestammte Essweise aller Primaten, also von uns Menschen und unseren Vorläufern und den Affen, unseren Vettern in der Natur. Allein ein Vergleich mit den Essgewohnheiten unserer Ahnen und den Artverwandten in der Natur kann zwar kaum wissenschaftlich exakt die Richtigkeit des Aminas-Prinzips beweisen. Ein solcher Nachweis braucht eine lückenlose schlüssige Herleitung aus ausnahmslos wissenschaftlich gesicherten Eckdaten. Diese zu liefern und das Ergebnis zugleich Schritt für Schritt und komplett nachvollziehbar allgemeinverständlich zu erläutern, bin ich hier nicht angetreten. Ein kurzer Blick in den Gang der Evolution bestätigt aber bereits eindrücklich die Richtigkeit meines Ausgangspunktes. Es macht sich immer gut, beim Einstieg in ein neues Thema erst einmal darzulegen, dass man gerade da forscht, wo die Entdeckung guter Lösungen *plausibel* erscheint. Sonst kümmert man sich lieber um andere Dinge.

## Unzureichende Jagdausrüstung

Unverkennbar tragen wir mit der minimalen Nahrungsumstellung auf native Kost an entscheidender Stelle dem Umstand Rechnung, dass wir evolutionär von Pflanzenfressern besonderer Art abstammen. Wir haben mit Mahlzähnen statt Reißzähnen, mit einem sehr komplexen Magen und einem mit 6 Metern sehr langen Dünndarm und 10 Metern Gesamtlänge des Verdauungssystems eine besondere anatomische Grundausstattung geerbt, die mit der der Fleischfresser wenig gemein hat. Fleischfresser haben einen unkomplizierten Kugelmagen und mit maximal 3 Metern Gesamtlänge von Dünn- und Dickdarm einen sehr kurzen Darm. Was diese Längenvergleiche angeht, werden Sie in der Literatur immer wieder die Behauptung finden, dass wir Menschen bei einer Körpergröße von fast 2 m doch einen eigentlich recht kurzen Darm hätten. Dort wird aber die Länge der Beine mit gemessen, obwohl ausschlaggebend nur die Länge des

Rumpfes sein kann. Unser Verdauungstrakt hat sich doch mit dem Erlernen des aufrechten Gangs nicht um einen Deut geändert!

Ohne die erst spät in der Evolution von uns Menschen selbst erfundenen Jagdwaffen versprach die uns von der Natur gegebene Ausrüstung kaum große Erfolge beim Erlegen von Beutetieren oder bei der Verteidigung eigener oder fremder Beute gegen Nahrungskonkurrenten. Wir hatten ja nicht einmal die Fähigkeit, ohne Werkzeuge die Felldecke einer Maus oder eines Hasen aufzureißen oder uns gegen einen Geier oder Kojoten im Kampf um die Reste der von Raubtieren erlegten Beutetiere durchzusetzen! Vielmehr waren wir selbst die ständig von übermächtigen Beutegreifern Gejagten.

Liegt es nicht nahe, anzunehmen, dass die Natur an wesentliche körperliche Ausstattungsmerkmale funktionale Wirkzusammenhänge knüpft, bzw. hat sich nicht unsere Anatomie so gebildet, um den zur guten Funktion aller unserer inneren Abläufe gehörenden Bedingungen gerecht werden zu können? Wenn eine Maschine allerlei Vorrichtungen hat, gehen wir doch auch davon aus, dass der Erbauer dafür eine sinnvolle Nutzung vorgesehen hat. Mit einer Maschine dagegen, die für bestimmte Aufgaben keine Werkzeuge hat, würden wir nicht versuchen, gerade diese Aufgaben zu lösen.

## Menschen sind Frugivoren

Pflanzenfressende Primaten sind eindeutig keine Grasfresser. Die meist viel größeren Grasfresser haben mit zusätzlichen Mägen und einem noch längeren Dünndarm als die Primaten wieder eine ganz andere Grundausstattung. Dafür vertragen Grasfresser absolut keine fleischliche Nahrung. Wie abwegig es ist, beispielsweise Rindern Fleischpulver unter ihre Nahrung zu mengen, hat sich überdeutlich beim BSE-Skandal gezeigt. Primaten, die – anders als die Grasfresser – zumindest in kleinen Mengen auch tierische Nahrung vertragen, bezeichnet man mit dem weithin vergessenen großen Naturheilarzt Louis Kuhne (1835 – 1901) richtiger Weise nicht als Allesfresser, sondern als Frugivoren. Ein gutes Beispiel für einen echten Allesfresser ist das Schwein, denn es hat neben den Mahlzähnen der Pflanzenfresser, die kein Fleischfresser hat, zusätzlich eine Reihe von auf Lücke gestellten dolchartigen Zähnen, mit denen es ganz leicht Fleisch zerschneiden kann, ohne dass Fasern oder Sehnen zwischen den Zähnen hängen bleiben. Das macht Sinn, denn alle Wesen kennen keinen Zahnstocher (Schnitzer). Frugivoren sind von der Natur her Esser von – mangels Beherrschung des Feuers natürlich – rohen Pflanzenteilen aller Art von Wurzeln und Knollen über Blätter bis zu Blüten, Samen und Früchten. Die Natur verlässt sich darauf, dass Frugivoren solche Nahrung auch wirklich nutzen. Nach dem Plan der Natur beginnt der Konsum dieser Nahrung täglich zwangsläufig jeden Morgen nach der langen nächtlichen Periode der Enthaltung vom Essen. Ein Frugivore ist auch gezwungen, seine Nahrung mit den Zähnen ganz aufzubrechen, weil er sonst nicht an ihren Inhalt kommt und nicht ausreichend ernährt ist. Und was tun wir? Wie wichtig es ist, dass rohe Pflanzenkost in all ihren Fasern mechanisch aufgebrochen und nicht heruntergeschlungen wird, erläutere ich nachfolgend im Gesamtzusammenhang.

Haben die Erfindung von Jagdwaffen sowie des Kochtopfes und die Beherrschung des Feuers denn unsere Körper verändert? Die Anatomie kann das nicht bestätigen. Wir haben noch immer denselben Verdauungstrakt wie unsere Vorahnen und auch dessen unveränderte Anbindung an unsere hormonell-mentalen Systeme. Neue Gewohnheiten und Vorlieben, Entwöhnungen und Unverträglichkeiten haben sich indessen entwickelt, die es den meisten der heutigen Menschen unmöglich machen, einfach zur reinen Rohkost unserer Vorahnen und Verwandten in der Natur zurückzukehren. Eines ist aber absolut sicher: Wir können angesichts unserer körperlichen und mentalen Bedürfnisse nicht blind davon ausgehen, dass wir in Punkto gesunder Ernährung schon das Richtige tun, wenn wir nicht endlich anfangen, die – fein gemahlene – rohe Pflanzenkost wenigstens zu einem gewissen Teil wieder in unser Leben zu lassen.

## Menschen vertragen nur wenig Eiweiß

Auch wenn wir von unserer Ausstattung her gewiss keine Fleischfresser sind, sind wir nicht von Natur aus reine Pflanzenfresser. Wir können mit bloßen Händen zwar keine größeren Tiere erlegen, kleine Tiere wie Ameisen, Termiten, Käfer, Würmer und Larven dagegen schon. Das ist die Beikost, die alle Affen auch regelmäßig nutzen. Die britische Affenforscherin Diane Fossey hat genau

Buch geführt über die Beikost der Gorillas und hat festgestellt, dass immerhin 1 % ihrer Nahrung solchen tierischen Ursprungs ist. Unsere Verdauungssysteme sind in der Lage, die auf solche Weise in den Verdauungstrakt kommenden Eiweiße zu verstoffwechseln. Daher konnten wir auch fleischliche Kost nutzen, als wir einmal Jagdwaffen erfunden hatten und kochen konnten. Dass uns solche eiweißreiche Kost nur in relativ geringen Mengen gut bekommt, ist eine andere Sache. Die Ernährungs- und Landwirtschaftsorganistion der Vereinten Nationen (FAO) in Rom steht auf dem Standpunkt, dass bloße 45 g Eiweiß pro Tag, gleich aus welchen Quellen, ausreichend sind, dass wesentlich mehr aber schon schadet, weil unsere körperlichen Systeme, insbesondere Leber und Nieren, damit einfach nicht fertig werden. In der heutigen westlichen Welt konsumiert der Durchschnittsbürger aber etwa das Vierfache dieser Menge. Insbesondere die Nieren und die Leber schaffen es nicht, die Abbauprodukte von so viel Eiweiß auszuschleusen, sodass der Körper, der sich eigentlich innerlich selbst reinigen kann, verschlackt und versauert. Es entspricht heute der übereinstimmenden Auffassung aller Experten, dass ein Übermaß an Eiweiß, das angesichts der geringen Eiweißdichte der Pflanzen praktisch nur aus tierischem Quellen kommen kann (Fleisch, Fisch, Eier, Milchprodukte), eine wesentliche (Mit-) Ursache für die Entstehung der Zivilisationskrankheiten ist, also u.a. von Krebs, Adipositas (Fettsucht), Diabetes, Autoimmunerkrankungen und Osteoporose. Jeder Mensch tut daher gut daran, neben der Hinwendung zu der unerlässlichen richtig verzehrten Pflanzenkost keine großen Mengen an Fleisch-, Fisch-, Eiern und Milchprodukten aufzunehmen. Dass er sie aus gesundheitlichen Gründen ganz von der Speiseliste streichen müsste, ist dagegen nicht ausgemacht.

## Nur die ersten Bissen sind native Kost

Vorrangig Pflanzen fressende Primaten wie unsere Vorahnen und auch die Affen müssen zwangsläufig ihre nicht so energiereiche Pflanzenkost mit ihren Mahlzähnen komplett aufbrechen und ihren ganzen Inhalt nutzen, wenn sie nicht verhungern wollen. Aber auch weil sie keine Verdauungssäfte (Enzyme, früher Fermente genannt) haben, die die Zellulosewände pflanzlicher Zellen öffnen können, gibt es dazu keine Alternative. Wenn sie wie jeden Morgen nach der Nachtruhe und und am frühen Nachmittag nach der unverrückbar von ihnen eingehaltenen etwa vier Stunden dauernden Essenspause über Mittag, also immer auf leeren Magen, anfangen, ihre Pflanzenkost geduldig zu zerkauen und gut eingespeichelt herunterzubringen, lösen sie jedes Mal die spezifischen Verdauungssignale aus, die der Startschuss für die körpereigene zentralnervöse Herstellung von Serotonin nach dem Aminas-Prinzip sind, worüber ich noch ausführlich referieren werde.

Als ich dem Erfolgsautor Hans Jörg Müllenmeister („Erlebtes Universum“) den Wert des Verzehrs roher Pflanzenkost näherbrachte, erzählte er mir folgenden hintersinnigen Witz:

Der Rekrut fragt Oberst Zitzewitz: „Herr Oberst, wie viel Brötchen können Sie auf nüchternem Magen vertragen?“
Er antwortet: „Schätze Stücker drei.“
Darauf der Rekrut: „ Sehn Se, Herr Oberst, nach dem ersten Brötchen haben Sie ja schon keenen nüchternen Magen.“
Der Oberst: „Hah, hah, das muss ich mir merken, toller Witz.“
Am nächsten Tag im Offiziers-Casino. Der Oberst fragt: „Meine Herrn, mal ne Frage, wie viele Brötchen können Sie auf nüchternem Magen verdrücken?“
Antwortet ein Offizier: „Schätze Stücker sechs!“ Darauf Zitzewitz: „Scheiße, hätten Se drei jesagt, hätt ich nen neuen Witz jewusst!“

Jörg Müllenmeister hat seine persönlichen Eindrücke und Schlussfolgerungen übrigens sehr präzise unter www.mmnews.de/index.php/i-news?start=7 in in seinen Gesundheitsblog eingestellt.

Der Clou des Witzes mit Oberst Zitzewitz (s. Kästchen) führt zu einem klareren Verständnis der Bedeutung des Verzehrs nativer Kost auf leeren Magen. Die Definition der nativen Kost stellt klar, dass Nahrung, die nicht den Magen in Richtung Dünndarm nur durchläuft, sondern dort festgehalten wird, selbst dann, wenn sie roh aufgenommen worden ist und ausreichende Mengen Eiweiße enthält, keine native Kost ist. So habe ich es auch in meine Definition der nativen Kost in der Einleitung aufgenommen. Was an Nahrung im Magen festgehalten und erst bearbeitet wird, hat nicht annähernd den Wert der Nahrung, die direkt den Dünndarm durchläuft und dort auf unvergleichlich schnellere Weise, zugleich auch ungewöhnlich komplett, verstoffwechselt wird.

Wenn, was ich nachweisen werde, es für den Erhalt unserer Gesundheit unerlässlich ist, wie unsere wilden Verwandten in der Natur regelmäßig ein wenig native Nahrung nüchtern zu uns zu nehmen, heißt das glücklicherweise nicht, dass wir wieder zurück müssten auf die Bäume, um stundenlang rohe Pflanzenkost mit den Zähnen zu zermahlen. Diese Essweise der wild lebenden Primaten insgesamt aufzugreifen, macht wenig Sinn. Was nach den ersten Bissen auf leeren Magen an roher Pflanzenkost verzehrt wird, hat ja sowieso nicht mehr die großen Vorteile der vorher gegessenen kleinen Menge nativer Kost. Was genau mit der Nahrung in Magen und Dünndarm geschieht, bedarf ausführlicher Erörterung, die bei der nachfolgenden Schilderung der Reisen der Nahrung durch unseren Körper erfolgt.

Wir können uns jedenfalls unbesorgt auch auf hitzebehandelte „leckere" Nahrung einlassen, selbst wenn sie durch die Temperatureinwirkung wesentliche Anteile an Vitalstoffen und sogar alle Nahrungsenzyme eingebüßt hat. Es gibt einem allerdings zu denken, wenn man von Biochemikern hört, dass die Hitzebehandlung unserer Nahrung zwar große Schäden anrichtet, dass diese Nahrung dann aber doch „nicht gleich nur Abfall" ist. Ohne einen Anteil roher Kost geht es ganz sicher nicht. Die Erfahrung zehntausender erster Nutzer der von mir entdeckten nativen Kost lässt keinen Zweifel daran, dass eine einmal am Tag nüchtern aufgenommene kleine Portion solcher Naturkost per Saldo das Ergebnis einer täglichen Versorgung mit den benötigten Mikronährstoffen regelrecht „rettet".

## Rohkost als Starter jeder Mahlzeit

Das Wissen um den wertvollen Inhalt roher Pflanzenkost im allgemeinen führt zwangsläufig dazu, möglichst jede Mahlzeit wenigstens mit ein wenig Rohkost zu beginnen, selbst wenn sie nicht immer alle Eigenschaften der nativen Kost hat. Wer z.B. morgens native Kost zu sich genommen hat und zum Mittagessen sowie später zum Abendessen antritt, muss nicht unbedingt jeder Mahlzeit eine kleine Portion nativer Kost vorhergehen lassen, wenn ihm der morgendliche Verzehr nativer Kost bereits geholfen hat, seine Depots für den Transmitter Serotonin aufzufüllen. Einfache Rohkost sollte es aber schon sein. Hier reichen auch ein ganz proteinarmer roher Salat, ein roher Früchte- oder Wurzelbrei und selbst ein „Smoothie" aus Früchten. Wie schon angedeutet, muss natürlich alle Rohkost mit den Zähnen oder vor dem Essen maschinell bis auf die letzten Pflanzenzellen mechanisch aufgebrochen sein, weil sonst der Schaden, den sie im Körper anrichtet, größer ist als ihr Nutzen. Auch dieses wichtige Thema vertiefe ich bei der Schilderung der Reisen der Nahrung durch den Körper im Hauptteil des Buches.

Wenn Sie den Wert von ein wenig nativer Kost und auch den proteinarmer roher Pflanzenkost verinnerlicht haben und einfach keine hitzebehandelte Nahrung essen, ohne vorher ein wenig native oder auch proteinarme rohe Pflanzenkost zu sich zu nehmen, sind Sie schon fast so weit, dass Sie effektiv alle Ihre Nahrung (von Ausnahmen abgesehen) nur noch bei den geplanten Mahlzeiten einnehmen. Sie werden dann nämlich zwangsläufig beim heute gängigen Wahnsinn des ständigen „Zwischendurchessens" nicht mehr mitmachen. Wenn man sich darauf einrichtet, vor jeglichem Essen hitzebehandelter Kost ein paar Bissen Rohkost zu verzehren, lässt man es der Einfachheit wegen lieber gleich, sich zwischen den Mahlzeiten immer wieder mal irgendwelche Nahrung in den Mund zu schieben. Denn es ist einfach zu umständlich, sich ständig so vorzubereiten, dass man auch vor jeglicher Zwischenmahlzeit eine kleine Portion Rohkost parat hat. Unsere Bequemlichkeit tut uns da einen großen Dienst.

Sie werden sehr bald verstehen, dass Sie durch die Einhaltung der Regel, jede Mahlzeit mit ein wenig Rohkost zu beginnen und damit im Ergebnis das Essen zwischen den geplanten regulären Mahlzeiten zu vermeiden, einen doppelten gesundheitlichen Vorteil haben. Sie tun damit auch etwas zur Prävention gegen längst **endemisch** gewordene Zivilisationskrankheiten, von Adipositas und gesteigertem Übergewicht über Altersdiabetes zu den Kreislaufstörungen, Herzerkrankungen und vielen mehr, wohl auch bis zum Krebs.

**Endemisch** ist eine Krankheit, die zwar nicht global, aber in einer begrenzten Region oder Population auftritt, etwa wie die Zivilisationskrankheiten in der ganzen westlichen Welt. Eine Endemie kann sich also dauerhaft in einem Teil der Welt etablieren. Nicht von Endemie, sondern von **Epidemie** spricht man, wenn endemische Krankheiten ohne lokale Begrenzung nur in einem bestimmten Zeitraum wüten und sich dann wieder verabschieden wie z.B. die Grippe.

## Rätselhafte Verdauungsleukozytose

Allgemein bekannt ist ein seltsames, in seiner Bedeutung aber nicht verstandenes Phänomen, das nach dem direkten Verzehr hitzebehandelter Nahrung unweigerlich auftritt, das dem Esser aber nicht bewusst wird. Es ist die rätselhafte Verdauungsleukozytose. Unmittelbar nach dem Verzehr von normalem Nahrungsbrei (Chymus) aus hitzebehandelter Nahrung setzt im Körper eine regelrechte Völkerwanderung der weißen Blutkörperchen ein. Aus der ganzen Blutbahn strömen sie in Scharen in Richtung auf unser Hauptverdauungsorgan, den Dünndarm, als wäre der Mensch durch diese Art von Nahrung gerade vergiftet worden, sodass die weißen Blutkörperchen sich auf diese Angreifer stürzen und sie unschädlich machen müssten. Überzeugte Rohköstler nehmen dies als Zeichen dafür, dass gekochte Nahrung nicht für den Menschen tauge. So seltsam wie der Aufmarsch der weißen Blutkörperchen ist, ist allerdings seine Beendigung. Denn noch bevor die Scharen der weißen Blutkörperchen den Dünndarm erreichen, halten sie inne und wandern wieder zurück an ihre Herkunftsorte. Eine weitere seltsame Beobachtung kommt hinzu: Wenn man vor dem Verzehr hitzebehandelter Nahrung nur eine kleine Portion nativer Kost oder auch proteinarmer „einfacher" roher Kost zu sich nimmt oder die ersten Bissen gekochter Nahrung reichlich mit roher Kost mischt, findet der Mummenschanz der Verdauungsleukozytose gar nicht statt! Ich erspare mir zu spekulieren, was diese Phänomene bedeuten. Nur eines ist ganz sicher: Die Evolution kannte eine Zeit, in der wir bzw. unsere evolutionären Vorläufer, deren Verdauungstrakt wir geerbt haben, nur native Kost und allgemein rohe Kost kannten und hitzebehandelte Nahrung gar nicht. Aus dieser Zeit stammen unsere Anatomie und Physiologie und damit unser Stoffwechselsystem.

Es ist nicht ausgemacht, dass die Verdauungsleukozytose nicht doch auf eine reale Störung des Metabolismus durch den direkten Verzehr hitzebehandelter Nahrung hinweist. Derzeit kann man diese seltsamen Geschehnisse noch nicht richtig einordnen. Aber was ist, wenn es hier genau so ist wie bei der früheren Beurteilung, dass die Milz und auch der Appendix (Wurmfortsatz) nur Überbleibsel aus der Evolution wären und heute keine Funktion hätten? Warum nicht gleich dem Spektakel der Verdauungsleukozytose vorbeugen, wo doch die Regel, vor hitzebehandelter Nahrung ein wenig Rohkost zu verzehren, ohnehin wegen ihres Vitalstoffreichtums und der guten Ausnutzung dieser Nahrung in der Zeit der ersten Nahrungsaufnahme auf leeren Magen so wertvoll für unsere Gesundheit ist?!

## Revolutionär einfache Nutzanwendung

Für den menschlichen Verzehr auf Vorrat hergestellte native Nahrung weicht in einigen Aspekten ab von der nativen rohen Pflanzenkost, die Primaten in freier Natur verzehren. Sie nimmt aber den Kern dieser ursprünglichen Essweise der Primaten auf. Die Nutzanwendung ist im Vergleich zum geduldigen Warten auf die Reife der Pflanzen und das mühsame gründliche Zerkauen der frischen rohen Nahrung, die die Primaten leisten müssen, zudem revolutionär einfach und, wie ich noch zeigen werde, sogar wesentlich wirkungsvoller. Statt endlos die rohe Nahrung mit den Zähnen zu vermahlen, werden bei der von mir entwickelten ersten bewusst hergestellen nativen Kost, der Aminas ® Vitalkost, wie, soweit sichtbar, aber auch bei den Nachahmern dieser Nahrung, auf konventionelle, schonende Weise direkt nach der Ernte die ausgereiften essbaren Pflanzenstoffe getrocknet und zu einem wesentlichen Anteil so bis auf ihre Fasern heruntergemahlen, wie wir das mit den Zähnen gar nicht schaffen können. Statt die Pflanzenkost lange im Mund zu wälzen und zu zerbeißen, um das daraus entstehende Mehl auch gut einzuspeicheln und leicht in Magen und Dünndarm laufen lassen zu können, rühren wir die fertige Mischung einfach in beigestellte Flüssigkeit ein. In wenigen Sekunden getrunken, haben wir damit erledigt, wozu unsere wilden Vettern in der Natur enorm viel Zeit und Geduld brauchen.

Wie ich bei Affen in Gefangenschaft aufmerksam mitgezählt habe, zerkauen sie jeden einzelnen Bissen roher Nahrung durchschnittlich bis an die 40 Mal. Wir

Menschen haben nicht so große Kauflächen an unseren Mahlzähnen und haben insbesondere eine viel geringere Beißkraft. Wir müssten daher, um dasselbe Mahlergebnis zu erzielen, noch weit länger auf der rohen Kost herumkauen. Ist doch klar, dass kaum ein Mensch ernsthaft so etwas zu tun gedenkt.

## Wir sind Mitschöpfer

Trotz aller Liebe zur Natur und der Bewunderung ihrer unglaublichen Erfindungskraft spricht nichts dagegen, dass wir Menschen nicht auch Alternativen zu ihren Lösungen erdenken und nutzen. Schließlich hat die Natur auch uns Menschen hervorgebracht. Wer sagt denn auch, dass wir sklavisch nur die aus der Evolution direkt resultierenden Verhaltensweisen nutzen sollen? Wir haben Verstand und schöpferische Kraft, um auch Verbesserungen und Erneuerungen zu finden, die uns helfen können, die von der Natur vorgegebenen Gesetzmäßigkeiten einfacher und besser zu bedienen. In ganz bescheidenem Umfang sind wir damit Mitautoren der Schöpfung. Klar machen wir auch große Fehler, aber wir treiben die Entwicklung sogar da voran, wo die uns verständliche Natur ihre scheinbar unverrückbaren Grenzen hat. Unsere erste grundlegend neue Erfindung war das sich um eine Achse drehende Rad. Wer weiß, was sich noch alles daraus ergeben wird, dass wir Menschen ein wenig mit am Rad der Schöpfung drehen können! Heute sind wir dabei, eine künstliche Computerintelligenz zu schaffen, von der man durchaus annehmen kann, dass sie mit ihren an Allwissenheit grenzenden Speichern und der unvorstellbaren Geschwindigkeit der Informationsverarbeitung einmal ein Eigenleben haben und uns als höchstentwickelte Spezies auf dieser Erde ablösen wird.

Die Freiheit, die wir hatten, uns anders ernähren zu können, verlangte geradezu danach, ihr auch nachzugehen. Nahrung zu erhitzen, bereicherte unsere Nahrungsauswahl, weil dadurch Giftstoffe aus der Nahrung unschädlich gemacht werden können. Fleischliche Nahrung ist sehr viel energiereicher als Pflanzenkost. Vor allem aber lässt sich solche Nahrung viel besser würzen. Es ist daher kein Wunder, dass wir diesen Weg gingen und seither versuchen, fast so zu leben wie die Fleischfresser. Ein modernes, besonders einprägsames Beispiel, wie auch andere Geschöpfe aus der Natur neue Wege einschlagen können, sind die zivilisatorischen Fortschritte der japanischen Koshima-Makaken. Vielleicht wissen Sie durch die in den Medien bekannt gewordenen Berichte von ihrer Gewohnheit, im Winter genüsslich in heißen Quellen zu baden. Diese Affen haben ohne jede äußere Anleitung auch gelernt, ihre Nahrung durch Waschen in Salzwasser geschmackvoller zu machen. Seit einiger Zeit fangen sie erstmals Fische und fressen sie auf.

# 3. Lebensmittel und ihre Inhaltsstoffe

## Nahrungsmittel sind keine Heilmittel

Wer immer über Ernährung liest, stößt bald auf die angebliche Weisheit, dass Lebensmittel in Wahrheit Heilmittel seien oder es sein sollten. Mit dieser grundfalschen Annahme muss ich an dieser Stelle erst einmal aufräumen, bevor ich eingehender auf die wirklichen Wirkungen von Lebensmitteln zu sprechen komme. Dass unsere Nahrung uns gesund hält oder auch gesund machen kann, haben wir schon immer gewusst. Aber Hippokrates, der Arztes der Antike (460 – 377 v.Chr.), hat doch gesagt:

*„Eure Nahrung sei eure Medizin und eure Medizin sei eure Nahrung."*

Die Medizin, an die wir in überwältigender Mehrheit fest glauben wollen, soll uns doch von allen Schäden an Körper, Geist und Gemüt freimachen. Wenn Nahrung Medizin ist, kann sie es also wirklich richten, dass mit ihr alle Hindernisse für ein gesundes und glückliches, eben ein erfülltes Leben aus dem Weg geräumt werden?

So einfach ist es wahrlich nicht. Hippokrates wird ständig falsch verstanden, weil man seine Rede nur wörtlich nimmt und nicht ihren tieferen Sinn sucht. Lebensmittel versorgen uns mit allen für die Aufrechterhaltung unserer Lebenssysteme benötigten Energie- und Funktionsstoffen. Damit halten sie uns natürlich Krankheiten fern, die gerade durch mangelhafte Versorgung aufkommen, sei es, dass die Nahrung inhaltlich nicht reicht oder dass wir sie falsch behandeln und zur Unzeit verzehren. Keine Medizin taugt als Ersatz für lebensnotwendige Nahrung, sie kann da allenfalls an Symptomen der durch Unterversorgung entstandenen Störungen herumpfuschen. Das ist der tiefere Sinn des Hippokrates-Wortes, das aus Gründen der wirklich gemeinten sinnhaften Aussage nicht wörtlich, sondern „contra legem", d.h. gegen ihren Wortlaut, ausgelegt werden muss.

## Schreckliches Vorbild: der Umgang mit Skorbut

Dass es Krankheiten durch Mangelernährung gibt, haben wir in der Geschichte der Medizin ganz spektakulär am Beispiel der Krankheit der frühen Seefahrer, Skorbut, erfahren, die allein durch das Fehlen von Vitamin C in der Nahrung entsteht und weggeht, wenn man wieder frische Vitamin-C-haltige Nahrung zu sich nimmt. Für solche Krankheiten eine Medizin zu suchen ist abwegig. Und natürlich sind Limonen und Orangen, die reich an Vitamin C sind, keine Heilmittel. Sie sind nicht einmal „funktionelle Lebensmittel", also solche mit besonderen Wirkstoffen oder Wirkmechanismen. Es sind schlichte Lebensmittel. Sie auch nur in die Nähe von Heilmitteln zu rücken oder sie ähnlich wie sie zu kontrollieren, ist nicht plausibel.

Es wird berichtet, dass im Verlauf von 200 Jahren erst eine Million allein britischer Seefahrer an Skorbut sterben mussten, während die Medizin stur nach Heilmitteln für diese Krankheit suchte. Erst nachdem der britische Schiffsarzt James Lind im Jahre 1747 mit der ersten Blindstudie der Welt den Nachweis erbracht hatte, dass die Krankheit nur ausbricht, wenn längere Zeit in der Nahrung Vitamin C fehlt, gaben alle Reeder der Welt den Seeleuten genügend frische Nahrung mit. Die „Seuche" war gebannt. Dass Zitrusfrüchte gegen Skorbut vorbeugen und am Ende auch die Krankheit beseitigen, war indes schon fast hundert Jahre früher bekannt. 1664 nämlich kam ein holländisches Schiff mit einer Zitrusfrüchteladung nach monatelanger Fahrt in seinem Heimathafen an, ohne dass auch nur ein Seemann an Skorbut erkrankt gewesen wäre. Ein namentlich nicht bekannter Arzt der englischen East India Company, der davon hörte, ordnete deshalb an, dass jeder Seemann auf den Schiffen dieser Firma täglich 3 Teelöffel Limonensaft bekam. Diese hilfreiche Übung trug den englischen Seeleuten später den Spitznamen „Limeys" ein. Das Wissen um die Verursachung von Skorbut durch anhaltenden Vitamin-C-Mangel konnte sich aber vor der Vorlage der Studie von James Lind einfach nicht durchsetzen. Außer auf den Schiffen der East India Company starben die Seeleute fast weitere hundert Jahre wie die Fliegen.

Schon damals ging die europäische Medizin – anders als die Traditionelle Chinesische Medizin (TCM) und der Ayurveda in Indien – bloßen praktischen Erfahrungen nur ungern nach. Denn da hätte man ja in Konkurrenz mit der uralten europäischen Hausmedizin gestanden und auch mit im Volke beliebten Heilern/innen wie der großartigen Hildegard von Bingen. Man wollte immer erst die kompletten wissenschaftlichen Nachweise haben, bevor man sich neuen Wegen öffnete. Die Angst vor unausgereiften Heilsversprechen war jedenfalls größer als die Sorge um die leidenden Menschen, denen je nach Lage der Dinge ja auch schon vor der endgültigen Akzeptanz durch die etablierten Wissenschaftskreise hätte geholfen werden können – nach dem Grundsatz des „non nocere" natürlich, ohne zu schaden. Dahinter stehen ein übertriebener Begriff von Wissenschaftlichkeit sowie die überhebliche Annahme, bereits (fast) alles über die Natur der Dinge zu wissen oder in Erfahrung bringen zu können. Dabei lernen wir laufend, dass wir immer weniger wissen, je tiefer wir in die Geheimnisse der Natur eindringen. Umso mehr ist es erhebend und ungemein fruchtbar, sich respektvoll der Natur zu nähern, um ihre Weisheit zu nutzen, sobald sie sich uns offenbart. Mit der Nutzung potenziell erfolgreicher neuer Wege zu warten, bis formalisierte amtliche Beweiserhebungen abgeschlossen sind, während die Anzeichen überhand nehmen, dass wir mit dem vorhandenen Erfahrungswissen schon sehr viel helfen können, ist ein kardinaler Fehler der westlichen Medizin.

## Beri-Beri und Perniziöse Anämie

Ähnlich wie bei Skorbut und Vitamin C ist es bei Beri-Beri und Vitamin B1 und bei der perniziösen Anämie und Vitamin B 12. Letztere Beziehung wurde aktuell bestätigt durch die Erfahrungen indischer Jainas, reiner Veganer, die in die USA ausgewandert waren. Veganer sind die, die sogar den Boden vor sich fegen, damit sie auch nicht das kleinste Lebewesen dort zertreten. Es könnte ja gerade ein in dieser Form wiedergeborener Verwandter sein, eine in unserem Kulturkreis reichlich absonderliche Vorstellung.

Die Jainas in den USA ernährten sich dort mit gleichen Pflanzenstoffen wie in Indien, nur dass diese aus amerikanischem Anbau stammten. Amerikanisches Getreide war aber nicht mit Ungeziefer in Berührung gekommen, das die Entstehung von Vitamin B 12 als Ausscheidungen von Bakterien verursacht. Veganer wie alle, die gar keine tierischen Produkte essen, müssen nämlich eine ausreichende Aufnahme von Vitamin B 12 genau bedenken, weil dieses Vitamin von Pflanzen nicht gebildet wird. Es befindet sich allerdings reichlich in den Schalen von Samenfrüchten, weil dort Bakterien wohnen, die den Stoff ausscheiden. Als man die Herkunft der Nahrung wechselte und „unsaubere" Produkte aus Indien nutzte, wurden die Betroffenen – ohne alle Heilmittel – wieder gesund.

## Serotoninmangel und Heilmittel

Wie kann man überhaupt hoffen, mit Medikamenten einen gesundheitlichen Normalzustand herzustellen, wenn eine Störung „nur" auf dem Fehlen eines lebensnotwendigen Nahrungsbestandteils oder einer vom Körper selbst daraus hergestellten Substanz beruht!? Wir haben heute die Situation, dass es zwar international gewaltige Forschungsanstrengungen wegen der bekannten häufigen zentralnervösen Knappheit von Serotonin gibt. Man geht aber nur den Symptomen der Störungen nach und sucht diese zu beeinflussen. Dabei weiß die Wissenschaft seit vielen Jahren, dass es die schon angesprochene ganz besondere Barriere für den zentralnervösen Aufbau von Serotonin gibt, nämlich die Schwierigkeit, den Hauptbaustein von Serotonin, die essenzielle Aminosäure L-Tryptopan, überhaupt durch die Blut-Hirn-Schranke ins Gehirn zu bringen, wo das Hormon aufgebaut werden muss. Alle Bemühungen der Pharmaindustrie konzentrieren sich allein auf die Entwicklung von Arzneimitteln, die im Falle von Störungen die serotonerge Reaktion verbessern sollen. Nach den Wegen zur Förderung des ganz natürlichen körpereigenen zentralnervösen Aufbaus von Serotonin wird aber nicht geforscht. Ich kann mich des Eindrucks nicht erwehren, dass dies bewusst nicht getan wird, um den Absatz der allein die Symptome des Mangels angehenden Arzneimittel nicht zu stören. Folgerichtig nimmt die Branche auch das für jeden Fachmann ganz leicht nachzuvollziehende, von mir entdeckte Aminas-Prinzip des körpereigenen Aufbaus des Botenstoffs Serotonin nicht zur Kenntnis.

## Gesetzliche Definitionen

Lebensmittel sind also niemals Heilmittel. Das definieren die Gesetze aller Länder auch ganz klar. Denn nur, was besondere Wirkstoffe beinhaltet, die besondere Wirkungen auslösen, die über die Wirkungen der allgemeinen Versorgung hinausgehen, ist ein Heilmittel. Auch ihrer Natur nach reine Lebensmittel werden nach dem Arzneimittelgesetz wie Medikamente behandelt oder nach dem Lebensmittelgesetz gleicher Kontrolle unterworfen, wenn sie sich auf solche nicht zur „normalen" Versorgung gehörenden Wirkungen berufen. Aber da ist schon das Unverständnis, dass alle diese „normalen" Wirkungen, wenn man sie genau unter die Lupe nimmt, ganz unerhörte Folgen im Körper auslösen, d.h., wenn sie richtig verzehrt werden.

Die allgemein als üblich anerkannten Wirkstoffe der Lebensmittel sind zum einen ihre Energieträger wie Kohlenhydrate, Fette und Eiweiße. Aber auch die zusätzlich zum Energieaufbau benötigten Mikronährstoffe wie Vitamine und Enzyme, Mineralstoffe, Spurenelemente und andere sekundäre Pflanzeninhaltsstoffe sind normale und keine besonderen Wirkstoffe.

## Mikronährstoffversorgung

Bei der Umsetzung des Aminas-Prinzips bringt die native Kost schon mit einem einzigen Esslöffel davon einen guten Schub an wertvollen Nahrungsinhaltsstoffen in unseren Körper. Sie ist ja im Kern roh und nicht hitzebehandelt, ihre Inhaltsstoffe sind unbeschädigt. Gut zu wissen ist, dass auch unsere herkömmlichen heimischen Nahrungspflanzen einen unvorstellbar großen Reichtum an Mikronährstoffen haben. Nehmen Sie nur das Gemüse Brokkoli, dem nach neuester Information sage und schreibe 43.000 verschiedene Inhaltsstoffe nachgesagt werden. Mein Thema ist, dass bis heute fast allgemein übersehen wird, dass die Existenz dieser wertvollen Inhaltsstoffe nicht allein über die Qualität der Versorgung entscheidet. Es ist die Art und Weise des Verzehrs und der Zeitpunkt des Verzehrs, die einen großen Unterschied im Grad der biologischen Verfügbarkeit und der Ausnutzung dieser wichtigen Ressourcen machen.

Ganz offensichtlich ist der Ausnutzungsgrad der fein gemahlenen nativen Pflanzenkost beim Verzehr auf leeren Magen besonders hoch. Anders als mit einem mächtigen Schub aus diesen natürlichen Quellen kann ich nicht erklären, wie in der Praxis die Umstellung auf täglich nur einen einzigen Esslöffel der getrockneten nativen Pflanzennahrung auch über den Anstoß zur zentralnervösen Synthese von Serotonin hinaus so unerhörte Änderungen in der gesundheitlichen Verfassung bringt, wie ich sie am eigenen Leibe erfahren und inzwischen in Tausenden von Rückmeldungen von Dritten geschildert bekommen habe.

## Unerwartete gesundheitliche Wirkungen

Die Entwicklung der nativen Aminas® Vitalkost, bei der ich nur den Serotoninaufbau im Sinne hatte, führte dazu, dass ich mich näher mit den Vorgängen bei der Verdauung der Nahrung, ihrer Aufschließung und ihrer Nutzung im Körper befassen musste. Die Umstellung auf den einen Esslöffel nativer Kost auf leeren Magen führte nämlich zu positiven gesundheitlichen Folgen, die sich allein mit einer Verbesserung der zentralnervösen Verfügung über Serotonin nicht erklären lassen konnten. Es fing damit an, dass eine der ersten Nutzerinnen der Aminas® Vitalkost, stressgeplagte Betreiberin eines Reiterhofs und zweier Hotels in Andalusien, zudem Mutter von drei quirligen kleinen Kindern, berichtete, dass sie ihre seit Jahren bestehende schwere Nesselsucht (Urtikaria) binnen drei Wochen nach der Umstellung auf die native Kost verloren hatte. Die Nesselsucht kam zurück, als sie keinen Vorrat an dieser Kost mehr hatte und ging nach erneuter Nutzung alsbald wieder zurück.

Dann mehrten sich die Informationen darüber, dass sich nach einigen Wochen der Nutzung nativer Kost auch Neurodermitis und Akne zurückbildeten, bei Kindern in leichten Fällen manchmal schon nach ein paar Tagen. Aufmerksam geworden, stellten wir fest, dass sich schon nach wenigen Tagen der Umstellung bei praktisch jedem Menschen die ganze Oberhaut wesentlich verbesserte. Bisher trockene, schuppige Flächen wurden zart, beispielsweise auf der Rückseite der Oberarme und sogar die schrumpelige Haut am Ellenbogen. Bevor ich es vergesse zu sagen: Schlecht durchblutete trockene Hautpartien, wie die straff über den Knochen gespannte Gesichtshaut auf der Stirn, bleiben meist trocken.

Sie werden einfach nicht ausreichend durchblutet. Da braucht man eben weiter ein klein wenig Feuchtigkeitscreme, um die Haut von außen mit den fehlenden Mikronährstoffen zu versorgen. Ansonsten aber sollte die Schönheit von innen kommen. Das heißt aber nicht, dass generell von den in den letzten 20 Jahren mit Vitamin B 12, Querzetin und Hyaluronsäure und mehr immer wirkungsvoller gewordenen Kosmetika abzuraten wäre.

Es gingen Berichte ein, dass sich nach einigen Monaten der Nutzung nativer Kost sogar die hartnäckige Schuppenflechte (Psoriasis) zurückzog, Fußpilz eingedämmt wurde und Allergien, wie selbst schwerer Heuschnupfen und auch Asthma, in einem Fall sogar eine schwere Nickelallergie, zurückgingen. Angesichts der Fülle der Informationen gab es keinen Zweifel an der Ursächlichkeit der Umstellung auf die native Kost für diese großartigen Folgen. In der Rückbesinnung erkannte ich, dass ich meine frühere starke Erkältungsneigung ganz verloren und jetzt schon seit 10 Jahren nicht einen einzigen Schnupfen mehr bekommen hatte, natürlich auch keine Grippe. Selbst der Lippenherpes, den ich früher ständig fürchten musste, kam, ohne die bekannten hilfreichen Medikamente einsetzen zu müssen, niemals wieder.

Ganz offensichtlich gibt es durch die native Kost positive Einflüsse auf das Immunsystem. Wenn Sie auf der Erlebnisreise unserer Nahrung durch den menschlichen Körper zu der Beschreibung kommen, wie native Kost den ganzen Dünndarm durchläuft, während alle andere Nahrung es nie bis in seine Niederungen schafft, werden Sie sehen, dass der Grund dafür leicht einzusehen ist.

## Native Kost und andere Nahrung essen

Native Kost eignet sich nicht als alleinige Nahrung des Tages. Dafür bringt sie viel zu wenige Energieträger mit. Wer versucht, allein von nativer Kost zu leben, wird zwar wegen der Wirkungen des Wohlfühlhormons Serotonin mental „gut drauf" sein, ihm fehlt es aber bald schlicht an körperlicher Kraft. Da es nie gemessen wurde, kann auch niemand sicher sagen, ob sich die insgesamt täglich benötigte Menge an Mikronährstoffen mit einer oder mehr Portionen nativer Kost sicher abdecken lässt. Warum sollte sie das auch, wo jeder Tag weitere Mahlzeiten mit sich bringt?

In der Praxis hat es sich als sinnvoll erwiesen, die native Kost nicht pur mit Wasser aufzunehmen, dies nicht wegen ihrer Funktion, sondern wegen ihrer Akzeptanz beim Verbraucher. Denken Sie an den Forumsteilnehmer bei depri.ch, auf den ich ganz zu Anfang hinwies. Er musste sich überwinden, die Trockenmischung nativer Kost einfach mit Wasser herunterzubringen. Es ist unproblematisch, andere wertvolle Nahrung oder auch gute Nahrungsergänzungen zusammen mit der nativen Kost in einer Mahlzeit zu verzehren. Wenn sie nach meinem Konzept so gemischt wird wie die Aminas® Vitalkost, ist sie ohnehin zu einem kleinen Teil, besonders was Fruchtanteile angeht, bei der Trocknung auch höheren Temperaturen ausgesetzt worden. Sie gilt dann zwar nach der weltweit bisher einzigen großen Rohkoststudie, die von Leitzmann und anderen in Gießen 1994 durchgeführt wurde, auch als roh, kommt gekochter oder gebackener Nahrung aber schon näher. Wie ich noch ausführen werde, dient diese besondere Mischung mit auch hitzebehandelten Zutaten in erster Linie der besseren Akzeptanz und Verträglichkeit.

Der Anstoß, auch Nahrungsergänzungen zusammen mit der nativen Kost aufzunehmen, kam von den Nutzern nativer Kost selbst, die immer wieder danach fragten, ob es sich gut mache, beispielsweise den Trank des Lebens®, Jentschura Wurzelkraft®, Kanne® Brottrunk, Cellagon®, Juice Plus® oder probiotischen Joghurt zusammen mit der nativen Kost aufzunehmen. Ganz gewiss kann man das sehr gut, denn das Aminas-Prinzip ist so stabil, dass seine Funktionen von keiner Nahrung gestört werden, die die native Kost begleiten. Man muss die Nahrung nur so zusammenstellen und verzehren, dass die native Kost wirklich der nachfolgenden „normalen" Nahrung auf dem Weg in den Dünndarm vorhergeht. Eine gute Alternative ist es, die morgendliche native Kost inhaltlich und geschmacklich nach persönlicher Vorliebe mit einem Löffel Honig oder Agaven-Dicksaft zu mischen. Der Phantasie sind da keine Grenzen gesetzt.

Nur bei wenigen Mikronährstoffen können wir durch den Verzehr von bei uns üblicher Nahrung keine ausreichende Versorgung sicherstellen, etwa bei den zum Knorpelaufbau wichtigen gerbstoffhaltigen seltenen Zuckern, bei denen Nahrungsergänzungen aus Aloe, Pilzen oder Grünlippmuscheln beispielsweise bei Arthrose durch Neuaufbau von Knorpelmasse wahre Wunder wirken, wie ich persönlich ausprobiert habe. Die Wirkung ist ebenso gegeben durch die Nutzung der Nahrungsergänzung Cellagon, Sorte To Go. Orthopäden, die ich auf dieses Wissen ansprechen wollte, wehrten ab und erklärten, es gebe doch so viele Meinungen, sie sähen das anders. Darum habe ich ja auch meine schwere Arthrose, die mich 12 Jahre lang gequält hatte, ganz allein mit selbst zusammengestellten Pflanzenstoffen beseitigen müssen (s. https://www.readers-edition.de/2009/01/13/zucker-heilt-arthrose-selbstversuch-mit-nahrung-und-nahrungsergaenzung).

Auch für das wichtige Vitamin D 3, in Wahrheit ein Hormon, das außerhalb der Sommersaison leicht über Tabletten oder den oralen Spray „Subshine Mist" verfügbar ist (der aber offenbar nur im Ausland im Handel ist), gilt, dass eine Substitutition sehr wertvoll ist. Schließlich weiß ich vom Wert der Substitution des natürlichen Progesterons, einem für Frau und Mann sehr wichtigen Hormon, das wir ab einem bestimmten Alter leider nicht mehr aufbauen können (Platt).

Im Übrigen ist die Beschaffung aller Mikronährstoffe durch unsere Nahrung aber nicht wirklich problematisch. Um nicht aus Unkenntnis Versorgungslücken entstehen zu lassen, ist eine kluge Nahrungsergänzung, die aus natürlichen Stoffen zusammengestellt oder aufgebaut wird, aber sehr praktisch und unbedenklich. Je unvernünftiger wir uns ernähren, desto größer wächst die Bedeutung der Nahrungsergänzungsmittel.

## Native Kost selber herstellen

Native Kost ist, wie gesagt, nichts als Nahrung. Daher kann sie natürlich jeder selbst zusammenstellen. Im Handel erwerbbare, fertig zusammengestellte native Kost nimmt dem Konsumenten nur die Mühe ab, sich die Zutaten selbst zu beschaffen, fein genug zu mahlen, klug zu mischen und richtig zu lagern. Den hohen Vermahlungsgrad, wie ich ihn für den Kern „meiner" Mischungen immer angestrebt habe, kann man auf einer Haushaltsmühle gar nicht erreichen. Den erreicht man nicht einmal auf den besten bekannten Steinmühlen. Sich die native Kost selbst zusammenzustellen, ist sehr preiswert. Wer die im Handel angebotenen fertigen Mischungen nicht verträgt, sollte nicht zögern, mit verschiedenen Ausgangsstoffen zu experimentieren. Alle käufliche native Kost ist allerdings nicht wirklich teuer und zudem ungemein bequem. Eine Mahlzeit davon, also ein Esslöffel der Mischung mit etwa 10 g Gewicht, kostet mit etwa 50 Eurocent jedenfalls nur einen Teil des billigsten aller denkbaren Frühstücke.

Wer mit nativer Kost den Tag beginnt, u.U. noch bereichert um wertvolle andere Nahrungsbestandteile, wie im Mixer zerkleinerte rohe Gemüse oder Obst oder eine gut ausgewählte Nahrungsergänzung, tut natürlich gut daran, auch bei allen weiteren Mahlzeiten des Tages auf Vielseitigkeit und Ausgewogenheit zu achten. Der Körper verzeiht Fehler im weiteren Verlauf des Tages allerdings weit eher, wenn der Tag mit rundum gesunder nativer Nahrung begonnen wurde.

## „Convenience Food"

Wenn ich in diesem Buch auch hier und da Ratschläge erteile, wie wir durch kluge Nahrungsauswahl und Essweise uns besser versorgen können, als das heute fast allgemein üblich ist, so beschränke ich mich im Interesse möglichst guter Akzeptanz doch auf die wirklich wichtigen Hinweise und stelle Wege vor, auf denen diese so leicht und so kostengünstig wie möglich umsetzbar sind. Am Ende steht genau das, was man auf Englisch „Convenience Food" nennt. Bequemer geht es ja auch kaum, als die unerhört wertvollen Inhalte von verschiedenen bestens erhaltenen inhaltsreichen Lebensmittelzutaten miteinander vermischt angeboten zu bekommen, diese in Flüssigkeiten nach Wahl zu verlösen und binnen weniger Sekunden herunterzubringen. Dieser Akt der Nahrungsaufnahme steht am Ende einer Unzahl von Maßnahmen auf seiten der Hersteller und Vertreiber: kontrollierte Aufzucht der gewünschten Pflanzenstoffe, Ernte im vollreifen Zustand, schonende Trocknung, homogene Mischung und Verpackung sowie Vermarktung und Verbringung bis hin zum Verbraucher. Nicht zu vergessen sei der hohe Aufwand, den Wert nativer Kost bei Händlern, Therapeuten und bei der Allgemeinheit publik zu machen, wogegen der Gesetzgeber für die Information der Allgemeinheit über die gesundheitlichen Vorteile mit der europäischen sog. Health-Claims-Verordnung (HCVO) mächtige Hürden aufgebaut hat. Wer sonst außer dem Hersteller und Vertreiber wird denn in unserem liberalisierten Wirtschaftssystem (Kanzlerin Merkel: „Die Wirtschaft muss frei sein!") viel für die Verbreitung von neuem Wissen um den Wert einer neuen Essweise tun? Gerade ihnen hängt das Gesetz aber einen Maulkorb um, wenn es um den Wert der Nutzung dieser Nahrung geht.

# 4. Die Inhaltsstoffe der Nahrung entscheiden nicht allein

## Besondere Nahrung mit besonderen Wirkstoffen

Wenn es für die richtige Nutzung der nativen Kost und für die Umsetzung des Aminas-Prinzips allein darum ginge, *was* wir essen, wäre das für jedermann auf Anhieb verständlich. Der Großteil der veröffentlichten Ratschläge zur gesunden Ernährung geht doch in solche Richtung. Ob Ginseng, Gingko, Cordyceps, Acai, Flohsamen, Chia-Samen, Traubenkernöl, Granatapfel, Aronia, Maca, Moringa, Papaya, Topinambur, Brokkoli, Algen, Acerola, Aprikosenkerne oder was immer: Besondere Pflanzen bringen besondere Inhaltsstoffe mit sich, die mit besonderen Wirkstoffen besondere Wirkungen im Körper auslösen sollen. Auf solche Informationen sind wir eingestellt. Schließlich hört man doch ständig den Spruch: „Man ist, *was* man isst." Wie üblich ist an allen solchen Sprüchen ja „was dran", sie sind für sich gesehen ja auch zutreffend. Wenn man sie allerdings nicht richtig in den Gesamtzusammenhang einordnet, sagen sie einem neben dem Richtigen auch das Falsche. Vielleicht genügt es zu ergänzen, dass man auch ist, *wie* man isst.

Mit der Namenswahl der Aminas® Vitalkost für die erste bewusst zur Nutzung des Aminas-Prinzips hergestellten nativen Kost habe ich leider mit zu dem Fehlverständnis beigetragen, dass es für die körpereigene Synthese von Serotonin wichtig sei, aktuell sämtliche Bausteine dafür mit der Nahrung aufzunehmen. Vitalkost heißt ja begrifflich nichts anderes als Nahrung voller Vitalstoffe, also Mikronährstoffe. Als ich diesen Namen auswählte, kannte ich die kompletten naturgesetzlichen Wirkzusammenhänge aber noch nicht. Ich sorgte bei der Auswahl der Zutaten daher dafür, dass – was nicht schwierig war – in der Tat jede Portion dieser nativen Kost auch mehr als ausreichend diese Bausteine enthielt. Einige Nachahmer, die das ebenso gemacht haben, haben bis heute nicht begriffen, dass dieser Ausgangspunkt falsch ist.

## Gute Frage ist halbe Antwort

Ich selbst und auch alle, die über meine ersten Erkenntnisse schreiben oder sie auch wirtschaftlich nutzen, haben bis heute immer die falsche Frage gestellt, wie viel wir von den Bausteinen für den Aufbau von Serotonin mit unserer Nahrung aufnehmen müssen, damit die natürliche körpereigene Synthese gelingt. Hinter dieser Frage steckt das naive Fehlverständnis, dass unser Körper automatisch an den Aufbau von Serotonin – auch zentralnervös – heranginge, wenn alle dafür nötigen Bausteine in der von uns konsumierten Nahrung enthalten sind. Man folgt dem schlichten Motto: „Viel hilft viel." Dabei war doch schon im Ansatz klar, dass es die bereits beschriebene besondere Barriere für den Hauptbaustein für Serotonin, die Aminosäure L-Tryptophan, an der Blut-Hirn-Schranke gibt. Aber auch wenn diese Barriere beiseitegeräumt ist, bedeutet es nicht, dass der durch native Kost angestoßene zentralnervöse Serotoninaufbau genau auf die Inhaltsstoffe der gerade verzehrten Nahrung angewiesen wäre.

Regelmäßig wird versäumt, einmal genau zu bedenken, woher denn die Bausteine für das im Stammhirn erzeugte Serotonin kommen, ob wirklich aus dem Blutstrom und dem Lymphsystem nach der Verstoffwechslung der Nahrung oder aus den doch normalerweise gut gefüllten Depots des menschlichen Körpers in den Körperzellen und den interzellulären Räumen. Sobald man die Frage richtig stellt, drängt sich die richtige Antwort, nämlich die Nutzung der Stoffe aus den Depots, fast auf. Um die Frage aber überzeugend und abschließend beantworten zu können, bedarf es noch einiger Informationen, auf die ich im Zusammenhang mit der Erörterung des Aufbaus von Serotonin im Stammhirn eingehen werde.

# 5. Esskultur und die Hilfe zum Abnehmen durch native Kost

## Folgenreicher Verlust der Esskultur

Ich wage einmal eine provokante These: Der Verlust der Esskultur in der heutigen Zeit hat dazu geführt, dass die Menschen in immer größerer Zahl unzureichend ernährt und krank sind. Das Fehlen der Esskultur ruiniert die Gesundheit der Menschen und bedroht die ganze Gesellschaft. Sichtbarstes Zeichen dieser allgemeinen Entgleisung ist der in allen westlichen Ländern zu beobachtende massive Anstieg von Übergewicht und Fettsucht. Im Übrigen gehört auch die unkontrolliert angewachsene Vermehrung aller chronischen Krankheiten, der Zivilisationskrankheiten, hierher.

Es sieht zwar auf den ersten Blick so aus, als läge uns etwas an der Esskultur. Die große Zahl der Kochshows im Fernsehen und die umfängliche Präsentation interessanter Rezepte für wohlschmeckende Gerichte in den Medien und immer mehr Büchern lassen auf den ersten Blick annehmen, dass die Esskultur in unserer Gesellschaft einen sehr hohen Rang einnähme.

Tatsächlich aber herrscht bei uns eine absolute Geringschätzung der Nahrung und ihrer Aufnahme vor. Das Essen kommt bei uns regelmäßig zu kurz. Nur wenige Menschen nehmen sich die Zeit, ihre Mahlzeiten in Ruhe zu genießen. Essen und Trinken ist immer mehr zu einer lästigen Nebensache geworden, zu einer meist sehr einsamen Nebensache obendrein. Wir sind davon überzeugt, dass wir alle von einer hektischen Welt maßlos überfordert würden. Darum führen wir uns auf wie die grauen Herren, die Zeit-Diebe im bezaubernden Märchen „Momo“ von Michael Ende. Was nur hat uns so unstet gemacht, dass wir selbst beim Essen so tun müssen, als hätten wir keine Zeit? Tatsächlich sind wir doch gar nicht so knapp dran mit unserer Zeit. Nehmen Sie nur die drängelnden Autofahrer. Sie rasen wie verrückt von einem Ort zum anderen und sitzen dann gelangweilt herum und drehen Däumchen. Sicherlich leiden einige Menschen in der heutigen Arbeitswelt unter hohem Zeitdruck. Aber die weit größere Zahl der Beschäftigten tut das nicht, meint aber, das wenigstens vor sich und anderen demonstrieren zu müssen. Selbst in der ehemaligen DDR, wo sehr viele Menschen nur eine Beschäftigung hatten, aber keine richtige Arbeit, meinten viele Betroffene, sich ständig überbeschäftigt geben zu müssen.

> In einem Vortrag berichtete Frau Ursula Steiner aus Essen im benachbarten Mülheim an der Ruhr vor sehr interessierten Unternehmern aus der Region, dass die grassierende Krankheit **AD(H)S**, das Aufmerksamkeits-Defizit-Syndrom und der Impulskontrollverlust, der ja nicht nur bei Kindern festzustellen ist, der Grund für das Fehlverhalten der schrecklichen **Drängler und Raser im Straßenverkehr** ist. Ich nehme an, dass solche Störungen sehr viel mehr Menschen betreffen, als uns das heute bewusst ist. Es gibt nämlich nicht nur vollentwickelte langdauernde Kontrollverluste, sondern auch schwächere und nicht ständig virulente Störungen. AD(H)S kann Menschen besonders in den schwierigen Lagen hormoneller Umstellungen oder in besonders belastenden Lebenslagen treffen und kann sich dann auch wieder legen.

## Schädliche Zwischenmahlzeiten

Wir haben es zugelassen, dass unsere Arbeitswelt die früheren Essgemeinschaften aus Familie und Arbeitskollegen für die alten Essenszeiten Frühstück, Mittagessen und Abendessen auseinandergerissen hat. Wofür aber immer Zeit da ist, das ist für einen Snack oder für eine Zwischenmahlzeit – einen kleinen Happen hier, ein Joghurt da, mal ein Stück Kuchen zum Kaffee, ein wenig Gebäck oder Kekse, dazu zu jeder Zeit, besonders am Ende des Tages, alle möglichen Schoko- und Knabbersachen. Viele Menschen essen unentwegt und ohne Plan. Sogar beim Gehen stopfen sie sich noch Nahrung in den Mund, wie Raucher ja auch ihrem Laster noch beim Gehen im Freien frönen, statt sich für den ihnen doch so wichtigen Genuss Zeit zu nehmen. Wie sehr unsere Gesellschaft aus dem Lot geraten ist, erleben wir täglich in den Medien, in denen uns mit großem Werbeaufwand pausenlos vorgegaukelt wird, wie wertvoll es für uns ist, uns zwischen den Hauptmahlzeiten angeblich besonders leckere, sogar vorgeblich gesunde kleine Zwischenmahlzeiten zu gönnen. Die Verbraucherschutzvereinigung „Foodwatch" hat nicht umsonst die unsägliche „Milchschnitte" mit dem „Goldenen Windbeutel" für die dickste Werbelüge 2011 prämiiert.

## Verlust der Tischsitten

Nicht nur die Essenszeiten sind geschleift, auch die Tischsitten sind dabei untergegangen. Im privaten Rahmen wird der Tisch meist nur nachlässig gedeckt. Oft genug kommen keine Schüsseln auf den Tisch, von denen her die Speisen nach individuellem Bedarf auf den Essteller gelegt werden können. Um Zeit und Aufwand zu sparen, kommt wie in der Kantine alles auf einen Teller. Man kann schon froh sein, wenn einem eine Papierserviette hingelegt wird.

## Kaum einer kann richtig kochen

Mit den läppischen Tischsitten einher geht eine nachlässige und sachwidrige Bearbeitung der Speisen in der Küche. Immer mehr Frauen und erst recht Männer können nicht richtig kochen. Sie sind schon stolz darauf, wenn sie Spaghetti ins heiße Wasser legen oder ein Ei in der Pfanne aufschlagen können. Aber auch die, die mehr verstehen, beschränken sich auf die „schnelle Küche". Man begnügt sich mit einer Hauptspeise, einer Salat- oder Gemüsebeilage und einer Sättigungsbeilage wie Kartoffeln, Klöße, Reis oder Nudeln. Viel zu wenige wissen darum, wie durch Dampfgaren und Dünsten, aber auch durch sehr schnelles Kochen unter sehr großer Hitze im Wok, die Inhaltsstoffe der Nahrung geschont werden. Mikrowelle und Friteuse, die gnadenlos den Großteil der wertvollsten Mikronährstoffe in unserer doch so gut ausgewählten Nahrung zerstören, werden bevorzugt.

## Fast Food setzt die Standards

Einige traditionelle Restaurants bemühen sich, die Esskultur zu wahren. In ihrer großen Zahl müssen sich die Restaurants aber an die Formen der Blitzabfertigung im Imbiss und in den Fast-Food-Restaurants anpassen, um das bequem gewordene Publikum noch gewinnen zu können. Gemeinerweise geht der Weg der Akzeptanz der schnellen, unkomplizierten Bedürfnisbefriedigung durch Essen über die wehrlosen Kinder. In den Supermärkten stehen gerade vor den

Kassen in Augenhöhe der Kinder die Angebote an Süßigkeiten. Burger-Restaurants veranstalten Parties speziell für Kinder. Dort weiß man, dass Kinder nicht gern Tischsitten befolgen. Sie sollen daher schon von klein an lernen, dass es auch ohne geht.

Fast Food stellt mit seiner prostitutiven, jederzeitigen Verfügbarkeit den ganzen Tag über auch den Standard für die Zeit zum Essen. Beim Imbissstand, im Hamburger-Restaurant, beim Hühnerbräter, im Dönerladen und in der Pizzabude kriegen wir zu jeder Tageszeit bis in die Nacht hinein zu essen. Jeder isst inzwischen, wann es ihm passt. Das gemeinsame Essen, wenn es überhaupt noch stattfindet, hat keine Funktion mehr. Es ist ja nicht einmal allgemein gebräuchlich, beim Essen das Handy abzuschalten.

Der türkische „Gastarbeiter" Mahmut Aygün, der 2011 im Alter von 87 Jahren in Berlin verstarb, ist der Erfinder des Döners. 1972 hatte Aygün beobachtet, dass in Deutschland viele Menschen **im Gehen essen**. Dieser für ihn als Menschen aus einem Land von hoher Esskultur seltsamen Gewohnheit kam er dadurch entgegen, dass er vom Drehgrill geschnittene Fleischstückchen einfach in ein Fladenbrot einrollte, später dazu auch Salat, Kraut, Knoblauch und Joghurtsauce. Mit dem allgemeinen rapiden Verfall der Esskultur begann der rasante Aufstieg des „deutschen" Döner zum weltweit beliebtesten Fast Food, das inzwischen sogar begonnen hat, Asien zu überschwemmen. Dabei gehört Fleisch vom Drehspieß, das mit Fladenbrot und Zutaten auf dem Teller serviert wird, zu den ältesten guten türkischen Gerichten, die früher aber nie beim Gehen verzehrt wurden.

## Verlust der Esskultur nach 1945

Früher war es eine fast überall in unseren Breiten akzeptierte und an die Kinder weitergegebene gute Regel, bei Tisch jedes Streitthema zu vermeiden. Beim Essen konzentrierte man sich auf das Essen. Ablenkungen waren verpönt. Aber auch vor dem Essen gab es feste Regeln. Ich habe die guten Ratschläge meiner Eltern in den Ohren: „Junge, verdirb dir nicht den Appetit beim Essen!" Fast alle Kinder lieben Süßigkeiten und greifen gern unablässig dazu. Bis zum Wirtschaftsaufschwung nach 1945 war es aber allgemein üblich, nur zu den geregelten Mahlzeiten zu essen. In all den Jahren bis hin zum Kriegsende, als es zwar durchweg ein ausreichendes Nahrungsangebot gab, allerdings fast jeder sein selbst angebautes Obst und Gemüse aus eigenem natürlich gedüngten Garten holte, gab es auch kein massenaftes Übergewicht. Meine Eltern betrieben damals ein „Kolonialwarengeschäft", aus dem später ein Supermarkt wurde. Als bald nach der Währungsreform von 1948 Kundinnen nach Gemüse fragten, traf es meine gartenbegeisterte Mutter wie ein Schlag. „Gemüse hat man doch im Garten!", sagte sie ohne Verständnis für die Bequemlichkeit der Leute.

## Fehlbehandlung der Nahrung

Weitere Gründe, weshalb wir uns nicht immer darauf verlassen können, dass wir bei herkömmlicher Essweise ausreichend ernährt sind, sind die unzureichende industrielle Düngung der Böden, auf denen unsere Nahrung gezogen wird, der übertriebene Einsatz von Pflanzengiften, die Ernte vor der Reife, die lange Lagerung und die weiten Transportwege. Wenn dann die Hausfrau die im Geschäft noch frisch aussehenden Gemüse erst nach Tagen kocht und auf den Tisch bringt, kommt der innere Gehalt dem von Stroh nahe. Nur sind wir anders als die Grasfresser nicht in der Lage, daraus noch Wert zu schöpfen.

## Besonderer Vitalstoffbedarf wegen Umweltgiften

Zu den Problemen der nicht immer ausreichenden Vitalstoffversorgung durch herkömmliche Nahrung kommt der im industriellen Zeitalter erhöhte Bedarf an wertvollen Mikronährstoffen, weil nur sie in der Lage sind, in unseren Körpern den von allen Seiten auf uns eindringenden Umweltgiften Paroli zu bieten. Solche Gifte umgeben uns überall, die Feinstäube im Straßenverkehr, Industrieabfälle, Strahlen aus allen erdenklichen Quellen, die Erbgut in unseren Körperzellen schädigen, besonders aber die ausgasenden Chemikalien der vielen Plastikmaterialien in fast allen Stoffen in den Räumen, in denen wir uns aufhalten. Ein besonders schlimmes Beispiel ist der Weichmacher „Bisphenol A" in Kunststoffteilen wie beispielsweise auf Griffen von Billigwerkzeugen aus Fernost. Da hat doch der Technische Überwachungsverein Rheinland mitgeteilt, dass die Summe der schädlichen „freien Radikale“, über die gleich zu reden sein wird, die in einer Stunde Arbeit mit einem solchen Hammer über die Haut in den Körper dringt, der Summe an Schadstoffen beim Rauchen von 3.000 Zigaretten (!) auf einmal entspricht.

Von allen amtlichen und halbamtlichen Stellen dementiert, werden in einigen Regionen unserer Welt auch mit Flugzeugen Chemikalien versprüht, z.B. mit Barium, Quecksilber und Aluminium. Die Chemtrails genannten Spuren, die nach und nach ineinander verlaufen und den Himmel milchig-weiß färben, hat wohl jeder schon einmal gesehen. Sie deuten auf nichts Gutes. Wenn da tatsächlich körperfremde Stoffe weitflächig verteilt werden, kann das die große Gesundheitsgefahr sein, von der bereits viele reden. Wer die vollen Mikronährstoffe aus roher Pflanzenkost regelmäßig nutzt, sollte auch gegen solche Gefahren eher gewappnet sein als der, dessen Systeme ohnehin bereits leiden, weil sie nicht perfekt versorgt sind.

Der B.A.U.M.-Umweltpreisträger Runow („Wenn Gifte auf die Nerven gehen“) teilt zum Thema der Körperschäden durch Umweltbelastung mit:

*„Besonders empfindlich sind die als Kraftwerke der Zelle bezeichneten Mitochondrien. In den Mitochondrien werden täglich bis zu 500 l molekularer Sauerstoff verstoffwechselt – 1 bis 2 % davon zu reaktiven Sauerstoff-Spezies (oxidativer Stress = oxidative Radikale). Wenn Umweltgifte die Mitochondrien – und damit die Energieproduktion – beeinträchtigen, kommt es zu einer Einschränkung der Entgiftungsleistung.”*

Für die Entgiftung des „Redoxpotenzials“ der freien Radikale verbraucht unser Körper nach Angaben von Runow sage und schreibe 80 Prozent unserer gesamten Energieproduktion! Um dann auch noch Angriffe aus der Umwelt abwehren zu können, geht es nicht anders, als die Qualität der Nahrung besonders gründlich zu bedenken und im Zweifel nachzuhelfen.

## Native Kost hilft doch beim Abbnehmen

Besonderes Augenmerk werde ich künftig legen auf die großartige Möglichkeit, durch die strikte Einhaltung von Essenspausen, begleitet durch die dank nativer Kost verbesserte Verfügung über das Esskontrollhormon Serotonin, die Eingrenzung des Hungergefühls, das große Problem des Übergewichts und der Fettleibigkeit bzw. der Fettsucht, zu lösen.

Sie lesen richtig: Native Kost hilft doch beim Abnehmen! Nachdem ich erst nicht erkennen konnte, wie das chinesische „Abnehmmittel" KUIKE Erfolge bei der Gewichtskontrolle haben konnte, stellte ich zunächst fest, dass auch die Umstellung auf jedwede andere native Kost allein nicht zu einer automatischen Reduzierung des Körpergewichts führte. Die Deutsche Gesellschaft für Ernährung hält seit vielen Jahren daran fest, dass die Nutzung medikamentöser Appetitzügler eine wertvolle „adjuvante Maßnahme" bei der Bekämpfung des Übergewichts ist. Sie stützt sich auf Studien, die statistisch zeigen, dass im Langzeitversuch durchschnittlich ein paar Kilogramm Körperfett mehr verloren gingen als ohne diese Mittel. Typischerweise sind andere Momente, die für die Verfettung des Körpers sorgen und dem Abnehmen im Wege stehen, bei diesen Studien nicht beachtet worden, wie etwa die eingefleischten Essgewohnheiten. Im Ergebnis sind sich aber alle Experten einig, dass ohne Einbeziehung dieser anderen Momente eine nachhaltige Gewichtsreduzierung nicht funktionieren kann.

Unter ernsthaften unabhängigen Ernährungsforschern spricht man, anders als in den sog. Frauenzeitungen und in den reißerischen Anzeigen der Anbieter, von immer neuen angeblich wundersamen Abnehmpräparaten, schon lange nicht mehr von der Möglichkeit, mit temporären Diäten Übergewicht nachhaltig besiegen zu können. Nur durch eine grundlegende Änderung des gesamten Ess- und Bewegungsverhaltens kann der Kampf gewonnen werden. Auch die Bindung von Nahrungsfetten im Darm wird zu Recht nicht als sinnvolle Maßnahme angesehen, weil sie nur einen Aspekt aus dem großen Komplex der Kontrolle des Körpergewichts herausgreift und alle anderen mitwirkenden Faktoren außer Acht lässt.

Man weiß, dass die bloßen Essgewohnheiten, die Freude am Essen und das Essen aus Lebensfrust so stark sind, dass es kaum ein Betroffener ohne weiteres schafft, gegen diese starken inneren Strebungen erfolgreich aufzubegehren. Die Macht des „inneren Schweinehunds“ ist allgemein bekannt. Ihretwegen kommt es nicht zu dem von den Experten vorgeschlagenen grundlegend neuen Verhalten. Es lohnt daher nicht, dass wir uns mit den vielen Vorschlägen zur Änderung unserer Ess- und Lebensweise überhaupt befassen, wenn wir sowieso nicht in der Lage sind, von unserem alten Verhalten abzurücken. Nur wenn wir es schaffen, dass diese Hürde fällt, und wir unsere Ess- und Lebensgewohnheiten wirklich nachhaltig ändern, macht die Mühe einen Sinn. Es ist wie beim Rauchen und beim Alkoholmissbrauch. Nicht ohne Grund spricht man von der Fett*sucht*. Wer nicht entschlossen ist, ganz mit solchen gefährlichen Unsitten aufzuhören, erlebt einen beschämenden Rückfall nach dem anderen. Beim Thema der Wirkungen von Serotonin als Esskontrollhormon komme ich darauf eingehend zu sprechen.

# III. Praktische Umsetzung der neuen Erkenntnisse

Was den körpereigenen zentralnervösen Aufbau von Serotonin anbelangt, kann ich mich hier auf die Nutzung des Aminas-Prinzips durch den Verzehr nativer Nahrung beschränken. Über die weiteren Möglichkeiten des körpereigenen Serotoninaufbaus berichte ich in einem späteren Kapitel. Ich will hier aber schon darauf hinweisen, dass das vollständige Ausarbeiten des Körpers die offenbar beste Alternative ist. So bequem wie die schnelle Nutzung nativer Kost ist das natürlich nicht.

## Nur ein Esslöffel nativer Kost

Es überrascht viele Menschen, dass es nur eine sehr geringe Menge nativer Kost ist, die man täglich einmal in Flüssigkeiten dispergiert (also *ver*löst und nicht *ge*löst) auf leeren Magen konsumieren muss. Ein einziger Esslöffel von 8,5 bis 10 Gramm reicht, sogar für kräftige Menschen. Natürlich liegt es nahe, gleich nach dem Aufwachen morgens den Prozess in Gang zu setzen, weil in aller Regel über Nacht der Magen frei geworden sein wird.

Wie bereits in der Einführung zum Thema Mikronährstoffe gesagt, dürfen leicht bekömmliche andere Nahrung und auch Nahrungsergänzungsmittel unbedenklich zusammen mit der nativen Kost verzehrt werden. Die Wirkzusammenhänge, die mit diesem Verzehr in Gang kommen, sind, wie schon gesagt, kaum zu stören. Wenn nach der nativen Kost weitere Nahrung verzehrt wird, wird sie ja im Magen festgehalten und kommt erst so spät in den Dünndarm, dass die native

Kost längst verstoffwechselt ist. Was der von mir angeworbene bekannte Alternativmediziner Dr. Ruediger Dahlke, der sich einige Jahre lang – natürlich nicht umsonst, aber auch nicht vergebens – für die Verbreitung des Aminas-Prinzips verwendet hatte, zur Frage des zeitlichen Abstandes der Nahrungsaufnahme nach der nativen Kost verbreitete, war immer falsch. Er meinte, man solle eine halbe Stunde warten, um den Prozess der Weckung von Serotonin nicht zu stören. Dafür gibt es aber keinen vernünftigen Grund. Allerdings kann es klug sein, das Frühstück dann ganz wegzulassen. Pflicht ist das sicher nicht.

Es gibt endlos viele Möglichkeiten, den benötigten einen Esslöffel nativer Kost mit anderer Nahrung zusammen aufzunehmen. Da kann man z.B. Wasser nehmen, Saft, Schorle, Brühe, Suppe, Milch, Sojamilch, Joghurt oder Müsli. Hineinmischen kann man Honig, Dicksaft, Sirup oder gar einen Löffel Konfitüre. Anders als früher gedacht braucht es auch keine großen Mengen begleitender Flüssigkeit. Ein größeres Glas oder eine größere Tasse mit 0,3 l Flüssigkeit reichen. Etwas mehr schadet aber nicht. Wer mit Joghurt oder Quark mischt, sollte nicht mehr als einen kleinen Becher davon mit der nativen Kost mischen und mindestens ein Glas Wasser nachtrinken.

Die Regel, dass die native Kost immer eine kleinen Mahlzeit ist und sein muss, bedeutet indessen nicht, dass jemand, der das möchte, nicht auch 2 oder gar 3 Esslöffel der nativen Kost bei einer Mahlzeit aufnehmen darf, denn selbst das ist noch nicht so viel, dass es im Magen festgehalten würde. Wer will, kann native Kost auch mehrmals am Tage konsumieren, weil dadurch ja immer wieder ein guter Schub an den wertvollen Mikronährstoffen in unsere Systeme kommt. Ich habe bereits oben erörtert, dass es klug ist, möglichst jeder Mahlzeit mit hitzebehandelter Nahrung eine kleine Portion roher Kost vorhergehen zu lassen. Die native Kost ist da natürlich immer eine erste Wahl.

Allein wegen des Serotoninaufbaus ist es meist nicht erforderlich, mehrfach am Tage zu nativer Kost zu greifen. Die überwältigenden hormonellen Vorteile stellen sich regelmäßig schon beim Konsum einer Mahlzeit mit nativer Kost am Tage ein und halten wegen der langen Halbwertzeit von Serotonin von 21 Stunden weit über einen ganzen Kalendertag hinaus. Es gibt aber Menschen, die ihr zentralnervös verfügbares Serotonin sehr schnell verbrauchen. Bei großem Stress und starker psychischer und körperlicher Belastung geht das wohl allen Menschen so. Dann macht es ganz sicher Sinn, ein zweites oder gar ein drittes

Mal am Tage native Kost zu nutzen, um Serotonin zu locken. Mangelfolgen wie deutlich schlechtere Laune fühlt man meist erst, wenn man mehr als 2 Tage lang nichts für den Serotoninaufbau getan hat.

Bei der schweren **Tichotrillomanie** genannten Krankheit reißen sich die Betroffenen zwanghaft büschelweise die Haare vom Kopf. Man hat den Liquor, die Gehirnflüssigkeit, dieser armen Menschen nach solchen Attacken untersucht und festgestellt, dass sie bei dieser Aktion auf einen Sitz praktisch alles zentralnervös verfügbar gewesene Serotonin verbraucht haben. Serotonin wird aber auch sehr stark verbraucht bei schwerem Stress und bei erheblichem Zuspruch zu Alkohol und Nikotin.

Die Angabe, dass 1 Esslöffel richtig vorbereitete native Kost zur Nutzung des Aminas-Prinzips reicht, bedeutet nicht die Festlegung der dafür benötigten Mindestmenge. Ich weiß von vielen Menschen, die einer streng rohen Kost sehr entwöhnt waren, dass sie mit großem Erfolg auch mit einem Teelöffel oder auch nur einer Messerspitze davon auskommen. Wenn Sie meine späteren Ausführungen zur Granulation von Lebensmitteln lesen, werden Sie verstehen, dass gerade bei der Nahrung und ihren Wirkungen im Körper kleine Mengen sehr viel leisten können und große Mengen sehr wenig. Der Volksmund wusste schon seit eh und je, dass es die Masse nicht bringt. Ich vergesse nie den Spruch unserer klugen aus Pommern stammenden Haushälterin Berta, die mir als jungem Spund auf mein ständiges Verlangen, von meinen diversen Leibspeisen unbedingt viel zu geben, immer entgegenhielt: „Viel lädt man auf den Wagen!" Nur am Rande: Solche Sprüche bringen Ordnung und Weisheit ins Leben wie auch der Spruch meiner Tante Emmi, die immer sagte: „Die kluge Frau tut keinen Schritt vergebens!" um bei ihren Gängen durch das Haus niemals an links und rechts liegenden Aufgaben einfach vorbeizugehen, sondern immer gleich zu tun, was ohnehin bald getan werden musste.

## „Es muss schmecken!"

Bei der herkömmlichen gekochten, gebratenen und gebackenen Nahrung achten wir sehr darauf, dass wir diese Nahrung, wenn sie nicht im Rohzustand lecker genug ist, mit allen Mitteln der Kochkunst so zubereiten, dass uns vor Essensfreude das Wasser im Munde zusammenläuft.

Wie aber ist es mit der nativen Kost? Ich vergesse hier einmal die Möglichkeit, aus frischer, roher Pflanzenkost durch vollständiges Aufbrechen aller Zellen mit unseren Zähnen eine native Kost zu machen, die nur mit Speichel oder anderen Flüssigkeiten heruntergespült werden muss, weil wir uns die Zeit dafür sowieso nicht nehmen. Rohkostler berichten, dass ihre Rohkost mit dem Maß des gründlichen Vermahlens im Mund immer schmackhafter wird, was ich nach vielen Versuchen persönlich bestätigen kann. Schließlich werden gut schmeckende Zuckerstoffe freigesetzt. Da wir aber durchweg nicht zu bewegen sind, ständig so zu essen, habe ich mich mit der nativen Kost verlegt auf den Verzehr roher, nach der Ernte getrockneter, fein gemahlener Pflanzenkost, also im Kern auf rohe Pflanzenmehle. Wir kennen das aber gar nicht, Pflanzenmehle nicht gekocht oder gebacken zu verzehren – und dann auch noch roh! Viele fragen gleich: „Schmeckt das denn überhaupt, besonders, wenn die Zutaten nicht durch Geschmacksstoffe bereichert sind, wenn kein Zucker zugesetzt ist und so gar keine Gewürze (oder Geschmacksverstärker)?" Ich finde auch, dass Pflanzenmehle „einfach so" nicht besonders gut schmecken. Ich habe allerdings tausendfach von Kennern der nativen Kost gehört, dass sie sich um den Geschmack einfach nicht scheren wollen. Sie wissen um den Wert dieser Nahrung und würden sie sich auch antun, wenn sie ihnen richtig schlecht schmecken würde. Diese Einstellung halte ich für falsch.

Jede Nahrung muss schmecken – besonders die, von der ich mir wichtige natürliche Wirkungen auf meinen Organismus verspreche. Wir verstehen uns falsch, wenn wir meinen, dass wir als denkende Wesen wirklich „rational regiert" wären (Holzschuher). Unsere Entscheidungen werden nämlich ohne direkte Beteiligung unseres bewussten Verstandes tief im Innern unseres Gemüts getroffen. Ich führe dazu weiter aus, wenn ich nach der Schilderung der Reisen der Nahrung durch den Körper auf den durch den Transmitter Serotonin kontrollierten Schlaf mit seinen Abstiegen ins Unbewusste (Storch, Madeja) zu sprechen komme, wie auch beim Thema der Kontrolle von Suchtverhalten durch Serotonin.

Weil ich so sehr davon angetan bin, teile ich Ihnen hier noch mit, wie ich mir seit etlichen Monaten jeden Morgen meine native Kost so zubereite, dass ich mich schon des guten Geschmacks und der guten Verträglichkeit wegen täglich darauf freue (s. Kästchen). Manche Menschen allerdings sind jeden Morgen binnen Sekunden mit dem Thema native Kost fertig. Sie geben den einen benötigten Löffel der weitgehend mehligen Nahrung einfach in den Mund, obwohl das ja staubt, und trinken direkt ein oder zwei Glas Wasser darauf. Ich habe auch eine lange Zeit native Kost mit Honig oder Agavendicksaft in einem Schälchen zusammengerührt, habe die gut schmeckende Mischung mit einem kleinen Löffelchen aufgenommen und dazu Wasser, Saft oder auch Kaffee oder Tee getrunken. Das tun viele andere auch heute noch zur größten Zufriedenheit. Wenn ich es heute süß haben will, gebe ich einen leckeren Honig, wie den meines Imkerfreundes Wolfangel aus dem südlichen Schwarzwald, beim Anrühren mit Fruchtsaft in mein mit kochend heißem Wasser aufgefülltes Heißgetränk.

Erfahrene Fachleute, besonders Naturheilärzte und Heilpraktiker, sehen einen großen Vorteil darin, die native Kost vor dem Verzehr zu fermentieren. Sicher ist, dass durch die starke Vermehrung der Milchsäurebakterien, wie sie für den „Trank des Lebens“ nachgewiesen ist, große Mengen von Nahrungsenzymen gelockt werden. Fraglos verbessert das die Rate der Verstoffwechslung erheblich. Es ist daher eine gute Idee, einen Saft, den man mit den für die Fermentierung benötigten Kristallsalzen „geimpft“ hat, zusammen mit dem Löffel nativer Kost zu verzehren. Man kann auch die native Kost vor der Fermentierung hinzugeben, was nach meinen Versuchen aber keinen signifikanten Unterschied macht. So überzeugend diese Kombination ist, nach meinen Erfahrungen ist sie kein unbedingtes Muss.

**Mein Lieblingsrezept:**

Man nehme 1 EL native Kost, gleich welcher Zusammensetzung, mit oder ohne Obst, Früchten, Gemüse oder anderen Zutaten und gebe sie in eine große Tasse (0,3l), fülle zu weniger als der Hälfte mit gut schmeckendem Saft auf, ggf. mit etwas Honig oder Agavendicksaft. Eine hervorragende Ergänzung dazu ist eine Portion der Nahrungsergänzung Cellagon ®, gleich welcher Sorte. Ich nehme, um die Rückkehr meiner früheren üblen Arthrose zu verhindern, manchmal das reichlich Glykonährstoffe enthaltende Cellagon® T.GO., gut verrührt, damit nichts klumpt. Dann fülle ich die Tasse auf mit heißem Wasser und rühre durch. Man hat ein sofort trinkbares, absolut leckeres Heißgetränk, das sehr gut sättigt. Alternativ rührt man den Löffel der nativen Kost in eine heiße Gemüsebrühe oder eine Hühnerbrühe ein. Native Kost auf Kakaobasis rühre ich mit heißer oder kalter Milch oder Sojamilch an. Im Sommer gebe ich zur kalten Milch manchmal eine kleine Kugel Vanilleeis dazu. Tausend andere Kombinationen warten noch auf ihre Entdeckung!

Wenn ich mein Aminas-Heißgetränk zu mir nehme, habe ich immer einen Teelöffel dabei, mit dem ich zwischendurch die sich am Boden sammelnden etwas festeren Bestandteile der Mischung aufnehme und mit einem Schluck des Getränks hinunterspüle. Früher habe ich diese Teile auch schon mal einfach liegen lassen. Seit mir aber klar ist, wie bei der nativen Kost der „Turbo“ der Verstoffwechslung roher Kost auf leeren Magen funktioniert, lege ich Wert darauf, dass auch diese wertvollen Stoffe im Dünndarm komplett ausgenutzt werden.

## Native Kost und Medikamente

Sollen Medikamente oder andere oral aufzunehmende Substanzen zusammen mit Nahrung aufgenommen werden, ist die native Kost dazu ein sehr guter Begleiter. Ich habe das u.a. festgestellt, als ich mir zur Bekämpfung meiner damaligen schweren Arthrose ein Gebräu aus Honig und der sehr gerbstoffhaltigen rohen Aloe hergestellt hatte. Ganz ohne gleichzeitige Nahrungsaufnahme verursacht ein Esslöffel dieser Mischung einen sofort eintretenden Durchfall (das wäre wohl auch ein Naturmittel gegen Verstopfung). Die kleinste danach genossene Menge an Nahrung, auch eine kleine Portion nativer Kost, verhindert das zuverlässig.

Sind Medikamente, wie insbesondere Schilddrüsenhormone, nüchtern einzunehmen, ist es sicherlich richtig, das auch zu tun und native oder andere Kost erst etwa 15 Minuten später zu essen.

## Rohkost für Kleinkinder?

Weil es überall in der Literatur heißt, dass Kinder erst nach der Vollendung des ersten Lebensjahres rohe Pflanzenkost verstoffwechseln können, ist es bis zum Beweis des Gegenteils richtig, sich daran zu halten. Wirklich nachgewiesen ist nach meinen Ermittlungen da aber nichts.

# IV. Entdeckungsreisen durch den menschlichen Körper

## Die erste Entdeckungsreise: Native Kost und Hygiene des Verdauungstrakts

Kennen Sie den großartigen Science-Fiction-Film „Die phantastische Reise“ von Richard Fleischer aus dem Jahre 1966? Dort machen aufs Kleinste verkleinerte Menschen in einem Mini-U-Boot eine geradezu traumhafte Reise durch den menschlichen Körper. Hier lege ich eine Beschreibung vor über ähnlich dramatische Reisen durch den menschlichen Verdauungstrakt und den restlichen Körper, die die Grundlage für ein Drehbuch für einen nicht minder spannenden Film abgeben könnte. Reiseteilnehmer sind hier keine Menschen, sondern unsere Nahrung in unterschiedlicher Form sowie die in ihr enthaltenen Stoffe.

### Reisewege durch den menschlichen Körper

Die Reise bringt zunächst in zwei Gruppen unsere Nahrung von der Aufnahme in den Mund bis in die Tiefen des Dünndarms, wo sie verstoffwechselt wird. Die Nahrung ist danach als solche nicht mehr vorhanden. Ihr Gehalt, ihre Energieträger und ihre Mikronährstoffe (Vitalstoffe), sind bei richtiger Planung und Durchführung der Reise durch die Verdauungsschleimhat des Dünndarms der Nahrung entnommen, also verstoffwechselt und verwertet worden. Es wird im Verlauf erkennbar, dass in der Planung und Durchführung der Reise auch schlimme Fehler vorkommen, die Schäden an der Nahrung wie auch an den Verdauungsorganen und dem ganzen Körper verursachen.

Die beiden Reisegruppen, die leicht auseinanderzuhalten sind, sind

1. die native Kost und
2. die Zivilisationsnahrung.

Die native Kost habe ich bereits beschrieben als eine bis in ihre Zellen hinein voll aufgebrochene, also sehr fein gemahlene rohe Pflanzenkost mit einem gewissen Mindestanteil auch an Eiweißen. Ihre Funktion als native Kost verliert sie, wenn sie mit anderer Nahrung im Nahrungsbrei des Magens (Chymus) gefangen wird.

Alle andere Nahrung reist mit der Gruppe der Zivilisationsnahrung, die geprägt ist von der Menge der gekochten, gebackenen und gebratenen Zutaten sowie von roher Kost, die nicht komplett gemahlen ist oder trotz Vermahlung so mit der anderen Nahrung vermengt wird, dass sie nicht alsbald nach Ankunft im Magen ausgewaschen und in den Dünndarm gespült wird.

Die Reise führt vom Mund durch die Speiseröhre (Oesophagus), durch den Magen und durch den 3 cm im Durchmesser ausmachenden Dünndarmschlauch, an dessen Ende auch die 1. Reise endet. Dies ist eine Strecke von maximal 7 Metern. Was nicht im Dünndarm verstoffwechselt wurde, gelangt nach Abschluss der Reise durch den etwa 3 Meter langen Dickdarm nach draußen. Darauf werfen wir nur einen Seitenblick. Auch im Dickdarm finden noch erstaunliche Ereignisse statt. Nur ein Beispiel: Die dortigen Bakterien stellen das über die Nahrung nicht immer leicht verfügbare Vitamin B 12 her. Die Arbeit des Dickdarms steht hier aber nicht im Zentrum des Interesses. Das eigentliche Verstoffwechslungsorgan ist der Dünndarm.

Die Begriffe Kost, Nahrung und Lebensmittel verwende ich wie im allgemeinen Sprachgebrauch immer gleichbedeutend. Ich weiß, dass einige Experten Wert darauf legen, nur von Lebensmitteln zu reden, wenn diese ihren ursprünglichen Vitalstoffreichtum und ihre inneren Lebensfunktionen nicht durch Bearbeitung oder lange Lagerung verloren haben. Dieses m.E. absolut richtige Denken muss sich aber nicht unbedingt in besonderer Sprachregelung niederschlagen.

Damit die beiden Reisegruppen sich nicht wechselseitig beeinflussen und ihre Erlebnisse und Taten auf der Reise einzeln richtig erfasst werden können, werden die Reiseteilnehmer getrennt losgeschickt. Es beginnt die native Kost. Sie steigt bei leerem Magen ein.

## Reisebeginn auf leeren Magen

Wie leicht zu verstehen ist, muss die native Kost schon aus technischen Gründen nüchtern aufgenommen werden, weil sie nur beim Verzehr auf leeren Magen diesen durchläuft, ohne ihn aufzublähen. Die Zivilsationskost beschäftigt den Magen dagegen immer eine lange Zeit, meist einige Stunden.

Die Gruppe mit der Zivilisationskost geht etwas später nach der nativen Kost auf die Reise. Der Dünndarm ist dann längst wieder frei, sodass die Wirkungen, die die beiden Reiseteilnehmer dort auslösen, nicht miteinander verquickt werden. Erst im Dickdarm stoßen Reste beider Reiseteilnehmer lange Zeit später aufeinander.

Die Reise wird nach der Verstoffwechslung im Dünndarm von den aus der Nahrung ins Blut und ins Lymphsystem gelangten Inhaltsstoffen fortgesetzt. In der zweiten Reise begleiten wir diese neuen Reisenden bis zu ihren Bestimmungsorten im Körper und stellen fest, was sie dort alles ausrichten.

## 1. Reisestation: Mundhöhle (Mundraum)

Überall ist zu lesen, dass die Verdauung im Mund beginnt. Wenn Nahrung eine Weile im Mund bewegt wird, fängt das Enzym α-Amylase aus dem Speichel an, Zuckerstoffe (Kohlenhydrate) zu zerlegen. Nährstoffe aber, die in ihren Partikeln stark zerkleinert und im Speichel oder aufgenommenen Flüssigkeiten gut verlöst (dispergiert) sind, bleiben meist kaum eine Sekunde im Mundraum, sondern durchlaufen unverzüglich nach dem Eintritt in den Körper die Mundhöhle und die Speiseröhre in Richtung Magen und Dünndarm. Die Verstoffwechslung im Mund ist also offensichtlich nicht zwingend erforderlich.

Alle andere als flüssige Nahrung kommt aber erst einmal in die Mühle, die die Natur in unserem Mundraum installiert hat. Sie gerät in das Mahlwerk der Zähne und wird dort zerkleinert, wenn sie es nicht schon bei der Einbringung ist. Es liegt an uns selbst, wie fein wir unsere Nahrung zerkleinern. Damit aber stellen wir schon die ersten Weichen dafür, ob die aufgenommene Nahrung für uns wirklich von Wert ist oder ob wir uns damit sogar gesundheitlichen Schaden zufügen.

Jeder hat schon gehört, dass unsere Nahrung gut zerkaut werden muss, bevor sie geschluckt wird. Kaum jemand hat die Bedeutung der feinen Zerkleinerung aber so verinnerlicht, dass er sich wirklich daran hält. Ernährungsfachleute zieren sich, ihren Hörern oder Lesern zu viel zuzumuten, und schlagen vor, dass man jeden Bissen an die dreißig, fünfzig oder auch achtzig Mal durchkauen sollte. Das gilt natürlich so nur für rohe Nahrung. Denn gekochte Nahrung macht es uns leichter. Sie ist meist so weich, dass sie im Munde nur noch zerquetscht werden muss, damit sich alle etwa noch nicht geöffneten Zellen der Nahrungspflanzen öffnen und sie ihren Inhalt preisgeben.

## Pflanzenzellen mechanisch aufbrechen

Der wichtigste Grund für das gründliche Zermahlen der Nahrung ist, die Wände der Pflanzenzellen zu zerstören, damit wir an ihren Inhalt überhaupt herankommen. Die Wände der Pflanzenzellen nämlich bestehen, wie schon in der Schilderung der Essweise der Affen aufgezeigt, aus Zellulose, einem Stoff, den unsere Verdauungssäfte (Enzyme, Fermente) nicht angreifen können. Bei den Pilzen ist es das für uns ebenfalls nicht angreifbare Chitin, das den Inhalt der Zellen wie ein Panzer umgibt. Pflanzenzellen, die nicht vor dem Herunterschlingen in die Speiseröhre mechanisch geöffnet worden sind, bleiben bei der ganzen Reise durch unseren langen Verdauungstrakt verschlossen und geben ihren wertvollen Inhalt nicht preis.

In der Wärme des Körpers endlose Stunden, oft gar tagelang, gefangen, fault der Inhalt der Zellen vor sich hin und entwickelt giftige Fäulnisgase, die im noch besten Falle als übelriechende Winde durch den After abgehen. Zunächst ist es die Leber, die die Giftstoffe abbauen muss. Dr. Ruediger Dahlke sagte mir bei unserem ersten Zusammentreffen im Sommer 2006: „Es ist unter Ärzten ein offenes Geheimnis, dass gerade gesundheitsbewusste Frauen, die häufig große Portionen an Rohkostsalaten verzehren, an Leberzirrhose erkranken, auch wenn sie nie im Leben einen Alkoholabusus begangen haben!“

## Fäulnisgase schaden schon in kleinen Mengen

Bis zu einem Gedankenaustausch vor einigen Monaten mit der erfahrenen polnischen Ärztin und Klinikbetreiberin Frau Dr. Magdalena Cubala-Kucharska war ich noch der Meinung, dass die beschriebene Gasentwicklung im Verdauungstrakt nicht ganz so schlimm wäre. Jeder kennt es ja, dass solche Gase einfach nach hinten abgehen, und denkt sich nicht viel dabei (wenn es im Freien passiert). Ich dachte, unser Körper sei doch recht stabil und schlimme Schäden wären nur zu erwarten, wenn man das Rohkostschlingen zu sehr übertriebe. Sie hat mich eines Besseren belehrt. Nach ihren Erkenntnissen aus der medizinischen Praxis ist jede kleine Menge von Fäulnisgiften im Darm von Übel, da sie sich sofort nachteilig auf die Stabilität der Darmwände auswirkt. Das ist ja gerade bei einem vorgeschädigten Darm sehr leicht zu verstehen. Vielleicht ist der falsche Gebrauch von Rohkost sogar der wesentliche Grund dafür, dass vier von fünf Menschen ihr Leben lang eine ungeregelte Verdauung haben. Frau Dr. Cubala-Kucharska behandelt in ihrer Klinik, ähnlich wie der englische Arzt Dr. Jonathan Tommey und die russisch-britische Ärztin Dr. Natasha Campell-McBride, mit offenbarem Erfolg unter gezieltem Einsatz gesunder Ernährung den doch angeblich nicht behandelbaren Autismus von Kindern.

Um alle oder wenigstens die allermeisten Zellen beispielsweise eines Salatblatts zu öffnen, bedarf es in Wahrheit weit mehr als 100 Mal auf ihm herumzubeißen. Nicht jeder Biss ist auch ein Treffer, er trifft auch Teile, die schon zerbissen sind, und lässt benachbarte Zellen ungeöffnet. Mir scheint, dass die großzügigste Hochrechnung, die des bekannten Münchner Heilpraktikers und Rohkostlers Henning Müller-Burzler, mit 150 Kauvorgängen für jeden Bissen gerade richtig ist.

## Rohkost niemals schlingen!

Mir liegt sehr viel daran, nicht zu komplizierte Ratschläge zu geben und notwendige Änderungen des Essverhaltens leicht umsetzbar zu machen. Mein dringender Rat aber, vom Schlingen von Rohkostsalaten zu lassen, ist ein immerhin direkter Angriff auf einen nicht ganz unbedeutenden Teil der traditionellen Art und Weise unserer Nahrungsaufnahme. Gerade die besonders Gesundheitsbewussten unter uns haben sich an diese ungute Essweise gewöhnt. Aber sehen Sie selbst, was da geschieht. Roher Salat und rohes Gemüse werden lecker angemacht. Grobe Stücke davon werden in den Mund gesteckt, das Dressing wird abgeschleckt, bis der Geschmack weg ist. Die so kaum angebissenen Teile werden hinuntergeschlungen. Ganz sicher ist, dass damit ganz wenig vom wertvollen Inhalt der Zellen nutzbar wird und dass die große Masse schlecht durch die Verschlüsse unseres Verdauungssystems (wird alsbald erörtert) hindurch kann und in der langen Darmpassage vergammelt. Da fragt man sich doch, ob wir wirklich noch ganz bei Sinnen sind! Wer auf diese Essweise nicht ganz verzichten will, kann den fertigen Salat in einen Mixer geben und den dadurch hergestellten leckeren Rohkostbrei mit dem Löffel aufnehmen. Ich esse meine frische Rohkost nur noch so. Übrigens bietet schon seit vielen Jahren die kluge Gastwirtin Beyer aus Hannover in ihrem Szenelokal „Carrots & Coffee" jedem ihrer Gäste an, dass sie ihm den bestellten Salat erst nach der Pürierung im Mixer am Tisch serviert. Da sieht man, was man kriegt, und kann es zudem gut verwerten.

Genau so kontraproduktiv wie das Schlingen von Rohkostsalaten ist es, sein Frühstücksmüsli mit ganzen Getreidekörnern so nachlässig zu zerkauen, dass die Körner nicht im Mund regelrecht zu Mehl werden. Wer morgens mit Müsli anfängt, Körnerbrot folgen lässt und mittags Rohkostsalat isst – alles auf die schrecklich unvernünftige Schlingweise-, gehört doch unweigerlich bald zu der Mehrheit der Menschen, die ständig Ärger mit der Verdauung haben, woran sich dann weitere gesundheitliche Störungen anschließen! Aber es gibt doch Abführmittel, nicht? Tun Sie sich das nicht an! Wenn nichts mehr geht, erlaubt man sich eben eine Darmsanierung.

## Vegetarisch und vegan ist nicht Pflicht

Die gewohnten Essweisen außer dem täglich einmaligen Verzehr eines Löffels nativer Kost auf leeren Magen nicht aufgeben zu müssen, heißt auch, dass es keiner vollen Hinwendung zu vegetarischer oder veganer Kost bedarf. Gleich, ob fleischlich oder nicht, hindert keine gewohnte Kost den Eintritt der Wirkungen durch das Aminas-Prinzip bzw. den täglichen Extra-Verzehr der nativen Kost, weil dieser Verzehr ja auf leeren Magen geschieht, die Verstoffwechslung alsbald erfolgt und danach genossene feste Nahrung ganz eigene Wege geht.

Ein Wechsel vieler Menschen zu fleischloser oder wenigstens weitgehend fleischloser Kost wäre wohl unbeschadet dessen im Interesse der Allgemeinheit sehr erwünscht. Es ist ja bekannt, dass man etwa 13 kg Pflanzenkost einsetzen muss, um nur 1kg Fleisch zu erzeugen, und dass diese Menge Pflanzenkost etwa 100-mal mehr Menschen gut und vollwertig ernähren kann als das daraus gewonnene Fleisch. Die Zukunft der Menschheit sollte daher bei der stärkeren Nutzung der Pflanzenkost liegen. Wir können ja auch einmal gründlich prüfen, ob wir nicht viel mehr an Pflanzenstoffen vertragen, als wir derzeit essen. Rohkostesser haben uns gezeigt, dass wir mit gewissen Maßgaben sogar frisch gekeimtes Gras gut nutzen können (Sandoval). Wie aber ist es mit den Blättern der Bäume und den Wurzeln der Sträucher, Stauden und Gräser? Wir können doch lernen, die Fraßgifte der Pflanzen zu neutralisieren! Ich bin überzeugt, dass wir heute das Gesamtangebot an natürlicher Nahrung erst zu einem kleinen Teil nutzen und es dann noch, wie ich festgestellt habe, nicht richtig vorbereiten und nicht zur richtigen Zeit bzw. unter den richtigen Umständen (leerer Magen) essen. Die richtige Essweise würde Unmengen von Nahrung einsparen.

Vielleicht hält man uns heutige Menschen später einmal für dumme unethische Egoisten, die eines bloßen Gaumenkitzels wegen ihre Mitgeschöpfe aus der Natur gefangen nehmen, artwidrig halten, sie vor ihrer Zeit abschlachten und das Fleisch ihrer getöteten Körper gekocht oder gebraten in solchen Mengen verzehren, dass sie selbst den größten Schaden davon haben. Es gibt gesetzliche Regeln zum Schutz der Tiere vor nicht artgerechter Haltung und vor der Zufügung von Leid und Schmerz, die leider in der Praxis viel zu weit gefasst werden. Anders als viele überzeugte Vegetarier und Veganer meinen, existieren in unserer Welt aber keine ethischen Vorschriften, die generell das Töten von Tieren und ihren Verzehr verbieten. Weder gibt es staatliche Gesetze, die das regeln, noch irgendwelche anderen anerkannten Rechtsquellen. Und eine Ethik, die das lehrte, oder eine Moral, die das forderte, hat keine ausreichende Zustimmung unter uns Menschen, um als Norm verbindlich sein zu können.

Das Wissen um die Vorteile der Nutzung nur eines ganz kleinen täglichen Anteils an nativer Pflanzenkost wird ganz gewiss nicht wesentlich dazu beitragen, dass viel mehr Menschen als bisher ganz auf die Pflanzenkost setzen. Denn die Umstellung auf den einen Löffel nativer Kost am Tage, mehr noch die neue Gewohnheit jeder Mahlzeit ein wenig rohe Kost vorhergehen zu lassen, belohnen bereits so sehr, dass kaum jemand deswegen daran denken wird, nur noch so zu essen. Ich weiß von einem Fall, dass ein junger Mann, der offenbar Serotonin sehr schnell verbrauchte und daher mehrfach am Tage native Kost zur Lockung von Serotonin zu sich nahm, versucht hatte, nur noch native Kost und Wasser zu sich zu nehmen, eine künstliche Begrenzung der Nahrungsauswahl, wie man sie bei Autisten oft findet. Psychisch fühlte er sich bei diesem Experiment sehr gut, hatte bald aber nicht mehr genügend Körperkraft, um behände Treppen steigen zu können.

Andererseits habe ich beobachtet, dass sich bei allen Menschen, die auf die native Kost eingestiegen sind, ganz von selbst die Menge der aufgenommenen Nahrung reduziert hat und insbesondere die Fleischportionen, die man sich vorlegt und dann auch „schafft," kleiner werden. Ich habe am eigenen Leibe festgestellt, dass ich nach der Erfahrung mit der nativen Kost mir am frühen Abend, wenn ich die einzige ausführliche Mahlzeit des Tages zu mir nehme, viel weniger auf den Teller lade als früher. Ich maule auch nicht mehr herum, wenn es an einzelnen Tagen mal gar kein Fleisch oder keinen Fisch gibt. Der sehr feinsinnige Autor Jonathan Safran Foer („Tiere essen") schlägt vor, wenigstens immer wieder mal fleischlos zu essen. Das scheint mir ein guter Kompromiss zu sein.

## 2. Reisestation: die Schlundschnürer

Die Lippen des Mundes öffnen sich durch den willkürlichen Einsatz eines voll schließenden Ringmuskels zur Aufnahme unserer Nahrung. Nach dem Mundraum befinden sich als nächste Verschlusstation des Verdauungstrakts im Rachen die Muskeln des sog. oberen und mittleren Schlundschnürers. Diese führen die Schluckbewegungen aus, wobei sie die Luftröhre schließen und die Nahrung in die Speiseröhre befördern. Auch wenn die Speiseröhre – wie die mit versteiften Wänden versehenen Luftröhre –, eine Röhre genannt wird, ist sie, besser gesagt, ein schlaffer Schlauch, der erst seinen röhrenförmigen Innenraum aufmacht, wenn Speisen hineingeraten.

Es ist nicht ganz leicht, den Mechanismus der Schlundschnürer korrekt zu bedienen. Um das zu beurteilen, müssen wir uns noch einmal im Mundraum umsehen. Unbeschadet der Notwendigkeit, jede pflanzliche Nahrung nur so fein zerkleinert aus dem Mundraum herauszulassen, dass der Inhalt der Pflanzenzellen nutzbar ist, hat das Zerkleinern der Nahrung mit unseren Mahlzähnen eine weitere wichtige Funktion. Alle Nahrung muss durch Kauen in eine gleichförmige fließfähige Masse verwandelt werden, die nicht einmal mehr die kleinsten harten Bröckchen auf der Zunge spüren lässt (Schatalova)! Das gelingt uns aber nie, wenn wir zu große Bissen nehmen oder den Mund zu voll stopfen. Denn wenn wir zu kauen beginnen, betätigen wir bald reflexartig die Schlundschnürer und schlucken die Nahrung hinunter, auch wenn sie noch viel zu grob ist. Das ist mitunter recht schmerzhaft. Wer bemerkt, dass er sich beim Essen oft solche Schmerzen im Hals zufügt, sollte sich besinnen und bewusster essen, um nicht einen chronischen Schaden hervorzurufen.

## Kleine Bissen und gutes Kauen

Nur wenn wir ausschließlich kleine Brocken nacheinander in den Mund nehmen und sie festhalten und dort bewegen, bis sie wirklich eine sämig-flüssige Konsistenz angenommen haben, können wir die unwillkürliche Betätigung der Schlundschnürer verhindern. Es kommen dann keine unzerkauten großen Nahrungsbrocken mehr in die Speiseröhre. Neben der Erleichterung der nachfolgenden Verdauungstätigkeit in Magen und Dünndarm hat diese Vorbereitung der Verstoffwechslung in Mund und Speiseröhre noch einen besonderen Sinn, der sich erst durch die Betrachtung der nächsten Reisestation erschließt.

Früher hat man sich nichts dabei gedacht, auch größere Brocken hinunterzuwürgen. Man dachte, der Körper käme damit schon klar. Dieser versucht sich zwar zu helfen und bringt die dicken Brocken auch – irgendwie – hinunter. Aber wenn man genau hinsieht, schadet man sich selbst, wenn man seinen Verdauungstrakt so herausfordert. Die Gefahren kann man allerdings nur schwer abschätzen, wenn man die Verschlussstation des Mageneingangs, des sog. Magenmundes (Cardia), für einen Schließmuskel hält (Bauer), der sich nur zu öffnen braucht, um die Speisen in den Magen fallen zu lassen.

# 3. Reisestation: der Magenmund (Cardia)

Der Verschlussapparat namens Magenmund oder Cardia (nicht zu verwechseln mit der Kardia, dem Herzen), der den Übergang der Nahrung von der Speiseröhre in den Magen reguliert, ist bei genauerem Hinsehen, was man erst in den achtziger Jahren entdeckt hat, eine Ansammlung glatter Muskulatur, durch deren Anspannung die Speiseröhre nur sehr stark gedehnt wird. Selbst dann lässt sie immer noch eine sehr kleine Röhre offen (Stelzner). Solche Dehnverschlüsse (Dehnsphinkter) leisten anders als Schnürverschlüsse oder Ringverschlüsse keinen 100%igen Abschluss, sondern haben nur eine regulierende Wirkung. Der Rückfluss von Speisebrei und Säure aus dem Magen in die Speiseröhre wird dadurch noch erschwert, dass die Speiseröhre nach Abknicken an ihrem unteren Ende in einem spitzen Winkel (HIS-Winkel) in den Magen einmündet. Bevor diese Eigenheit des Magenmundes begriffen war, hatten auch die Anatomen, die wussten, dass es sich bei ihr nicht um einen Schließmuskel handelt, von ihr als dem unteren Schlundschnürer gesprochen. Dabei übersah man aber die stets schmale Öffnung, die auch bei der Dehnung des Verschlusses verbleibt. Man sollte daher gar nicht mehr von einem unteren Schlundschnürer sprechen.

Die Motorik der Speiseröhre übt einen doppelten Druck in Richtung des Mageneingangs aus. Da sind zum einen eine Peristaltik durch längs der Speiseröhre verlaufende glatte Muskeln und zum anderen der „Spritzschluck“ (Rauber/Kopsch) aus der Kontraktion des Schluckmechanismus der Schlundschnürer. Diese Motorik korrespondiert mit der nach dem Verzehr von Nahrung eintretenden reflexartigen „rezeptiven Erschlaffung“ des Magenkörpers mit dem Eintritt der Nahrung in ihn. Bis zur schichtweisen Füllung des Magens stellt sich der Spannungszustand (Tonus) des Magens auf das zunehmende Volumen ein, sodass kein Gegendruck gegen den Magenmund aufkommt.

## Sodbrennen muss nicht sein

Es versteht sich, dass es ein grober Fehler ist, den Magen zu überfüllen. Dann kann saurer Nahrungsbrei in die Speiseröhre aufsteigen. Der Verschluss am Eingang des Magens wird in seiner Funktion aber auch ohne Überfüllung des Magens überfordert, wenn sich im unteren Teil der Speiseröhre dicke, unzerkleinerte Nahrungsbrocken sammeln. Statt fließfähige Nahrung leicht in den Magen einzulassen, hält der Magenmund solche unzerkleinerte Nahrung fest, die dann in der Speiseröhre zu faulen beginnt. Der Magenmund kann eben nicht einfach weit aufreißen wie der Rachen einer Schlange zur Aufnahme ihrer oft voluminösen Opfer. Was in den Magen will, muss sich durch die beschriebene schmale Kanüle zwängen. Das ist auch sehr gut so, denn so kann der Fluß der Speisen in die richtige Richtung abwärts zum Magen hin gewährleistet werden. Rückflüsse aus dem in der Arbeit des Magens sauren Milieu werden so verhindert – es sei denn, Nahrungsbrocken hängen noch in der Speiseröhre und ermöglichen es der Magensäure, an ihr wie an einer Leiter aufzusteigen.

Man hat beobachtet, dass der Magenmund bei vielen Menschen gegen Abend, zwischen 17 und 18 Uhr, in seiner Aktivität nachlässt und dann nicht mehr programmgemäß öffnet und schließt (Schatalova). Es ist nie gut, seinen Verdauungsapparat mit großen Mengen an Nahrung zu belasten. Wenn aber abends der Magenmund nicht mehr richtig arbeitet, wird es besonders problematisch.

Die Überfüllung des Magens kann zu einer deutlichen Öffnung des Magenmundes führen. Bei Übergewichtigen kann er im liegenden Zustand regelrecht „gesprengt“ werden. Der Spannungszustand (Tonus) des Magenmundes wird verstärkt beim Verzehr eiweißreicher Speisen sowie durch die Wirkung der Magenhormone Gastrin, Motilin und „Substanz P“. Er verringert sich durch fettreiche Mahlzeiten und durch die Aufnahme von Schokolade, Kaffee und Alkohol. Auch starker Nikotingenuss senkt den Tonus.

Neben dem Stau zu großer Nahrungsbrocken vor dem Magenmund lässt auch diese Magenmundschwäche, die sog. Cardiainsuffizienz, sauren Speisebrei und Magensäure in die Speiseröhre aufsteigen (Reflux). Falsch behandelt kann sich mit einem sog. Barrett-Oesophagus die ganze untere Speiseröhre krankhaft verändern. Native Kost verursacht da absolut keine Probleme, weil sie, wie schon bei der Betätigung der Schlundschnürer geschildert, einfach ohne Aufenthalt die

Verdauungsstationen nur durchläuft. Native Kost ist definitionsgemäß in ihren Partikeln stark verkleinert, meist nicht durch Zerbeißen, sondern durch Vermahlen vor dem Verzehr. Alle andere Kost dagegen, besonders die Zivilisationskost, muss man bewusst so stark mit den Zähnen zerbeißen, dass die „Hygiene des Verdauungstrakts" (Schatalova) nicht verloren geht.

Ganze Völkerstämme, wie insbesondere die Südländer in Europa, kommen im Großen und Ganzen mit spätem Essen sehr gut zurecht. Bestimmt halten sich dort aber die Menschen mit anlagebedingt schwacher Funktion des Magenmundes auch bei abendlichem Essen eher zurück als andere. Für sie ist es besonders wichtig, ihre Nahrung gut zerkleinert herunterzubringen. Wenn man das Problem kennt und sich angewöhnt, generell nur noch kleine Brocken Nahrung in den Mund zu schieben und diese zu einem gut flüssigen sämigen Brei zu zerkauen, kann man voraussichtlich für sein weiteres Leben die Gefahren der Cardiainsuffizienz und des Sodbrennens vergessen.

## 4. Reisestation: der Magen

Zur richtigen Bedienung unseres Verdauungsapparates gehört, wie wir schon auf den Reisestationen Mundraum und Speiseröhre gesehen haben, sich nicht zu überessen. Dies bestätigt sich noch einmal bei der Betrachtung der Funktionen des Magens. Essen wir nämlich zu viel grobe Nahrung, wird die Magenwand überdehnt. Die Muskeln werden schlaff und die Magenschleimhaut wird dünner, was eine Störung der Drüsenfunktionen zur Folge hat. Es ist daher wichtig, den Magen nie mehr zu füllen, als das natürliche Volumen des nicht gedehnten Magens ausmacht. Das entspricht etwa 250 bis 350 Milliliter, was ungefähr das Volumen der eigenen Faust ist.

Was für die geringe Bedeutung des Beginns der Verdauung nativer Nahrung im Mund gilt, ist beim Transport durch die Speiseröhre erst recht so, dass diese Nahrung da nur durchläuft, ohne dass irgendeine Verstoffwechslung stattfände. Fraglich ist, ob das auch für die Verdauung der Nahrung im Magen gilt oder ob der Magen für die gut in Flüssigkeiten verlöste, fein gemahlene native Kost nach dem Aminas-Prinzip doch eine erste wichtige Reisestation ist.

## Verweildauer der Speisen im Magen

Da über die Vorgänge im Magen in der Wissenschaft lange Zeit falsche Vorstellungen herrschten, die auch heute noch vielfach voneinander abgeschrieben werden, ist es unerlässlich, hier die wahren Abläufe beim Transport der Speisen durch den Magen darzustellen. Die klassische Ernährungslehre ist sich über die Dauer des Verweils der Speisen im Magen nicht einig, besonders nicht darüber, was mit den Flüssigkeiten geschieht, die im Magen ankommen. Durchschnittlich soll die Verweildauer der Speisen einige Stunden dauern. Milchnahrung verlässt danach den Magen nach 2 oder 4 Stunden, gemischte Kost nach 4 Stunden, mageres Fleisch nach 6 und fettreiche Nahrung, auch fettes Fleisch, erst nach 8 Stunden (Schlieper). Bei Salami und Ölsardinen soll es 12 Stunden dauern. Kommt unterschiedliche Nahrung gemeinsam oder nacheinander in den Magen, gilt jeweils die längste Zeitangabe für den gesamten Nahrungsbrei.

## Flüssigkeiten laufen bei leerem Magen nur durch

Die Angaben für die Verweildauer von Flüssigkeiten im Magen variiert von einer halben bis zu einer Stunde oder gar mehr. Dieses Durcheinander ist m.E. allein darauf zurückzuführen, dass in der Ernährungslehre keine getrennten Aussagen gemacht werden für die Verweildauer der Speisen auf leeren und auf teils oder mehr gefüllten Magen. Vielfach herrscht auch keine Vorstellung darüber, wie sich Flüssigkeiten durch den Magen bewegen. Selbst der Weg fester Nahrung vom Magenmund über den Hauptkörper des Magens, den Korpus, und das Antrum, eine Art Vorkammer vor dem Magenpförtner (Pylorus) in den Zwölffingerdarm (Duodenum), liegt ziemlich im Dunkeln. Eine immer noch vertretene Meinung hält den Magenpförtner für einen Ringmuskel, der keinen Mageninhalt passieren lässt außer im Takt von 3 Minuten, wenn die Peristaltik des Magens nach der Bearbeitung des Nahrungsbreis diesen in Richtung des Dünndarms bewegt. Genau das aber ist falsch. Wie der Magenmund am Eingang des Magens ist auch der Magenpförtner an seinem Ausgang ein vertikal im Sinne einer Dehnung des Engpasses wirkender Verschluss, der im Ruhezustand relaxiert ist. Ein kleiner Kanal ist da immer offen. Setzt die Peristaltik des

Magens ein, entsteht eine allgemeine Bewegungsrichtung des Mageninhalts in Richtung Dünndarm. Darminhalt kann daher unter normalen Umständen nicht zurückfließen. Der Pförtner riegelt somit nicht ab, er reguliert nur.

Wie falsch die in der Ernährungslehre weit verbreitete Meinung ist, dass Flüssigkeiten erst eine halbe Stunde oder später nach dem Trinken in den Dünndarm gelangten, weiß eigentlich jeder Mensch selbst, der einmal einen starken Durchfall erlebt hat. Was man da an Flüssigkeiten trinkt, rauscht nämlich in unglaublicher Geschwindigkeit durch den gesamten Verdauungstrakt. Der Grund dafür, dass der Dünndarm sofort erreicht wird, ist dabei nicht die Durchfallerkrankung, sondern liegt allein am Trinken auf leeren Magen. Die Durchfallerkrankung sorgt nur dafür, dass die Flüssigkeit auch im Dünn- und Dickdarm nicht verbleibt, sondern direkt zum Darmausgang durchgeleitet wird.

## Zivilisationskost kommt nur häppchenweise in den Dünndarm

Wie geschildert werden hereinkommende Speisen im Korpus des Magens unterhalb des sog. Fundus (Magenkuppel), der ganz oben liegend den Gasausgleich im Magen kontrolliert, schichtweise gelagert. Nach und nach werden immer tiefere Schichten des Nahrungsbreis den von den Magenwänden herkommenden Magensäften (Salzsäure, Pepsin) ausgesetzt. Es setzt sodann von oben nach unten unter Einbeziehung auch des Magenpförtners und des oberen Teils des Dünndarms, des Zwölffingerdarms (Duodenum), eine langsam beginnende und sich immer mehr verstärkende Peristaltik ein, die mit kräftigen konvulsiven Bewegungen des Magens vor dem Magenpförtner mit Macht einen Teil des Nahrungsbreis regelrecht durch die kleine Öfnung in den Zwölffingerdarm spritzt. Dieser Vorgang dauert etwa 20 Sekunden und findet fast genau alle 3 Minuten statt. Bei jedem Akt gibt der Magen dabei nicht mehr als etwa 2 % des gesamten Mageninhalts ab. Durch ihre Arbeit am Nahrungsbrei und durch die hohe Pufferkapazität der Verdauungsenzyme aus Leber und Bauchspeicheldrüse (Pankreas) stammenden Sekrete wird der Nahrungsbrei neutralisiert, sodass er das basische Klima des Zwölffingerdarms nicht stört (Vogel).

Was nicht durch den Pförtner in den Zwölffingerdam gestoßen wurde, wird mit gleichfalls kräftiger Konvulsion des beschriebenen Muskelapparates in das

Zentrum des Magens zurückbefördert. Wenn native Kost auf den bereits vollen Magen verzehrt wird bzw. wenn sie in einer flüssigen Nährlösung in den Magen läuft, vermischt sie sich unweigerlich mit dem den Magen ausfüllenden Nahrungbrei. Sie kann sich allenfalls teilweise an der Schleimhaut der Magenwände entlang am Nahrungbrei vorbeischlängeln. Wenn der Nahrungsbrei durch die geschilderte Peristaltik in Bewegung ist, wird auch eine native Nährlösung zum Bestandteil der gesamten Magenfüllung. Diese kann dann auch erst zusammen mit dem restlichen Nahrungsbrei den Magen verlassen, sobald dieser insgesamt so neutralisiert ist, dass dem Dünndarm keine Schäden drohen.

## Das verheerende Regime des Magens

Wird neue Nahrung auf den noch nicht leeren Magen gegeben, richtet sich das ganze Programm des Magens neu ein. Es ist anders als bei einer Spül- oder Waschmaschine. Wenn ich solche Geräte öffne und ergänzend beschicke, läuft das einmal eingestelle Programm nach dem Wiedereinschalten dort weiter, wo ich es unterbrochen hatte. Der Magen fängt nach weiterer Beschickung mit seinem Programm aber wieder ganz von vorne an, damit die neue Nahrung auch gesäuert wird. Der Magen hat ja mehrere Schutzfunktionen. Er muss u.a. zu große Nahrungsbrocken verkleinern und muss mit seinen aggressiven Säften Schadstoffe entgiften. Wenn man wie bei der nativen Kost mit verflüssigter Nahrung den Magen nur umgeht, muss man natürlich wissen, dass man auf diesen Schutz verzichtet.

Native Nahrung gelangt beim Verzehr auf leeren Magen damit nicht in den eigentlichen Magenraum, in dem sich die in seine Muskulatur eingelagerte Magenschleimhaut mit ihren Drüsen befindet. Sie durchläuft entlang der inneren Kurvatur (Krümmung) des Magens die Magenrinne, die auch Magenstraße genannt wird. Der Magenpförtner hält fein verflüssigte Nahrung nicht auf. Nach der Auskunft der Experten werden mit den Flüssigkeiten auch alle in ihnen verlösten Partikel, die kleiner sind als 3 mm im Durchmesser, durchgelassen. Andere reden von 2 mm oder gar von nur 1 mm. Aus meinen Versuchen halte ich das Maß von 3 mm für richtig, besonders dann, wenn die Partikel in Flüssigkeit etwas aufweichen.

Die Eigenheit des Magens, nach jeder weiteren Nahrungsaufnahme sein volles Programm neu anlaufen zu lassen, ist einer der drei Gründe, weswegen wir bei der vorliegenden Reise die native Kost auf den leeren Magen losgeschickt haben.

Der zweite Grund hat damit zu tun, dass bei leerem Magen zu erwarten ist, dass im Blutstrom kaum Energieträger wie Kohlenhydrate und Aminosäuren schwimmen, weil dies indirekt die zentralnervöse Synthese von Serotonin unmöglich machen würde. Diese Zusammenhänge lassen sich erst bei der Schilderung der Reiseabenteuer der Aminosäuren nach ihrem Übertritt in die Blutbahn verstehen. Wenn wir dort angekommen sind, weise ich noch einmal auf diesen Punkt hin.

Der dritte Grund ist der, dass, wenn ich native Nahrung immer auf den leeren Magen konsumiere, diese nicht der Säure des Magens ausgesetzt wird, die ihre Proteine denaturiert. Theoretisch könnten im Magen schon einmal die Proteine zerlegt werden, denn die Drüsen der Magenwand sondern eiweißspaltende Enzyme, die Pepsine, ab. Der Einsatz der Pepsine ist aber nicht nötig, wenn Nahrung wie die native Kost so vorbereitet ist, dass sie auf dem Schnellweg über die Magenstraße und leicht durch den Magenpförtner in den Dünndarm laufen kann. Denn im Dünndarm findet die Hauptverdauung aller Bestandteile der Nahrung zugleich statt, egal, ob Kohlenhydrate, Eiweiße oder Fette. Im gesunden Dünndarm sind alle dazu erforderlichen Enzyme präsent. Dort macht sich der Darm auch selbst das zur jeweiligen Nahrung passende basische Milieu. Bei geeigneter Nahrungsauswahl und Essweise treffen die körpereigenen Enzyme aus Bauchspeicheldrüse und Leber auf Enzyme aus der aufgenommenen Nahrung. Es ist bekannt, dass beim gesunden jungen Menschen etwa 70 % der Verstoffwechslungsleistung von den in der Nahrung enthaltenden Enzymen erbracht wird, während 30 % dieser Arbeit von den aus der Bauchspeicheldrüse und der Leber kommenden körpereigenen Enzymen geleistet werden. Mit fortschreitendem Alter verschlechtert sich diese Relation allerdings erheblich, weil die körpereigene Produktion der Verdauungssäfte stark abnimmt. Kann es da noch verwundern, dass wir im Alter immer mehr abbauen, wenn die Relation von Nahrungsenzymen zu körpereigenen Enzymen sich auf 90 : 10 verschlechtert hat? Wo kommen wir da nur hin, wenn wir in aller unserer Nahrung die Enzyme vernichten?!

In der Ernährungslehre wird die Meinung vertreten, dass zur Verdauung von Eiweiß der von den Magenwänden ausgeschüttete sog. Intrinsic-Faktor, der im Dünndarm nicht aufscheine, unerlässlich sei. Das kann aber einfach nicht stimmen, weil bei der jetzt schon jahrelangen Nutzung nativer Kost, die den Magen gar nicht beteiligt, gerade die Proteine perfekt verstoffwechselt werden. Denken Sie auch an die seit Jahrzehnten von Sportlern genutzten Eiweißdrinks, die auch unter Umgehung des Magens allein im Dünndarm verstoffwechselt werden (Strunz).

## Denaturierte Proteine werden kaum gespalten

Die Proteine müssen aufgespalten werden, damit sie ihre wertvolle Fracht freigeben und ihre einzelnen Bestandteile im Dünndarm über die Verdauungsschleimhaut verstoffwechselt (metabolisiert), also ins Blut übernommen werden können. Werden sie nicht oder nur unvollständig in sog. Peptide oder Dipeptide gespalten, werden sie entweder fortgespült oder dringen zum Teil auch über die häufig durch Schadwirkung nicht perfekt geschlossene Darmschleimhaut (Darmepithel) ins Blut. Nicht komplett gespalten haben die Proteinbrocken aber keinen Versorgungswert. Unvollständig gespalten müssen sie vielmehr vom Körper mit viel Aufwand als Schlacken beseitigt werden. Das bedeutet Schwerstarbeit für den Körper. Man spricht bei der Eiweißaufnahme von mehr als 75 Gramm am Tag von der Eiweißmast, die einer der wichtigsten Gründe für viele Fehlfunktionen im Körper ist. Wenn über Leber und Nieren regelmäßig die immer wieder auftretenden Eiweißüberschüsse nicht abtransportierbar sind, kann es nicht verwundern, dass unser Körper übersäuert und verschlackt, der doch sonst in der Lage ist, sich selbst aufzuräumen.

Proteinkörper haben, wie schon in der Einführung angesprochen, ausnahmslos die eine oder die andere der naturgesetzlich festliegenden räumlichen Strukturen. Alle Proteine, auch die wir im Körper selbst herstellen, nehmen naturgegeben ganz spezifische Formen an. Wir wissen alle von den ganz besonderen Formen, in denen sich Mineralien kristallisieren. Dass Proteine, die Bausteine des Lebens, aber auch immer eine besondere Gestalt annehmen, macht sich kaum jemand bewusst. Dabei ist das beileibe keine Spielerei der Natur. Die Faltungen der Proteine werden Primär-, Sekundär- und Tertiärstrukturen genannt. Die meisten Enzyme sind, wie man in der Chemie sagt, in ihrer Funktion substratspezifisch. Das bedeutet, dass sie mit ihren reaktiven sog. heißen Zonen nur an besonders beschaffenen Stellen von Proteinen andocken und sie spalten können. Diese Andockstellen finden sie nicht, wenn die Proteine in ihrer äußeren Form verändert, also denaturiert, sind. Oft liest man, dass wir denaturierte Nahrung meiden sollten. Richtig ist daran so viel, dass die Proteine in unserer Nahrung nicht denaturiert sein sollten, wenn wir von ihrem großen Reichtum profitieren wollen. Nicht die Nahrung ist denaturiert, es sind ihre Proteine.

**Eine Übersicht über die wichtigsten Enzyme:**

**Lipasen** verdauen Fette. Körpereigene Lipasen werden von Leber und Gallenblase wie auch von der Bauchspeicheldrüse herkommend über die Vater'sche Papille ins Duodenum eingelassen.

**Proteasen** (Peptidasen, Proteinasen) sind ubiquitär, d. h., sie kommen in allen Geweben und Zellen und den interzellulären Räumen aller Organismen vor. In den Zellen nicht benötigte Proteine oder Reste davon werden in den Lysosomen der Zellen abgebaut. Im Verdauungstrakt besonders wichtig sind die in der Bauchspeicheldrüse (Pankreas) erzeugten Vorstufen für den Aufbau von Proteasen im Dünndarm. Ihnen zu Hilfe kommen funktionsfähige Proteasen aus der Nahrung.

**Chymosin** ist eine spezifisch zur Spaltung von Milcheiweiß bestimmte Protease. Die Zellen der Magenschleimhaut erzeugen ein Vorprotein, das im sauren Milieu des Magens zum aktiven Enzym Chymosin umgebaut wird

**Amylasen** sind Stärke spaltende Enzyme. Gebildet werden Amylasen im Mund und in der Bauchspeicheldrüse. Die Spaltprodukte der Stärke sind Mehrfachzucker (z.B. Haushaltszucker), die im Dünndarm zu Einfachzuckern (z.B. Fruchtzucker, Traubenzucker) zerlegt werden. Sie befinden sich aber in großer Menge auch in den Nahrungspflanzen. Bei guter Verfügbarkeit spalten sie auch das Klebereiweiß (Gluten).

**Cellulase** spaltet Zellulose. Der menschliche Körper kennt keine Cellulasen. Die Industrie setzt aber Cellulase Obst- und Gemüseproukten zu, um eine bessere Verfügbarkeit über den wertvollen Inhalt der Pflanzenzellen zu bewirken.

**Laktase** verdaut Milchzucker. Laktase-Mangel ist die verbreiteteste und bekannteste Form der Kohlenhydrat-Unverträglichkeit. Schätzungen zufolge haben ungefähr 70% der Weltbevölkerung einen Mangel an Laktase.

**Phytase** spaltet Phytinsäure, die zusammen mit ihr in Getreide und Samen vorkommt, wie auch einfache Zucker in Fruktose und Glukose.

**Maltase** verdaut komplexe und einfache Zucker. Maltase spaltet ungenutztes Glykogen in den Muskeln. Es wird u.a. in den Mikrozotten (Mikrovilli) des Verdauungsepithels des Dünndarms gebildet.

**Papain** aus der Papaya und **Bromelain** aus der Ananas sind Nahrungsenzyme, die die Verdaung von Proteinen unterstützen.

Native Nahrung enthält in ihren nicht denaturierten Proteinen auch aus dem natürlichen Aufbau der Pflanzenzellen stammende nahrungseigene Enzyme, die bei der Eiweißspaltung einen wichtigen Beitrag leisten. Ich denke, dass funktionsfähige Enzyme die von ihnen beim Wuchs der Pflanzen aufgebauten Proteinkörper bei der Umkehr ihrer Funktion mit hoher Effektivität in ihre Einzelteile zerlegen. Man muss sich nur vorstellen, dass mit jedem Spaltungsvorgang Mengen neuer Nahrungsenzyme frei werden, die sich darauf verstehen, Proteine zu spalten. Man muss wissen, dass Enzyme nichts sind als Biokatalysatoren. Die wichtige Besonderheit aller Katalysatoren ist aber die, dass sie sich in ihrer Arbeit nicht verbrauchen. Die Annahme, dass die Zerlegung der Proteine bei schnellem Freiwerden von vielen Nahrungsenzymen rasant verläuft, liegt daher nahe. Ich selbst habe an mir und anderen Menschen durch Puls- und Blutdruckmessungen vor und nach dem Verzehr nativer Kost mit in Teilen ganz unterschiedlichen Konsistenzen festgestellt, dass sich beim still sitzenden Menschen nach der Aufnahme der nativen Nahrung Puls und Blutdruck alsbald erhöhten, dass aber – je nach der Zusammensetzung der nativen Nahrung – nach fünfzehn Minuten bis nach einer guten halben Stunde die Ausgangswerte wieder erreicht waren. Ich nehme das als sicheres Zeichen, dass die Verstoffwechslung dieser Nahrung abgeschlossen ist, weil der Dünndarm dann keine intensive Blutversorgung mehr braucht. Wenn ich, was ich versucht habe, die native Kost nur aus fein gemahlenen Pflanzenstoffen aufbaue, endet die Verstoffwechslungstätigkeit deutlich früher, als wenn auch etwas gröbere Teile untergemischt sind.

## Die 48°-Grenze

Die bekannte russische Naturwissenschaftlerin und erfahrene Ärztin Dr. Galina Schatalova, heute schon über 90 Jahre alt, die seinerzeit zuständig war für die gesundheitliche Betreuung der sowjetischen Kosmonauten in Baikonur, nennt die Kraft der Nahrungsenzyme die Fähigkeit zur Selbstverdauung der Nahrung. Die Nahrungsenzyme können dies aber nur leisten, wenn sie nicht im Rahmen der Denaturierung der Proteine zugleich inaktiviert worden sind, was das sichere Ergebnis der Hitzebehandlung der Nahrung mit mehr als 55 ° C ist, aber auch der Behandlung in der Mikrowelle. Die Inaktivierung der Nahrungsenzyme fängt erst mit Temperaturen oberhalb 41° C langsam an. Annähernd komplett erfolgt sie, wenn die Enzyme längere Zeit Temperaturen von mehr als 48 °C ausgesetzt sind. Dies ist daher auch die Obergrenze, die von einer noch kleinen Gruppe innovativer Köche in avantgardistischen Gastronomiebetrieben, z.B. in New York, London, Paris und München („Saf“) streng beachtet wird.

Zu den Beschädigungen der Nahrungsenzyme trägt schließlich auch die Magensäure bei, die mit ihrem Ausgangs-pH-Wert von 1,0 nach der Batteriesäure die stärkste bekannte Säure ist. Eine Kupfermünze wird von solcher Säure in kurzer Zeit aufgelöst. Zwar haben Chemiker festgestellt, dass Denaturierungen von Proteinen durch Säure sich auch schon mal nach der Entfernung der Säure wieder zurückgestellt haben. Das ist aber nicht die Regel. Dabei spielt sicher die Dauer der Säuerung eine Rolle, die im Magen oft recht lang ist.

## Magensäure und Pepsin

In der ernährungswissenschaftlichen Literatur trifft man auf ein ziemliches Durcheinander, wenn man wissen will, welches die Konzentration von Salzsäure und eiweißspaltenden Pepsinen je nach Füllungszustand des Magens ist. Die Frage ist besonders wichtig für den leeren Magen. Immerhin geistert bei vielen Laien die Vorstellung herum, dass der Magen, wenn er nicht laufend zu tun kriegte, sich selbst verdauen könnte. Zwar ist bekannt, dass die Magenwände durch einen wässrigen Schleim vor Angriffen von innen gegen solche Selbstverdauung geschützt sind, ob das aber wirklich reicht, wenn der Magen ständig extrem sauer ist und sich seine Säfte viele Stunden lang nicht abreagieren können, wird bezweifelt.

Tatsächlich wird die Meinung vertreten, dass im unbeschäftigten Magen ein pH-Wert von 1,0 herrsche, der erst mit der allmählichen Füllung auf 2,0 bis 4,0 heraufginge. Da müsste doch jedem, der gelegentlich oder regelmäßig unter Sodbrennen leidet, geraten werden, ständig zu essen! Glücklicherweise ist das der größte Unsinn. Wenn der Magen nämlich nichts zu tun hat, legt er sich regelrecht zusammen zu einem verschrumpelten Schlauch, dessen Wände sich sogar berühren, sodass er nicht einmal einen Hohlraum dazwischen offen lässt. Genau so ist das auch bei der Speiseröhre, die im inaktiven Zustand wie ein Feuerwehrschlauch platt gequetscht ist und kein Hohlkörper. Ist der Magen nicht beschäftigt, stellt er die Produktion seiner Säfte fast ganz ein. Im nüchternen Zustand werden nur etwa 10 Milliliter Magensaft produziert, der aber weder

Salzsäure noch Pepsin beinhaltet. In diesem Zustand ist der Magen insgesamt entweder neutral oder gar leicht alkalisch (Bauer).

Erst die Zivilsationskost, die den Magen füllt, erfordert die Produktion der aggressiven Magensäfte. Nahrung, die den Magen entlang seiner inneren Kurvatur, die Magenrinne oder Magenstraße nur durchläuft, ändert das eher basische Klima des Magens nicht. Wenn wir nicht ständig Nahrung zu uns nehmen, die vor dem Durchlass in den Darm im Magen gesäuert werden muss, können wir das Problem des ungemein häufigen Sodbrennens schon erheblich begrenzen. Je länger die Pausen von einer schweren Mahlzeit zur nächsten sind, desto besser. Laut Statistik leiden derzeit regelmäßig oder zumindest wiederholt mehr als 40 % der Deutschen unter Sodbrennen. Dementsprechend boomt das Geschäft mit den Säureblockern. Ein wenig klüger essen ist die bessere Alternative.

Native Pflanzenkost, wenn sie nüchtern gegessen nicht im Magen liegen bleibt, verliert also auch beim Durchlauf des Magens wie zuvor im Mundraum und in der Speiseröhre nicht die ursprüngliche Struktur ihrer Proteine. Wer dagegen keine Pausen zwischen seinen Mahlzeiten macht und schon wieder isst, bevor die zuletzt gegessene Nahrung den Magen verlassen hat, sorgt ganz sicher für die endgültige Denaturierung aller in seiner Nahrung enthaltenen Proteine.

Jedem Betrachter wird klar sein, dass die Beschädigung der Proteinstrukturen und die zusätzliche Deaktivierung der Nahrungsenzyme schädliche Vorgänge von größter Bedeutung sind. Um zu rekapitulieren: Wir essen Nahrung, die nach der Ernte überbordete mit wertvollen Vitalstoffen, und verderben sie durch Kochen, Backen und Braten, so dass wir die Vitalstoffe nicht verstoffwechseln können!? Wenn ein Unbefangener sich das von außen ansieht, wird er uns doch vorhalten, wir wären ja wohl nicht richtig im Kopf. Weil wir unsere Nahrung auf diese Weise nicht richtig ausnutzen können, verlegen wir uns darauf, immer mehr zu essen. Damit kommen wir aber vom Regen in die Traufe, weil die nicht genutzten Nahrungsbestandteile, unvollkommen oder gar nicht gespalten, bei dem oft vorgeschädigten Darm teilweise doch ins Blut und in die Systeme des Körpers kommen (leaky-gut-syndrome).

Die lange Verweildauer von eiweißreicher und fetter Kost im Magen ist ein Grund dafür, dass ich gegen Ende dieses Kapitels ein wenig auf die Hayesche Trennkost eingehe. Es geht dabei nur um den richtigen Verzehr der Zivilisationskost, denn native Nahrung bleibt, egal ob eiweiß-, fettreich oder nicht, nicht im Magen liegen, sondern wird komplett und recht schnell allein im Dünndarm verstoffwechselt. Die Frage vieler Menschen, die sich dem Aminas-Prinzip nähern, ob sie nicht native Nahrung erst gut einspeicheln müssen, ist damit beantwortet. Man muss nicht. In Flüssigkeit gleich welcher Art muss sie aber gut verlöst werden.

Sehen Sie sich doch einmal – im Kästchen – den Essalltag eines typischen LKW-Fernfahrers an. Er ist keine Ausnahme. Er pflegt im Prinzip genau die Art von erbärmlicher „Hygiene des Verdauungstraktes" des heutigen Durchschnittsbürgers in den westlichen Ländern.

**Der Essalltag eines Fernfahrers:**

Stellen Sie sich einen beleibten Fernfahrer vor, Bediener einer mächtigen Maschine, die er mit leichter Hand kontrolliert. Er will aber ein ganzer Kerl sein und haut daher beim Essen mächtig rein. Morgens, nehmen wir mal an um 7 Uhr, „genießt" er ein großes „amerikanisches" Frühstück mit kross in Fett gebratenem Schinken, Rührei, Würstchen, gebackenen Bohnen und Chips, gefolgt von Weißmehltoast mit Ahornsirup. Welch großartige Kombination! Das macht ihn satt, leider auch ein wenig müde. Aber er ist ja ein Profi und weiß, wie er sich wach hält, vielleicht mit viel Kaffee, Cola-Getränken und der in jeder Tankstelle zu habenden coffeinhaltigen Scho-Ka-Cola. Von Aufputschmitteln will ich nicht reden. Schon nach vier Stunden, wenn er nach der gesetzlichen Regelung in der Arbeitszeitverordnung sowieso runter vom Bock und Pause machen muss, begibt er sich zum reichhaltigen Mittagsmahl. Dazu gehört traditionell ein großes Stück Fleisch, vielleicht das typische Holzfällersteak, ein wenig Gemüse oder Salat, vielleicht stattdessen auch nur eine winzige Salatgarnitur mit „Letscho", und eine gute Portion einer Sättigungsbeilage wie Kartoffeln, Nudeln oder Reis. Das schwere Frühstück wohlgemerkt hätte jetzt eigentlich noch ein paar Stunden gebraucht, bis es den Magen verlassen könnte, hat jetzt aber massige Gesellschaft bekommen, die es mehr oder minder nach seiner eigenen Uhr weiter dort festhält. Irgendwie schafft es unser Fernfahrer, den Tag durchzustehen, ohne am Steuer einzuschlafen. Fühlt er sich nicht so gut, sucht er, durch Snacks, Zwischengerichte oder auch durch Zigaretten in bessere Stimmung zu gelangen. Zum Feierabend fühlt er sich verständlicherweise gestresst und wie erschlagen. Erst macht ihm seine Frau, die ihn ob seines schweren Arbeitstages bedauert, noch einmal ein „richtiges Essen." Dann hängen sich beide in Begleitung von allerlei Knabbereien und diversen Bierchen vor den Fernseher, um sich unterhalten zu lassen.

## Die Alternative zum ständigen Essen

Das wirklich Einfachste ist, jeden Tag gleich am Morgen dem Körper einen guten Stoß mit möglichst vielen der wichtigsten benötigten Mikronährstoffe zu geben und dabei alle möglichen Fehler in der Hygiene des Verdauungstrakts zu vermeiden, indem man als erste Nahrung des Tages eine Portion nativer Kost auf leeren Magen zu sich nimmt. Dies belastet den Magen überhaupt nicht. Wegen ihrer feinen Verteilung auf dem großen Verdauungsepithel des Dünndarms und der gut funktionierenden Selbstverdauung der Nahrung durch die in ihr enthaltenen intakten Nahrungsenzyme wird sie ganz anders als die Zivilisationskost schnell verstoffwechselt und macht den Darm umgehend wieder frei.

## „Ein voller Bauch studiert nicht gern!"

Verzichtet man dann mittags auf stark eiweißhaltige Speisen und begnügt sich mit einer kleinen oder mittleren eher kohlenhydratreichen Mahlzeit, bleibt man wach und konzentriert bei der Arbeit. Für den Arbeitsalltag ist das die einzige sinnvolle Maxime. Wie kann man denn auch so dumm sein, den meist 8-stündigen Arbeitstag in seiner Mitte durch eine schwere Mahlzeit zu unterbrechen, die das Blut aus dem ganzen Körper, auch dem Hirn, abzieht, um erstmal den Darm seine Schwerstarbeit leisten zu lassen?!

Nach spätestens vier Stunden ist, wenn man nichts „zwischendurch" gegessen hat, eine leichte Kost voll verstoffwechselt. Was man dann am Abend an Zivilisationskost aller Art zu sich nimmt, kann ohne Störung durch nachkommende neue Nahrung in den folgenden Stunden die von ihr benötigte Zeit im Magen verbringen und ihn dann neutralisiert in Richtung Dünndarm verlassen. Dass diese späte, meist ausschließlich hitzebehandelte Nahrung oft nicht mehr besonders viele Mikronährstoffe verstoffwechseln lässt, weil Nahrungsenzyme und nicht denaturierte Proteine in ihr fehlen, ist dann nicht so tragisch, wenn tagsüber native Kost und leichte Kost das Regime hatten – besonders native Kost als erste Nahrung am Morgen und optimal native oder allgemein fein gemahlene rohe Kost auch in kleiner Menge als erste Bissen bei jedem Essensbeginn im Verlaufe des Tages. Natürlich auch vor dem ausführlichen Abendmahl.

Diese Trennung zwischen leichter und schwerer Kost hat mit der Trennkost nach Haye oder Atkins nur so viel zu tun, dass bei beiden Ernährungsweisen zu bestimmten Zeiten der Schwerpunkt entweder bei der kohlenhydratreichen Pflanzenkost oder bei fett- und proteinreicher, meist tierischer Nahrung gesetzt wird. Bei der Trennkost nach Haye und Atkins wird dummerweise die proteinreiche Mahlzeit gerade auf den Mittag gelegt und die kohlenhydratreiche Mahlzeit auf den frühen Abend.

Nicht nur die Lehre von der Trennkost, sondern auch all die anderen bekannten Ernährungslehren, angefangen von der Waerland-Kost des schwedischen Naturphilosophen Are Waerland, die „Fit for Life" -Bewegung (Shelton, Tilden, Walker, Diamond), die Forever-Young-Diät von Strunz, die Evers-Diät, die Schnitzer-Kost und die Rohkostlehren von Bircher-Benner, Kollath, Bruker, Wandmaker, Konz, Müller-Burzler, Stocker, Ehret und auch der bedeutenden Gießener Rohkostschule (Leitzmann, Keller, Hahn) kennen nicht den wichtigen Unterschied zwischen nativer Pflanzenkost, die nicht im Magen liegen bleibt, und der erst im Magen landenden Kultur- und Zivilisationskost. Dabei ließe sich das Wissen um den Wert nativer Kost leicht in die meisten dieser in vielen Aspekten doch sehr klugen Lehren integrieren.

## 5. Reisestation: der Magenpförtner (Pylorus)

Der Weg der Nahrung durch den Magenpförtner ist oben bereits beschrieben. Vielen Menschen ist nicht bekannt, dass der Magenpförtner bei richtigem Verlauf des Geschehens im Magen die Nahrung erst durchlässt, wenn sie nach der Bearbeitung in der Magensäure wieder weitgehend neutralisiert worden ist. Es ist unerlässlich, dass der Zwölffingerdarm sein basisches Milieu beibehält. Dringt dort Säure ein, wo sich durch die nach ihrem Entdecker namens Vater genannte Vater'sche Papille die Gallenflüssigkeit von der Leber und das Sekret der Bauchspeicheldrüse in den Zwölffingerdarm ergießen, drohen schwere Schädigungen dieses Gebildes bis hin zu seiner krebsartigen Veränderung.

Diese Zusammenhänge machen deutlich, dass wir einen Fehler machen, wenn wir nicht größere Essenspausen zwischen den Mahlzeiten einhalten. Wenn schon leicht verdauliche Zivilisationskost erst nach vier Stunden Verweildauer im Magen so weit neutralisiert ist, dass sie den Magen verlassen darf, erkennt man den schlimmen Fehler, vor Ablauf dieser Zeit wieder neue Nahrung zu essen. Denn das stürzt den Magen in das durch das beschriebene Magenprogramm zwangsläufig entstehende unlösbare Befehlsdilemma: Noch mit der Neutralisierung befasst, muss er zur Verdauung der neu angekommenen Nahrung die Säureproduktion wieder aufnehmen. Dieser Wahnsinn wird umso größer, wenn man so üppig gegessen hat, dass der Magen voll gedehnt ist. Denn das führt dazu, dass der Magenpförtner sich halb öffnet und Säure den Magen Richtung Dünndarm verlässt. Man sieht, dass wir durch falsche Nahrungsaufnahme in der Lage sind, all die wichtigen Verschlusssysteme, die die Nahrung auf der Reise durch den Körper passiert, fehlerhaft zu bedienen und unserer Gesundheit großen Schaden zuzufügen. Ist einmal durch solches Ungeschick auch der Dünndarm schwer geschädigt, funktioniert an seinem Ende die sog. Iliözalklappe nicht mehr richtig, der nach seinem Entdecker auch Bauhin'sche Klappe genannte Muskelverschluss, der durch Kontraktion den kontrollierten Transport von Stoffen aus dem Dünndarm in den Dickdarm regelt und insbesondere den Rückfluss von Verdauungssäften aus dem Dickdarm in den Dünndarm verhindert. An dieser Stelle macht unser Verdauungsschlauch wirklich dicht wie sonst nur bei Mund und After. Denken Sie nur an die Koli-Bakterien aus dem Dickdarm, deren Gefährlichkeit durch die letztjährige Aufregung um das EHEC-Virus ein aktuelles Thema war. Wir müssen einfach darauf achten, dass die Verdauungsvorgänge kontrolliert immer nur in die von der Natur vorgegebene Richtung von oben nach unten ablaufen!

## Interessante „housekeeper's wave"

Dem Verständnis der Funktionen von Magen und Magenpförtner dient es gewiss, wenn ich der Vollständigkeit halber darauf hinweise, dass es einen Mechanismus gibt, mit dem größere Gegenstände aus dem Körper ausgeschleust werden können, die versehentlich verschluckt worden sind und sich einfach nicht im

Magen verkleinern lassen. Um solche Stücke loszuwerden, veranstalten Magen und Pförtner von Zeit zu Zeit ein großes Aufräumen, bei dem sich der Magenpförtner weit öffnet und auch sehr große Partikel in den Darm entlässt. In deutscher Normalsprache würden wir von einer Ausräumfunktion sprechen oder von einem Großreinemachen des Magens. Die Gastroenterologie spricht von „Riesenkontraktionen in der interdigestiven Phase" (Koletzko). Im Englischen und in der deutschen Sekundärliteratur nennt man dies die „housekeeper's wave."

# 6. Reisestation: der Dünndarm

Der Ablauf der Verstoffwechslung im Dünndarm, also der Aufschließung der Nahrung in ihre Bestandteile und ihre Übergabe durch die Darmschleimhaut an den Blut- und den Lymphkreislauf des Körpers, ist den Wissenschaften eigentlich gut vertraut. Dennoch ist aus den bekannten Umständen eine wichtige Schlussfolgerung abzuleiten, die fast durchweg übersehen wird. Der Grund für dieses Versäumnis ist wieder der, den funktionalen Unterschied zwischen der Verdauung nativer Kost und der Zivilisationskost nicht zu beachten. Der Schaden, der da zu beklagen ist, ist die unzureichende Ernährung der Flora des Dünndarms durch die Aufnahme der Zivilisationskost – ohne wenigstens ein wenig voll ausnutzbare native Kost.

## Versorgung der Darmflora

Wir sind nicht die Einzigen, die über den Dünndarm mit den Inhaltsstoffen aus den Proteinkörpern versorgt werden müssen. In unserem bis zu 6 m langen Dünndarmschlauch von nur 3 cm Durchmesser beherbergen wir sage und schreibe Trillionen von Darmbakterien im Gewicht von unvorstellbaren 1,5 kg. Je tiefer man über den Zwölffingerdarm und den Leerdarm (Jejenum) in den Krummdarm (Ileum) hinabsteigt, desto dichter wird die Besiedlung mit diesen bakterienähnlichen selbständigen Lebewesen, die für uns eine Fülle lebensnotwendiger Funktionen ausüben. Die Trillionen dieser unserer fleißigen Symbionten sind nach heutiger allgemeiner Meinung verantwortlich für den Aufbau von 80 % der Immunantwort unseres Körpers, den Rest besorgt die Milz, die die Medizin früher für ein wertloses Relikt aus der Evolution hielt – ebenso wie fälschlich den Wurmfortsatz (Appendix), der im Falle des Untergangs der Darmflora ihr altes Muster konserviert. Die Darmflora sorgt auf verschlungenen chemischen Wegen, aber höchst zuverlässig, für die Produktion der wichtigen IgA-Immunglobuline, Antiimmunkörper, die über das Lymphsystem und den Blutkreislauf alle Schleimhäute des Körpers erreichen und uns gegen Angriffe durch Pilze, Bakterien und Viren zugleich schützen.

Darmbakterien können ihre wichtige Aufgabe zum Aufbau unseres Immunsystems nicht erfüllen, wenn wir sie durch unsere Nahrung nicht mit den Inhaltsstoffen aus den Proteinkörpern füttern. Die Proteine sind die Bausteine des Lebens ja auch für diese Bakterien. Bei feiner Vermahlung nativer Kost kommen auch genügend gut nutzbare Ballaststoffe dort an, aus denen die Darmbakterien ihrerseits weitere Aminosäuren, auch Hormone und die Antiimmunkörper aufbauen. Beim Verzehr von reiner Zivilisationskost kommen indessen so gut wie gar keine spaltbaren Proteine oder Inhaltsstoffe aus ihnen in den unteren Bereichen des Dünndarms an. Wer also nicht ausreichend auf richtige Weise pflanzlich roh isst, darf sich nicht wundern, dass er sich bei jeder unpassenden Gelegenheit erkältet.

## Frühe Verstoffwechslung auf kurzer Darmstrecke

Der aus der Zivilisationskost im Magen sich bildende Nahrungsbrei wird, wie gesehen, nur im Takt einiger Minuten aus dem Magen in den Dünndarm abgegeben. Im Institut Montignac in Paris („Montignac-Diät") hat man festgestellt, dass solcher Nahrungsbrei bereits fast ganz auf dem ersten Meter des Dünndarms verstoffwechselt wird. Ich muss noch einmal klarmachen: Verstoffwechselt wird nur das perfekt, was in nicht denaturierten Proteinkörpern enthalten ist! Es wird also ohnehin viel zu wenig an Mikronährstoffen frei. Bei der großen Masse unserer freundlichen Darmbakterien im Krumm- und Leerdarm kommen so einfach kaum Aminosäuren und die anderen wichtigen Zuladungen der Proteinkörper an. Sie leiden bittere Not und können uns dann auch nicht wie vorgesehen beim Aufbau der mächtigen Immunantwort helfen, die uns zuverlässig vor Infektionen aller Art und auch dem Aufkommen von Allergien und Lebensmittelunverträglichkeiten schützen kann.

Ich habe bereits berichtet, dass die Verbesserung der Immunantwort bei mir und anderen Nutzern nativer Kost die Anfälligkeit für Infektionen beseitigt hat. Auch eine erste Rückmeldung über eine angeblich komplette Beendigung einer schweren Multiplen Sklerose lässt aufhorchen. Wenn sich einmal die Vermutung bestätigt, dass tatsächlich ein Virus diese schlimme Krankheit auslöst, sollte das überhaupt nicht verwundern. Nach den strengen Regeln der etablierten Wissenschaft dokumentiert ist das natürlich alles nicht. Das heißt aber nicht, dass da nicht doch in tatsächlich großem Umfang Verbesserungen des Gesundheitsstatus einträten! Es lohnt, da die Augen offen zu halten und nicht zu warten, bis vielleicht irgendwann einmal jemand die Millionenbeträge investiert, die nötig sind , um das frei von jedem denkbaren Zweifel zu bestätigen. Bis dahin kann es absolut nicht schaden, einfach auszuprobieren, ob wirklich Hilfe gegeben wird. Eine Kollision mit anderen medizinischen Wegen ist kaum denkbar, weil die Nutzung nativer Kost in diesem Interesse ja nicht anderen therapeutischen Schritten entgegensteht.

Man sollte auch bei der Autoimmunschwäche AIDS, die ja als Viruserkrankung verstanden wird, ohne dass das Virus selbst je gesichtet wurde, genau hinschauen und prüfen, ob native Kost in der Behandlung oder zur Begleitung der Behandlung einen Wert hat. Vielleicht wird dann auch verständlich, wie ein Aidskranker aus Berlin, der wegen ständiger schwerer Durchfälle seine Wohnung nicht mehr verlassen konnte, schon eine Woche nach der Umstellung auf native Kost wieder normalen Stuhlgang hatte und wieder am normalen Leben teilnehmen konnte!

Die Darmflora leistet uns noch einen anderen wichtigen Dienst, bei dem sie gewiss auch eine gute Mikronährstoffversorgung braucht. Sie produziert in großen Mengen Verdauungshormone, also auch das Gewebshormon Serotonin und ebenfalls den Neurotransmitter Serotonin, über den die Informationsweiterleitung über Verdauungsvorgänge aus dem Dünndarm an das zentralnervöse Esskontrollzentrum abgewickelt wird. Auch Obst und Pflanzensäfte sind rohe pflanzliche Kost. Sie durchlaufen auch den gesamten Dünndarm und können für die Darmflora „etwas tun.“ Für sich allein taugen sie indessen nicht als native Kost, weil ihnen die Mindestmenge an Proteinen fehlt, ohne die sich der starke Verstoffwechslungsreiz im Dünndarm nicht einstellt, der erst die Chemotaxis nach den Bausteinen für die Serotoninproduktion auslöst. Obst hat ganz wenige Eiweiße, selbst Bananen, die noch die eiweißreichsten Früchte sind, taugen dafür nicht. Ihr durchschnittlicher Eiweißanteil ist mit 1,5 % viel zu gering.

Bestens geeignet sind Samen von Getreide und getreideähnlichen Gewächsen wie Amaranth und Quinoa. Weizen z.B. hat etwa 12 % Eiweiß, Amaranth und Quinoa sogar etwa 14 % bis 15 %. Dazu gleich mehr.

Meine Erklärung für die Störung des Immunaufbaus durch die bei normaler Zivilisationskost nicht ausreichende Versorgung der Darmflora mit Proteinen stimmt zwar nicht überein mit der vielfach vertretenen Meinung (Müller-Burzler), dass eine „Eiweißverdauungsschwäche" an der Entstehung von Allergien beteiligt sei. Richtig ist zwar wohl, dass die fehlende Versorgung mit Inhaltsstoffen aus den Proteinen der Grund für das Aufkommen der Allergien ist. Ich sehe nur keinen Grund in der Annahme angeblicher höchst individueller Eiweißverdauungsschwächen, wenn die Menschen sämtlich nichts dafür tun, dass die Inhaltsstoffe gut spaltbarer Proteine überhaupt die große Darmflora erreichen. Die ungünstige allgemeine Essweise hat gewiss individuell unterschiedlich starke nachteilige gesundheitliche Wirkungen. Dagegen gibt es keinen Anlass für die Annahme, dass jeder Mensch eine spezifische zu ihm passende Nahrung brauche oder dass jeder Mensch Nahrung anders verdaue. Diese nicht hinreichend plausible, letztlich falsche Verindividualisierung von bei allen Menschen gleichen physiologischen Gegebenheiten und funktionalen Bedürfnissen findet sich auch bei anderen unausgegorenen Lehren über die richtige Ernährung (Blutgruppendiät, heiße und kalte Typen in der TCM, sternkreistypische Nahrung, usw.).

## Granulation der Lebensmittel

Auf die großen Verdauungsflächen des Dünndarms treffen bei pulverfeiner Durchmahlung in Flüssigkeit verlöster nativer Pflanzenkost Oberflächen der kleinen Nahrungspartikel von noch weit größerer Ausdehnung.

Es gibt keine sicheren Angaben darüber, wie groß die Fläche der Verdauungsschleimhaut des Dünndarms ist. Sicher ist, dass sie geradezu riesig ist und nach Schätzungen bis zu 500 Quadratmeter Fläche ausmacht. Das liegt an ihrer Faltung in die nach ihrem Entdecker so genannten Kerckring'schen Falten und die Oberflächenvergrößerung durch Zotten (Villi) und Mikrozotten (Mikrovilli).

Entscheidend für die Größe der sofort zur Verstoffwechslung kommenden Lebensmitteloberflächen ist ihre Partikelgröße. Die nachfolgende Berechnung zeigt, wie diese Oberfläche ausgehend von einem als Kugel angenommenen einzigen kleinen Partikel mit nur 1 mm Durchmesser von nur 3,14 mm² Oberfläche auf sagenhafte 3,14 m² Oberfläche ansteigt, wenn dieser eine Partikel in viele kleine Partikel mit dem Durchmesser von jeweils 1 µm, also einem millionstel Meter, vermahlen wird.

Dies ist nur ein Modell, um die Bedeutung der Verkleinerung der Lebensmittelpatrikel aufzuzeigen. Ganz so klein sind Lebensmittelpartikel normalerweise nicht. So klein kann ja auch niemand mahlen, weder mit den Zähnen noch mit den besten professionellen Mühlen. Die kleinsten Lebensmittelpartikel, die ich kenne, sind Algen, deren Zellen nur 2 µm groß sind. An ihren Inhalt kommen wir auch nur heran, wenn die Zellwände der Algen in einem spezifischen Verfahren enzymatisch künstlich geöffnet sind. Nur am Rande sei vermerkt, dass Algen wohl auch ohne eine solche Behandlung nicht ohne Funktion sind, weil sie mit ihrer Zellhaut Schadstoffe aufnehmen und an die Zelle binden können. Das ist der Entgiftungseffekt nach Dr. Klinghardt, den Dr. Daunderer vom Toxcenter in München allerdings bezweifelt. Hier spielt der Streit keine Rolle.

Für den, der nachrechnen will:
Bei einer Partikelgröße von 1 mm Durchmesser beträgt die Oberfläche bei angenommener Kugelform O (1) = 4 x Pi (=3,14…) x r ² (=0,5 x 0.5) = 3,14… mm².
Das Volumen dieses Partikels beträgt V (1) = 4/3 x Pi (=3,14…) x r³ (=0,5 x 0,5 x0,5 mm) = 0,52 mm³.
Verkleinert man die Partikel so, dass der Durchmesser nur noch 0,1 mm beträgt, ist deren Oberfläche O (2) = 4x Pi (03,14…) x r² (=0,05 x 0,05) = 0,0314 mm², das Volumen aber beträgt V (2) = 4/3 x Pi (=3.14…) x r ³ (=0,05 x 0,05 x 0,05) = 0,00052 mm³.
Das bedeutet, dass tausend der kleineren Partikel von 0,01 mm Durchmesser in dem einen größeren von 0,1 mm Durchmesser verschwinden. Die Summe der Oberflächen dieser 1000 Partikel ist mit 31,425 mm² schon auf das 10fache vergrößert: Summe O (2) = 31,42 mm²
Mahle ich aber 1 Mikrometer (µm) fein, d.h. mit einem Durchmesser von 1 millionstel Meter, was 0,001 mm entspricht, ist die Oberfläche eines dieser Pulverkörner noch O (3) = 4 x Pi (0=3,14) x r² (= 0,0005 x 0.0005) = 0,00000314 mm², das Volumen beträgt dann nur V (3) = 4/3 x Pi (=3.14) x r³ (= 0,0005 x 0,0005 x 0,0005) = 0,00000000052 mm³.

Das bedeutet aber, dass 1 Milliarde dieser extrem kleinen Partikel in das im Vergleich große Einzelteilchen mit 1 mm Durchmesser hineinpassen. Diese Milliarde Teilchen haben aber zusammengerechnet die unglaublich große Oberfläche von 31415 mm², gerundet 314 cm²: Summe O (4) = 3,14 dm²

Mit dem von Experten sehr unterschiedlich angegebenen Beißdruck von 40 bis zu 400 kg an den Backenzähnen des Menschen ist es möglich, pflanzliche Nahrung bis auf etwa 200 µm, also 200 millionstel Meter, herunterzumahlen. Die hochfeine Vermahlung der Pflanzennahrung ist letztlich der Grund dafür, weshalb die uns eng verwandten Gorillas praktisch allein mit ihrer energiearmen, fast reinen Pflanzennahrung so gewaltige starke Körper aufbauen können. Nur wirklich hochfein vermahlene Nahrung kann fast ohne Verlust verstoffwechselt werden. Sind die Partikelkerne unter der Oberfläche noch relativ groß, kommen sie nicht in Berührung mit den Verdauungssäften und werden schließlich durch die Peristalitk des Dünndarms fortgeschwemmt. Es ist, wie wenn man bei einem Dauerlutscher nur kurz die Oberfläche abschlecken würde, um ihn dann wegzuwerfen. Man kann die Verstoffwechslung grober Nahrungspartikel auch vergleichen mit Medizinbällen, die man durch Kanalisationsröhren hindurchpoltern lässt. Da, wo sie zufällig anstoßen, geben sie etwas von ihrer Substanz ab. Der Rest läuft durch. Dies ist wohl der Grund dafür, dass viele Experten raten, nicht zu viel beim Essen zu trinken. Man darf dabei aber nicht vergessen, dass die feine Vermahlung der Lebensmittel viel wichtiger ist und dass es ausreichend Flüssigkeit braucht, damit sie sich in ihr verlöst im ganzen Dünndarm verteilen können.

## Die Pharmaindustrie macht es uns vor

Die Pharmazie kennt die Wirkungen kleiner Mengen an Wirkstoffen, deren Träger extrem fein vermahlen sind und nüchtern aufgenommen werden, schon sehr lange. Wenn man einmal verstanden hat, wie durch die Granulation kleinste Mengen größte Verbesserungen der Verstoffwechslung, eine geradezu komplette Ausnutzung der Wirkstoffe und dementsprechend enorme Wirkungen im Körper auslösen, fragt man sich verwundert, warum die Lebensmittelindustrie nicht auf dasselbe Pferd setzt. Kann es sein, dass Lebensmittelhersteller lieber große Mengen an

Ware verkaufen, selbst auf die Gefahr hin, dass die Menschen sich „überfressen"? Ganz zu Recht titelt die russische Expertin Dr. Galina Schatalova: „Wir fressen uns zu Tode!" Was macht es für einen Sinn, sich mit großen Nahrungsmengen minderer Qualität oder auch nur minderer Ausnutzbarkeit zuzustopfen, wo kleine Mengen roher Kost bei voller Ausnutzung viel mehr leisten?!

Nehmen Sie einmal die Arzneimittel, die als Extrakte aus den Blättern des japanischen Ginkgo-Baumes, auch Tempelbaum genannt, gewonnen werden. Die Blätter enthalten natürliche Wirkstoffe wie Flavonglykoside und Terpenlactone. Was aber ist an diesen Stoffen so ungewöhnlich, dass sie die in Studien wirklich festgestellten positiven Wirkungen von Ginkgo-Produkten auf die Hirnleistung ausüben? Sehen Sie zunächst die Terpenlactone an: Flavone sind Pflanzenfarbstoffe, also sekundäre Pflanzennebenstoffe, die schon in kleinster Menge sehr wirksam sind, z.B. alsRadikalenfänger /Flavonoide). Meist kommen sie als wasserlösliche Glykoside, also seltene Zuckerstoffe vor, wie das bekannte Quercetin, ferner Luteolin, Chrysin, Hesperisin und Haperosid (die Fachbegriffe muss man sich nicht merken). Derzeit bekannt sind gut 300 Flavonoide, bestimmt gibt es viele Tausende mehr. Man findet sie in einer großen Zahl von Pflanzen. Wenn Pflanzenprodukte reiche Farben entwickeln, kann man mit großen Anteilen von Flavonoiden rechnen, aber auch schlichte grüne Pflanzenprodukte wie Algen und eben Baumblätter können gute Lieferanten sein. Interessant ist, dass sie oft zusammen mit den auch als sehr wertvoll eingeschätzten Anthozyanen auftauchen, wie man sie in den offenbar besonders potenten roten Algen namens Astaxanthin findet. Terpenlactone gehören zu den Terpenen, weiteren sekundären Pflanzeninhaltsstoffen, von denen viele Tausende aus allen möglichen Nahrungsstoffen bekannt sind. Durch die extreme Granulation der Partikel der Pflanzen erreicht die Pharmazie eine konzentrierte Wirkung dieser wertvollen Stoffe. Aber warum sollen wir diesen Effekt nicht auch in der Verarbeitung unserer Lebensmittel einsetzen? In Japan ist es seit Jahrtausenden üblich, Teile des Ginkgo-Baums als Lebensmittel zu verzehren. Nimmt man diese aber nicht in roher Form und in ihren Partikeln stärkstens verkleinert auf leeren Magen auf, kann man gewiss nicht mit der vollen Nutzung des Inhalts durch den Körper rechnen. Lebensmittel so intensiv zu nutzen hat gegenüber den Arzneimitteln sogar den Vorteil, dass nicht nur einzelne Wirkungen im Fokus stehen, sondern dass die Erfüllung aller natürlichen Versorgungsbedürfnisse eine gute Funktion von Körper, Geist und Gemüt bewirken. Die Ernährung ist eben ein ganzheitlicher Vorgang. Dazu bedarf es nicht der Auslese von einigen der als besonders wichtig erkannten Pflanzeninhaltsstoffe. Wir brauchen nichts als eine gute Variation in der Auswahl unserer Lebensmittel.

## Hilfe durch Nahrungsenzyme

Die Beispiele mit Lollypop und Medizinbällen für eine unzureichende Ausnutzung der Nahrung treffen nur dann ganz zu, wenn man die Kraft zur Verstoffwechslung durch die Nahrungsenzyme in Gedanken weglässt. Wenn wie bei fein vermahlener roher Kost in großer Menge diese Helfer ans Werk kommen, sieht das Ergebnis der Nutzung der Inhaltsstoffe der Nahrung ganz anders aus. Schließlich verbrauchen sich, wie schon in der Einführung erwähnt, die Enzyme als Biokatalysatoren in ihrer Arbeit nicht. Sie setzen vielmehr aus der Nahrung, die voller gut erhaltener Nahrungsenzyme ist, nur immer mehr dieser phantastischen Helfer frei.

Leider ist nicht erforscht, ob die in der Natur lebenden Primaten tatsächlich alle ihre Pflanzenkost so fein zermahlen. Nach meinen langen Beobachtungen der Essweise in Gefangenschaft gehaltener Affen gehe ich davon aus, dass das nur mit einem – dann aber wichtigen – Anteil so gründlich geschieht. Faulheit, auch Kaufaulheit, ist gewiss nicht nur eine menschliche Schwäche. Aber wilde Primaten zerstören die Enzyme in ihrer Nahrung und auch deren Proteinstrukturen nicht durch Erhitzen, weshalb sie viel effektiver verstoffwechseln als wir mit unserer Zivilisationskost.

## 1g Nahrung hat 1 Million m² Nahrungsmitteloberfläche

Ein gewisser Kern der nativen Nahrung sollte so fein vermahlen sein wie irgend möglich. Bei den Scheingetreiden Amaranth und Quinoa, die ich wegen ihrer mikronährstoffreichen großen Schalenanteile an ihren Samen und wegen des Fehlens des von vielen Menschen nicht vertragenen Klebereiweißes (Gluten) als Basis für die erste industriell gefertigte native Nahrung nach dem Aminas-Prinzip auswählte, lässt sich technisch ein Vermahlungsgrad von immerhin 60 µm erreichen.

Dies ist der Ausgangspunkt für die Frage, wie viele Partikel, der Einfachheit halber Kugeln á 60µm Durchmesser, sich in 1 Gramm Mehl der Scheingetreide Amaranth oder Quinoa befinden und welches die Summe ihrer Oberflächen ist. 60 µm ist der bestmögliche Vermahlungsgrad solcher Samen, der nur bei Nutzung hochprofessioneller pneumatischer Feinmühlen erreicht werden kann, während die besten Steinmühlen maximal auf 180 µm heruntermahlen können, was gerade der Durchschnittsgröße der meisten Pflanzenzellen entspricht.

Die Oberfläche von Kugeln in einem begrenzten Raum nimmt im Grundsatz im gleichen Verhältnis ab, in dem der Durchmesser der Kugeln steigt. Doppelt so große Partikel bedeuten nur die Hälfte der Gesamtoberfläche. Ich gehe aus von einer Dichte von 0,8g/cm³ von Amaranth- oder Quinoasamen. Dabei passen genau 11.052.427 von den kleinen Kugeln in den Raum, der von einer geschlossenen Kugel von 1 g Gewicht ausgefüllt würde. Diese Unzahl von Kügelchen hat aber in der Summe eine Lebensmitteloberfläche von sage und schreibe 1,25 Millionen Quadratmetern. Man muss sich einmal vorstellen, was die so weit aufgebrochenen Lebensmittel auf der Riesenverdauungsfläche des Dünndarms erwartet.

## Hören Sie den Turbo?

Nächst den sofort zur Verstoffwechslung gelangenden superfeinen Mehlen wird auch alle sonstige Nahrung, die mit der Partikelgröße von bis zu 3 mm direkt in den Dünndarm gespült wird, komplett verstoffwechselt. Je stärker das Mehl selbst vermahlen ist, desto deutlicher kommt zum Tragen, dass nach eben diesem „Initialzünder" auch gröbere Strukturen von den Enzymen vollständig metabolisiert werden. Die schnelle Verstoffwechslung der feinen Mehle setzt immer mehr Nahrungsenzyme frei, die sich sogleich auch auf die gröberen Stoffe stürzen und sie explosionsartig in ihre Einzelteile zerlegen.

Der Unterschied dieser Verstoffwechslung zu der Verstoffwechslung der kleinen Nahrungsmengen, die nach dem Durchlauf des Magenprogramms alle 3 Minuten in den Dünndarm eingelassen werden, ist eklatant. Im Vergleich zu solcher gemächlichen Verstoffwechslung ist es beim direkten Einlass fein vermahlener roher Nahrung in den Dünndarm so, wie wenn man bei einem Verbrennungsmotor den Turbo einschaltete. Es ist schade, dass die Verdauungstätigkeit im Dünndarm keine Geräusche macht, denn das würde uns den Unterschied und auch dessen Bedeutung ohne viele Worte deutlich machen. Stellen Sie sich vor, dass die Abgabe einer der üblichen kleinen Portionen des Nahrungsbreis aus dem Magen im obersten Bereich des Dünndarms für ein leichtes Brummen sorgte. Der Durchlauf nativer Kost in den Dünndarm und seine sofortige Verteilung auf seinen riesigen Flächen dagegen würde sofort ein gewaltiges Brausen und Röhren hören lassen, das erst abebbt, wenn alles, was zu dieser Zeit an Nahrung in den Darm gekommen ist, komplett zerlegt und über die Darmschleimhaut an die Systeme des Körpers abgegeben worden ist.

Diese Turbofunktion unseres Verstoffwechslungsorgans Dünndarm ist der erste wichtige Schritt in der Auslösung der körpereigenen zentralnervösen Synthese von Serotonin, weil nur so ein wirklich starkes Verstoffwechslungssignal an den Chemosensoren des Dünndarms entsteht. Wenn nicht nur rohe Mehle, sondern auch etwas größere rohe Partikel, die den Magenpförtner passieren konnten, zu verstoffwechseln sind, wird das große Signal länger aufrechterhalten. Das ist nach dem Aminas-Prinzip für die Einrichtung einer sog. Chemotaxis nach den Bausteinen für Serotonin sehr vorteilhaft. Ich will da aber hier nicht weiter vorgreifen. Diese Geschichte wird erst in der Schilderung der zweiten Reise durch den Körper erzählt, wo es eingehend um den Aufbau von Serotonin geht.

## „Rein roh" wird oft nicht vertragen

Nach der großen Gießener Rohkoststudie von 1994 (Leitzmann) gelten auch solche pflanzliche Zutaten als roh, die ausschließlich zum Zwecke der Trocknung kurzfristig auch höheren Temperaturen ausgesetzt waren. Die Verwendung solcher auch hitzebehandelter roher Pflanzenstoffe zusammen mit anderen, die gar nicht oder kaum erhitzt wurden, bringt den Vorteil der besseren Verträglichkeit für viele Menschen. Wie schon kurz angesprochen, sind sehr viele moderne Menschen nämlich der reinen, rohen Pflanzenkost weitgehend entwöhnt. Es macht Sinn, sie eher langsam wieder an den großen Wert nativer, also richtig vermahlener Pflanzenkost heranzuführen, als sie mit zu viel reiner Rohkost auf einmal zu überfordern. Wie man jemand langsam an Rohkost heranführen kann, hat Dr. Johann Georg Schnitzer gezeigt, der mit seiner Urkost schon seit über sechzig Jahren in Serie Diabetes und Bluthochdruck ohne Medikamente heilt und deshalb natürlich heftig von der orthodoxen Medizin angegriffen wird.

Schließlich kommen bei der Verwendung von ausschließlich nicht hitzebehandelter roher Pflanzenkost auch zu viele pflanzliche Fraßgifte, wie Phytinsäure und Saponine, in den Körper, die durch Hitzebehandlung geschwächt werden. Das sind dosisabhängige Gifte, mit denen sich die Pflanzen gegen ihre Fressfeinde schützen. Phytinsäure wandelt sich im Darm um in Phytate, die vom Körper selbst benötigte Mineralstoffe binden. Zu viel davon aufzunehmen, verursacht Schäden. Wie immer macht auch hier die Dosis das Gift. Das Gleiche gilt für die Saponine, die in größerer Menge die Darmwände reizen, in geringer Menge aber wertvolle Funktionen im Körper auslösen wie die Hilfe beim Aufbau der Membran menschlicher Körperzellen.

Es kann keine Frage geben, dass die extrem feine Vermahlung in Verbindung mit der Arbeit der funktionsfähigen Nahrungsenzyme eine Ausnutzung der nativen Nahrung ermöglicht, wie es sie bei der Zivilisationskost nie geben kann. Die Vorstellung mancher Rohkostler, dass rohe Pflanzenkost generell gut wäre und hitzebehandelte nur schädlich sei, beruht auf einer falschen homozentristischen Grundauffassung. Die Pflanzen sind uns nicht von Natur aus wohlgesonnen. Wie sollten sie das denn auch sein, wo wir nichts im Sinn haben, als sie zu zerstören, um uns ihren wertvollen Inhalt einzuverleiben. Da Pflanzen als Art überleben „wollen", haben sie Mechanismen erfunden, ihre Fraßfeinde fernzuhalten. Wenn wir auf der anderen Seite alle pflanzliche Nahrung „totkochen" und sie dann noch ausgiebig in der Magensäure baden lassen, haben wir zwar die meisten Pflanzengifte ganz neutralisiert, aber die besondere Qualität natürlicher roher Nahrung vernichtet. Wie wohl meistens liegt die Wahrheit in der Mitte.

Erst wenn man diese Größenordnungen erkennt, kann man realisieren, welch unglaublicher Fehler es ist, dass wir Menschen uns entschlossen haben, ganz auf die feine Vermahlung unserer Pflanzenkost zu verzichten bzw. sie, soweit wir sie fein gemahlen haben, ausschließlich in durch Kochen, Backen und Braten verarbeiteter Form zu genießen. Wir essen ja keine Pflanzenmehle, die für uns gut sind, sondern verzehren nur gebackene und gekochte Mehlspeisen von einem für unsere Gesundheit kaum vorhandenen Wert. Wir hätten diesen Fehler als Art sicherlich nicht überlebt und wären verhungert, wenn wir nicht parallel die energiereichere fleischliche Nahrung für uns entdeckt gehabt hätten. Diese kommt nach der Beherrschung des Feuers und der Erfindung des Kochtopfs aber fast ausnahmslos nur in ihren Proteinen denaturiert in unseren Körper und kann auch nicht annähernd so gut aufgeschlossen werden wie die hochfein gemahlene rohe Pflanzennahrung.

## Chemosensoren im Dünndarm

Es ist beliebt geworden, darüber zu reden, wir hätten ein Bauchgehirn. Schon immer sprachen Menschen davon, dass sie ein Bauchgefühl hätten, und verlegten in Gedanken einen Teil ihrer Intelligenz in den Bauchraum, wie sie auch den Sitz ihrer Gefühle oder ihrer „Seele“ gern ins Herz verlegten. Scherzbolde erklären gern, dass sie das richtige Gefühl „im Urin“ hätten.

Richtig ist das natürlich alles nicht. Aber eine entscheidend neue Information gibt es aus der Anatomie und der Physiologie. In unserem Dünndarm befinden sich Abermillionen von Chemosensoren, die die Ankunft von Kohlenhydraten erkennen und über eine regelrechte Standleitung an das zentralnervöse Esszentrum im Hypothalamus melden. Lange wusste man nichts von dieser Signaleinrichtung in unserem Darm. Das große Lehrbuch der Physiologie von Schmidt-Thews erwähnte sie erstmals im Jahre 1995. Heute kennt man sie genau und hat die sackartigen batterieähnlichen Gebilde, die auf der Dünndarmschleimhaut überall neben den Verdauungszellen sitzen, schon mit dem Elektronenmikroskop fotografiert.

Vollends erforscht sind die Bedingungen der Entstehung des Verdauungssignals an den Chemorezeptoren des Dünndarms noch nicht. Ich kann nur ahnen, dass die Entstehung des Signals und seine Stärke nicht nur eine chemische, sondern auch eine mechanisch-motorische Komponente haben. In meinen Selbstversuchen – keine sichere Grundlage natürlich – habe ich den Eindruck gewonnen, dass neben superfein vermahlenen Mehlen ergänzende, etwas gröbere Konsistenzen, etwa bis zu drei Millimetern im Durchmesser wie bei gequetschten Samen von Getreide oder Scheingetreide, eine Verstärkung des Signals bewirken. Erstaunlicherweise hat ein Nutzer der von mir entwickelten Aminas® Vitalkost, ein Chemiker, dieselbe Beobachtung gemacht und dies – leider ohne weitere Begründung – im Internet veröffentlicht. Dass auch etwas gröbere Strukturen bei nativer Kost besser verstoffwechselt werden als bei herkömmlicher hitzebehandelter Kost, liegt an der von Frau Dr. Schatalova so genannten Selbstverdauung enzymreicher Nahrung. Bei den Titinen, den größten bekannten Proteinen, sind es allein bis zu 30.000 Aminosäurenmoleküle aus einem einzigen Titinkörperchen. Wenn man berücksichtigt, dass ein solches inhaltsvolles Teilchen ein Molgewicht von 3000 kDA (Kilodalton) hat und das in 300 myg, also 300 tausendstel Milligramm, umrechnet, erkennt man, dass 3 Titine ein Gewicht von knapp einem Milligramm haben. Das heißt, dass 1000 Titine mal gerade 1 Gramm wiegen bzw. 1 Gramm von solchem Protein an die 30 Millionen einzelner Aminosäuresequenzen enthält! Der Anschaulichkeit halber sind bei dieser Rechnung die in den Titinen auch enthaltenen Vitamine, Mineralstoffe und Nebenstoffe nicht berücksichtigt. Wichtig ist auch hier zu sehen, mit welchen geringen Massen, aber unvorstellbar großen Mengen an Vitalstoffsequenzen, unsere Versorgung vonstatten geht.

Es gibt über das dargestellte Sensorium im Dünndarm hinaus noch eine Unzahl von weiteren Nervenzellen in der Darmschleimhaut. Diese Zellen sollen in ihrem Aufbau sehr den Nervenzellen im Gehirn gleichen. Jede zehnte Zelle im Darm soll eine solche Zelle sein. Wenn das stimmt, haben wir im Dünndarm kaum weniger Nervenzellen als im Gehirn. Ihre Aufgaben sind noch nicht voll bekannt, vermutlich sind sie beteiligt an der Verbindung zwischen den von der großen Dünndarmflora neben den Immunantikörpern auch hervorgebrachten Gewebshormonen und Transmittern wie Serotonin, Dopamin, Cholezystokinin und anderen im Gehirn entsprechenden Neurotransmittern. Ein Bauchgehirn ist das aber dennoch nicht. Dafür fehlt die Komplexität der Verschaltungen. Auch wenn es schier unglaublich ist, welch ungeheure neuronale Vorgänge sich da abspielen, ganz sicher ist der Dünndarm nicht ein Sitz unserer Intelligenz. Meines Erachtens sind da dem Autor Uwe Knop, der in unsere Eingeweide eine „kulinarische Körperintelligenz" hineingeheimnist, die Pferde durchgegangen. Sein Buch „Hunger & Lust", in dem er mit den falschen und sich zudem ständig widersprechenden, immer neuen, oft läppischen wissenschaftlichen Studien über den Wert von Nahrung und Nahrungsbestandteilen abrechnet, ist dennoch außerordentlich lesenswert.

## Der ganze Körper profitiert

Die Erfahrung jetzt schon einiger Jahre mit der nativen Kost lässt mich annehmen, dass dieses kleine Stück zusätzlicher Nahrung auch zu einer besseren Versorgung aller Zellen des menschlichen Körpers beiträgt.

Bevor man sich dem Thema nähert, glaubt man diese Zahlen kaum: Jede unserer 100 Billionen Körperzellen hält in sich gefangen durchschnittlich 1.500 Verbrennungskammern (Mitochondrien), Gehirnzellen gar 12.000 davon. Das sind zusammengerechnet 100 Trillionen Mitochondrien. Diese sind eigentlich auch Bakterien, die entwicklungsgeschichtlich einmal eigenständige Lebewesen waren, aber von unseren eigenen Körperzellen (Eukaryonten) eingefangen wurden und seither für den Aufbau unserer Körperenergie sorgen, während wir im Gegenzug ihre Versorgung mit Sauerstoff, Nähr- und Vitalstoffen sichern. Der Prozess der Herstellung der in der Einführung schon erwähnten Körperenergie ATP, der Chemikalie Adenosintriphosphat, benötigt, wie gesagt, über 40 verschiedene Ausgangsstoffe, die wir in unserer Nahrung finden. Zudem entstehen bei diesen Vorgängen ständig große Mengen an freien Radikalen, die wir nur mit ausreichender Zufuhr von Radikalenfängern, die auch direkt oder indirekt aus unserer Nahrung kommen, in Schach halten können. Die Körperzellen haben für die Erfüllung ihrer Aufgaben eine Vielzahl von Einrichtungen vom Zellkern bis zu einem ganzen Trupp von Organellen mit vielerlei Funktionen wie, z.B., die Lysosomen, Ribosomen, Golgi-Apparate und ER-Systeme, deren Namen man sich als Laie allerdings nicht unbedingt zu merken braucht.

## Täglich werden 70 kg ATP produziert

Bei der Herstellung von ATP werden zwangsläufig große Mengen sog. reaktiver Sauerstoffspezies (engl. *reactive oxygen species*, ROS) gebildet, meist als freie Radikale bezeichnet. Man hat berechnet, dass der Durchschnittsmensch am Tag 70 kg ATP in den Mitochondrien zur Entstehung bringt (Runow), die allerdings alsbald nach der Entstehung verbraucht werden. Wenn man diese Größenordnung weiß, versteht man auch, wie wichtig es ist, dass die in diesem Prozess entstehenden großen Mengen freier Radikale abgefangen werden und keine Schäden anrichten.

## Lebensnotwendige Radikalenfänger

Die freien Radikale werden im Idealfall sämtlich von körpereigenen Fresszellen (Makrophagen) des Immunsystems abgefangen. Denn innerhalb der Zellen dieser „Gesundheitspolizisten“ unseres Körpers werden eingedrungene Krankheitserreger und auch alle anderen störenden Substanzen vernichtet. Wenn freie

Radikale nicht durch Radikalenfänger, die Antioxidantien, in Schach gehalten werden, zerstören sie das Erbgut der Körperzellen und insbesondere das ohne Schutz eines Zellkerns offen in der Zelle liegende Erbgut der Mitochondrien. Die mit gut erhaltender Nahrung in großen Mengen in den Körper gelangenden Antioxidantien zerlegen die freien Radikale in unschädliches Wasser und Kohlendioxid. Überschüssige freie Radikale, wie sie sich besonders bei entzündlichen Erkrankungen im Blut befinden, zerstören beim Rheumatiker die Gelenkstrukturen und bei der Multiplen Sklerose die sog. Myelinscheide, eine Schutzhaut der Nervenbahnen, und bei der Colitis Ulcerosa (Darmgeschwür) die Schleimhaut von Mastdarm und Dickdarm (Mayr und Eichhorn). Diese entzündlichen Prozesse verbrauchen Unmengen an Antioxidantien. Ihre verstärkte Zuführung mit der Nahrung ist daher von großem Wert. Dagegen sind besonders schädlich: überlanges Sonnenbaden, Ozon-, Smog- und Schwermetallbelastungen, viele Medikamente wie insbesondere die Antibabypille und alle Antibiotika, exzessiver Sport und – last not least – das Inhalationsrauchen.

> Rauchen tötet wirklich! Bei Mayr und Eichhorn (Gesunde Ernährung bei Rheuma) findet sich folgende Information: 1 Zug aus einer Zigarette überflutet die Lunge mit 100 Billionen freier Radikale!

Die wichtigsten freien Radikale sind Wasserstoffperoxid ($H^2O^2$) und das in großen Konzentrationen besonders gefährliche Stickstoffmonoxid (NO). Unser Körper kommt bei guter Versorgung mit Mikronährstoffen diesen Schadstoffen mit Radikalenfängern gut bei. Diese Radikalenfänger kommen in beträchtlicher Fülle mit gut metabolisierter vitalstoffreicher Ernährung zum Zuge. Dazu gehören u.a. Vitamine, vor allem B 12 – der stärkste Radikalenfänger unter den Vitaminen – B 1,B 2,B 6. C, D, E, ferner Mineralstoffe wie Magnesium, Kalium, Zink und Kupfer, aber auch Hormone wie insbesondere Melatonin und Vitamin D 3. Die sog. mitochondriale Medizin arbeitet bei in der Atemluft feststellbarer Überhöhung der Stickstoffmonoxid-Konzentration mit Präparaten, die diese Radikalenfänger enthalten, regelmäßig in hoher Konzentration. Wie anders auch sollte man die durch zu viel freie Radikale entstehenden Störungen auch beseitigen? Gewiss nicht durch Medikamente.

Die Zurückhaltung beim Konsum vitalstoffarmer oder vitalstoffentleerter Nahrung wie Fast Food, Pommes Frites, Burger, Pizza und alle anderen nur

„leere Kalorien" enthaltenen Nährstoffe wie Kuchen, Torten, Toast, aber auch Brötchen und Brot, ist eine erste Hilfe. An Stelle dieser ungünstigen Nahrung muss eine ausgewogene Ernährung treten, bei der allerdings die in ihr vorhandenen gut erhaltenen Vitalstoffe auch richtig ausgenutzt werden. Da ist die vitalstoffgeladene native Kost der beste Garant für das Gelingen. Schon bei einer täglich einmaligen guten Versorgung mit nativer Kost verkraftet man dann auch mindere Qualität der weiteren am Tage verzehrten Nahrung.

Gut konservierte oder frische Gewürze sind übrigens ganz großartige Quellen für die natürlichen Radikalenfänger: Knoblauch, Ingwer, Kardamon, Rosmarin, Thymian, Majoran, Basilikum („holy basil"), Petersilie usw. sind unverzichtbare Bestandteile einer gesunden Küche. Um ihre wertvollen Inhaltsstoffe nicht zu beschädigen, dürfen sie nicht zu stark und zu lange erhitzt werden. Man kann sie auch beim Kochen und Braten recht spät hinzugeben. Von sehr langlebigen Völkern wie den Abchasen, Jakuten und Armeniern ist zu hören, dass sie ihre Speisen regelmäßig reichlich mit fein gemahlenen oder gehackten Kräutern versehen! Gewürze sind eben nicht nur dazu da, das Essen „lecker" zu machen. Interessant ist auch die Beobachtung, die der Fernsehmoderator Markus Lanz auf seinen Grönlandreisen machte. Die Inuit essen regelmäßig die dort spärlichen wachsenden Kräuter und auch Blütenköpfe, die im Sommer bis in den hohen Norden hinein zu finden sind. Sie zerkauen sie aber ebenso fein wie das sonst nur wilde Primaten mit ihrer Pflanzenkost tun. Im Winter essen sie sie getrocknet und gemahlen. Ganz so dumm scheinen wir Menschen von Hause aus also doch nicht zu sein.

## Radikalenfänger Melatonin

Das wichtige Schlafhormon Melatonin wird von vielen Forschern auch als der wichtigste Radikalenfänger angesehen. Wenn man das realisiert, versteht man auch die Wichtigkeit, regelmäßig für den zentralnervösen Aufbau von Serotonin zu sorgen. Melatonin baut sich nämlich aus Serotonin auf, innerhalb des Gehirns in der Zirbeldrüse, im Körper im Gewebe und durch die fleißigen Darmbakterien. Das Gehirn als anteilig größter Verbraucher der Körperenergie ATP ist –mit den dargestellten durchnittlich 12.000 Mitochondrien in jeder der bis auf 1 Billion geschätzten Gehirnzellen auch der größte Hersteller der aggressiven freien Radikale. Neben den schon im Ansatz mitgeteilten unvorstellbar weiten Aufgaben von Serotonin in unserem zentralnervösen System ist es dann auch noch unverzichtbar als Hauptbaustein für den Aufbau von Melatonin.

## Feinere Haut

Ich hatte schon in der Einführung darauf hingewiesen, dass sehr bald nach der Umstellung auf die native Kost die Haut sichtbar verbessert wird. Nach einiger Zeit verliert sich zudem auch dort überflüssige Hornhaut, wo sie früher so dick wucherte, dass sie regelmäßig abgehobelt werden musste. Ich konnte vor ein paar Jahren meine Tochter Olivia überzeugen, doch auf die native Kost umzustellen, weil sie mich im Garten mit nackten Füßen herumspringen sah und erkannte, dass ich ganz von selbst all die früheren kräftigen Hornhautschichten an den Füßen verloren hatte.

## Erneuerung der Körperzellen

Die menschliche Oberhaut erneuert sich insgesamt alle 2 Monate (die Schleimhaut des Dünndarms alle 3 Wochen). Wenn schon nach wenigen Wochen durch die native Kost der Zellaufbau der Haut verbessert wird, ist das ein Zeichen, dass die Zellen im ganzen Körper von den Inhaltsstoffen dieser Kost erreicht werden. Bei der Verbesserung der Haut geht es sicherlich auch um die Mineralstoffe, ohne die kein guter Zellaufbau möglich ist. Wenn man bedenkt, was schon wenige Gramm nativer Nahrung bei hochfeiner Vermahlung an Lebensmitteloberfläche aufweisen, kann man sich vorstellen, dass schon wenige Gramm dieser Nahrung viele Billionen voll verstoffwechselter Moleküle bedeuten, die den Körperzellen bei ihrem Ab- und Aufbau behilflich sind.

| Die Erneuerung aller Teile des menschlichen Körpers (Durchschnittswerte): | |
|---|---|
| Darmflora | 3 Wochen |
| Darmschleimhaut | 3 Wochen |
| Rote Blutkörperchen | 1 Monat |
| Weiße Blutkörperchen | 2 Monate |
| Haut | 2 Monate |
| Leber | 8 Monate |
| Lunge | 2 Jahre |
| Herz | 2 Jahre |
| Knorpel | 3 Jahre |
| Knochen | 4 Jahre |
| Nerven | 5 Jahre |
| Zahnschmelz | nicht |

Ich bin übrigens der Erste, der feststellte, dass sich auch Altersflecken verflüchtigen. Ich hatte einen pfennigroßen braunen Fleck unter dem linken Auge, der einfach verschwand wie viele kleinere, die ich auf den Handrücken hatte – allerdings erst nach einigen Jahren nach der Umstellung. Inzwischen berichten immer mehr Nutzer nativer Kost von dem Verlust von Altersflecken. Diese Wirkungen sind nicht so exakt bewiesen, wie das rechtlich für eine definitive Wirkbehauptung nach dem Gesetz verlangt wird. Aber hinschauen und sehen, ob es klappt, ist sicher lohnenswert. Denn ganz offensichtlich gehen die Vitalstoffe aus der nativen Nahrung wirklich durch alle Zellen des Körpers und richten einen guten Normalzustand her.

## Kalorienzählen: seltsame Ermittlung des Energiebedarfs

Wenn man zusätzlich zur üblichen Nahrung einmal am Tag auf den leeren Magen einen einzigen Esslöffel fein gemahlener nativer Kost zu sich nimmt, muss man sich mit der akribischen Berechnung des ohnehin schwer ermittelbaren Gesamtbedarfs des Tages an allen benötigten Nähr- und Vitalstoffen nicht befassen. Natürlich muss man an Masse mehr essen als diese relativ kleine Menge besonders gut ausgenutzter Nahrung, und ganz gewiss ist es erforderlich, auch bei dem, was man dann noch isst, auf die Ausgewogenheit zu achten. Zum Verständnis dafür, dass die kleine tägliche Ration an nativer Kost wirklich die unglaublichen gesundheitlichen Vorteile vermittelt, von denen ich spreche, ist es aber wichtig und zumindest interessant, einmal zu betrachten, wie so ein Tagesbedarf an für den Aufbau unserer Körpernergie benötigten Energieträgern und begleitender Mikronährstoffe ermittelt wird.

Wenn man diesen Bedarf errechnen will, stößt man bei der herkömmlichen Ernährungslehre aber auf eine mächtige Wand. Dort zählt man nämlich noch immer Kalorien. Es gibt amtliche und halbamtliche Tabellen darüber, welche Mengen an Kalorien wir zu uns nehmen müssen, um gut ernährt und in Schuss zu sein. Kaum jemand bezweifelt ihre Authentizität und Richtigkeit. Aber sehen Sie sich einmal an, wie überhaupt ermittelt wird, wie viele Kalorien unsere Nahrung hat. Der Brennwert der Nahrungsprobe wird bestimmt durch die bei seiner Verbrennung gemessene Wärme. Hierzu wird in einen mit temperiertem Wasser gefüllten Behälter eine „Bombe" genannte Vorrichtung eingelassen, in der unter hohem Luftdruck die Nahrungsprobe durch einen Lichtbogen gezündet wird. Aus dem Temperaturanstieg im Bombenkalorimeter schließt man auf den Brennwert. In der Ernährungslehre (Schlieper) geht man davon aus, dass wir durch nicht perfekte Resorption und durch den Umbau von Nährstoffen, z.B. Aminosäuren in Kohlenhydrate, in den Körperzellen 12 % an Energieverlusten haben, also nur 88 % des kalorischen Werts nutzen.

Das Vorgehen ist unbeschadet dieser Einschränkung aber im Kern unsinnig. Die Gewinnung unserer Körperenergie ATP in der Atmungskette der Mitochondrien braucht viele Vitalstoffe. Nur wenn sie mit der Nahrung über den Dünndarm ins Blut kommen, können die auf dem Teller liegenden, in den Kohlenhydraten, Eiweißen und Fetten schlummernden chemisch-physikalischen Energiepotentiale überhaupt zur Gewinnung unserer Körperenergie genutzt werden. Bei vitalstoffleerer Kost oder wenn die Vitalstoffe nicht verstoffwechselt werden, „zählen" selbst große Kalorienmengen nicht. Wenn nämlich die biologischen Teilnehmer bei der großen Atmungskette in den Mitochondrien nicht zu den dorthin verbrachten Energieträgern (Kohlenhydrate, Aminosäuren, Fette) kommen, gelingt der Aufbau von ATP nicht. Wir müssen wegkommen von dem Schluss von der äußeren Verbrennung der Energieträger zur alleinigen Beachtung des Maßes an ATP, das aus ihnen und den vielen Zusatzstoffen gewonnen wird. Denn wir leben nicht vom Ergebnis einer offenen heißen Verbrennung, sondern von einer kalten chemischen Verbrennung.

Hans-Ulrich Grimm („Die Kalorienlüge“) berichtet von den mit ihren Herden die afrikanische Savanne durchstreifenden, über 2 m großen gertenschlanken Massai, dass sie im Sommer täglich bis zu 20.000 Kcal an Nahrung zu sich nehmen, aber kein Gramm an Gewicht zulegen. Die zitierte russische Wissenschaftlerin Dr. Galina Schatalova unternahm mit ihren Studenten einen 500-km-Gewaltmarsch unter kontrollierten Bedingungen, bei dem die Teilnehmer täglich nicht mehr als 400 Kcal mit der Nahrung zu sich nahmen. Keiner nahm ab, einige nahmen sogar zu. Die Korrelation Kalorienzahl zu Gewichtsvermehrung oder Gewichtsabnahme stimmt einfach nicht. Dr. Schatalova gibt an, dass wir alle, auch bei starker geistiger oder körperlicher Inanspruchnahme, regelmäßig mit 240 bis 400 Kalorien auskämen. Bei Nutzung wenigstens eines Teils an nativer Kost kann ich mir das tatsächlich vorstellen.

Wenn ich nur von mir selber ausgehe, weiß ich längst um die „Kalorienlüge.“ Morgens esse ich zusammen mit nur minimalen Begleitstoffen meinen einen Löffel nativer Kost. Den ganzen Tag über esse ich meist nichts, um am Abend dann – ohne jede weitere Nahrung – mich nach etwas fein zerkleinerter oder gemahlender Rohkost vorweg über eine gute Portion lecker zubereiteter Nahrung herzumachen. Früher wurde das Mahl mit zwei Gläsern Rotwein oder einer Maß Bier begleitet, seit einiger Zeit verzichte ich darauf. Viel mehr als 1200 Kcal nehme ich damit nicht auf, nehme dabei aber weder zu noch ab. Da ich täglich hoch konzentriert 8 – 10 Stunden oder länger meine Arbeit tue und mich auch viel bewege und körperlich fordere, müsste ich nach herkömmlicher Vorstellung täglich mehr als 2500 Kalorien zu mir nehmen oder an Gewicht verlieren. Die alten Erkenntnisse sind aber einfach falsch! Ich nehme nicht ab, nehme aber auch mit meinen 71 Jahren unter gezieltem Körpertraining noch an Kraft zu.

Was ist denn mit der großen Menge der Aminosäuren in den Proteinen, die wir nicht oder nicht richtig verstoffwechseln können, weil sie durch Hitzebehandlung oder Säuerung im Magen denaturiert sind, sodass unsere körpereigenen Enzyme sie nicht aufspalten können, während zugleich die Nahrungsenzyme in der Hitze inaktiviert wurden? Wenn wir sie zur Berechnung des Tagesbedarfs gar nicht hinzuziehen, entsteht gleich ein ganz anderes Bild! Aber wie viel genau wir von unserer Nahrung wirklich heutzutage nutzen, weiß niemand genau.

Ebenso ungewiss ist der wirkliche Bedarf an Vitaminen und den anderen Vitalstoffen. Sie sind in beachtlichen Mengen in die Proteinkörper eingeschlossen und werden ohne enzymatische Aufschließung im Durchlauf des Verdauungstrakts nicht befreit. Auch wird nichts davon genutzt, wenn wir Gemüse, Salate und Pilze nicht so essen, dass ihre Zellulose- und Chitinpanzer aufgebrochen werden. Es ist auch verkehrt, blind Vitamine und Mineralstoffe ohne Rücksicht auf ihr Zusammenwirken in der auf dem Papier benötigten Menge isoliert zu verzehren oder in Pillenform einzunehmen. Viele dieser Stoffe wirken nur im Verbund miteinander. Selbst wenn ich Mengen davon auf die falsche Weise zu mir nehme, habe ich keinen oder nur einen ungewisssen Vorteil davon.

Die klassische Ernährungslehre misst den Bedarf an Kalorien und Wertstoffen aus der Nahrung ohne Rücksicht auf die Art des Verzehrs und die Vorbehandlung der Nahrung wirklich einfach an dem, was auf den Teller kommt. Das ist eindeutig falsch. Damit wird nur ohne Rücksicht auf den Grad der Ausnutzung angegeben, was tatsächlich geerntet wird und bei uns zum Verzehr kommt. Viel weniger davon, das aber voll ausgenutzt wird, gibt dem Körper deutlich mehr. Immer mehr ist zu hören, dass Menschen weit älter werden, wenn sie regelmäßig weniger essen als allgemein üblich. Wie vorteilhaft ist es erst, wenn man so wenig isst, aber regelmäßig das Richtige und das auf die richtige Weise!

Jeder hat gewiss davon gehört, dass es Menschen wie die Rikscha-Kulis in Kalkutta gibt, die gesund und stark sind und bleiben, obwohl – oder gerade weil? – sie nur eine Handvoll ungeschälten Reis am Tag zu essen kriegen. Oder denken Sie an John Steinbecks berühmte Novelle „Tortilla Flat“. Kaum ein Leser oder Rezensent wollte glauben, dass Steinbecks Schilderung der dörflichen mexikanischen Gesellschaft wahr ist, in der sich die Menschen fast ausschließlich mit dem Konsum von Bohnen gesund hielten.

## Body-Mass-Index von relativem Wert

Ebenso wenig wie das Maß der Temperaturerhöhung bei äußerer Verbrennung zuverlässig angibt, welche Menge an Energieträgern der Mensch täglich braucht, ist auch die heute Usus gewordene Ermittlung des gesunden Körpergewichts durch den Body Mass Index (BMI) von Wert. Nach der Formel „kg an Körpergewicht geteilt durch Länge des Körpers im Quadrat (kg/m²)" errechnet sich für jeden Menschen eine eigene Relation. Beispielsweise hatte ich mit meinen früheren 107 kg Körpergewicht und 187 cm Körpergröße einen BMI von 30,6. Das entspricht auch in meinem Alter von 71 Jahren einer Fettsucht 1. Grades. Nachdem ich vor zweieinhalb Jahren mit der strikten Regel, nie mehr zwischen den geplanten Mahlzeiten Nahrung aufzunehmen, auf 78 kg herunterkam, hatte ich mit einem BMI von 22,3 schon ein leichtes Untergewicht. Mein Bauchumfang hatte sich von 115 cm auf 95 cm verringert. Dann aber griff ich mein früheres Rudertraining wieder auf und trainierte – vorwiegend mit Gewichten – auch gezielt meine Muskulatur. Seither wiege ich konstant 84 kg, was einem BMI von 24 entspricht, der gerade an der Untergrenze dessen ist, was die Ernährungslehre normal nennt. Mein Bauchumfang hat sich aber auf 90 cm reduziert und wird wohl mit der Zeit noch weiter schrumpfen. Schon meine wechselnden Werte zeigen, dass ohne die Berücksichtigung des Anteils der Muskulatur am Gesamtgewicht kein vernünftiges Ergebnis herauskommt. Muskeln wiegen eben sehr viel mehr als Fett. Was meinen Sie, wie der BMI von Vitali Klitschko bei 2,02 m Körperlänge und 112 kg zu bemessen und zu klassifizieren ist? Hier die Tabellen nach dem Ernährungsbericht der Deutschen Gesellschaft für Ernährung, Ernährungsbericht 1992:

| Alter | BMI |
|---|---|
| 19-24 Jahre | 19-24 |
| 25-34 Jahre | 20-25 |
| 35-44 Jahre | 21-26 |
| 45-54 Jahre | 22-27 |
| 55-64 Jahre | 23-28 |
| >64 Jahre | 24-29 |

| **Klassifikation** | **m** | **w** |
| --- | --- | --- |
| Untergewicht | <20 | <19 |
| Normalgewicht | 20-25 | 19-24 |
| Übergewicht | 25-30 | 24-30 |
| Adipositas | 30-40 | 30-40 |
| massive Adipositas | >40 | >40 |

Die Auflösung für den BMI von Vitali Klitschko ist, dass er nach den Vorgaben der DGE mit einem BMI von 27,45 deutlich als übergewichtig einzustufen ist. Ein besserer Indikator für eine gesunde Verteilung des Körpergewichts ist der Bauchumfang. Der ist bei Klitschko ganz offensichtlich nicht groß.

## Lebensmittelmatrix und Zell-Zell-Kommunikation

Die isolierte Einbringung der Inhaltsstoffe der Nahrung ist beileibe nicht vom selben Wert wie der Verzehr der Nahrung selbst. In einer grundlegenden Betrachtung hat die Technische Universität Kaiserslautern, Fachbereich Chemie, am 13.3.2006 folgende Erklärung veröffentlicht, die deutlich macht, dass unsere Nahrung nicht als Summe von Bausteinen funktioniert, sondern erst in ihrem ganzheitlichen Zusammenwirken:

*„Lebensmittel sind in der Regel sehr komplex zusammengesetzt, so dass ein in Frage stehender Inhaltsstoff jeweils den Einflussmöglichkeiten zahlreicher anderer Stoffe ausgesetzt ist. Diese können beispielsweise in der Beeinflussung der Freisetzung und Resorption eines Stoffes sowie in anderen Wechselwirkungen mit Lebensmittelinhaltsstoffen bestehen. Dadurch kann sich insbesondere die Bioverfügbarkeit bzw. die Wirkung des Inhaltsstoffes verändern. So zeigen viele Beispiele, dass Wechselwirkungen zwischen Stoffen zu verminderter Bioverfügbarkeit und verminderter Wirkung führen können. Ebenso kann aber auch in bestimmten Fällen die Bioverfügbarkeit gefördert und die Wirkung gesteigert werden. Des Weiteren können Lebensmittelinhaltsstoffe auch die Metabolisierung (Verstoffwechslung) und Ausscheidung eines Stoffes und damit seine Wirkung beeinflussen, z.B. durch Aktivierung oder Inaktivierung*

*von körpereigenen Enzymen oder Enzymen der Darmflora. Bei gleichartigem Wirkungsprofil können auch additive bzw. überadditive Effekte verschiedener Inhaltsstoffe zum Tragen kommen.“*

Erst im Verbund miteinander zeigen sich die Wirkungen der Inhaltsbestandteile der Pflanzen. Mayr und Eichhorn machen das sehr schön deutlich mit dem Hinweis, dass die Pflanzen wegen ihrer Bindung an ihren jeweiligen Standort keiner auf sie zukommenden Gefahr ausweichen können. In der Evolution haben sie daher ein reiches Repertoir an Anpassungs- und Abwehrstoffen entwickelt, die unglaublich vielfältigen sog. sekundären Pflanzeninhaltsstoffe. Wir tun gut daran, uns unter diesen Schutzschirm zu stellen.

## Photonisches „Leuchten" auf Quantenebene

Niemand kennt die vielen Wechselwirkungen zwischen den unterschiedlichen Bestandteilen der Nahrung in der Zeit des Aufbaus der Pflanzen wie auch in der Zeit ihrer Metabolisierung im Verdauungstrakt und ihres Einsatzes in den Zellen des Körpers und in den Zellzwischenräumen. Es lässt sich annehmen, dass dies auch mit der Zell-Zell-Kommunikation (ZZK) zu tun hat. Denn unsere Körperzellen tauschen Informationen und Stoffe untereinander aus. Auf Zellebene hat man sogar drei verschiedene Kommunikationsebenen ausfindig gemacht, über undurchlässige Zell-Zell-Verbindungen, sog. adhäsive Verbindungen und über sog. Gap Junctions kommunizierende Verbindungen. Die Zellen übermitteln untereinander neben elektrischen Signalen insbesondere Lichtphotonen. Diese Photonen als die schnellsten bekannten Übertragungswege für Informationen – sie nutzen die Lichtgeschwindigkeit – machen verständlich, wie sich alle Körperzellen zu jeder Zeit in die Aufgaben des Gesamtorganismus einfügen können. Unsere Körperzellen sind auf diesem Wege so in alle Vorgänge im Körper eingebunden wie vergleichbar, wenn auch noch nicht verstanden, die Tausende von einzelnen Tieren in Ameisen- und Termitenstaaten. Auch das Schwarmverhalten von Tieren, das eine großartige Regie zeigt, aber den Regisseur nicht sichtbar macht, gehört wohl hierher. Im großen Zellverbund von Lebewesen sind ja von einer zur anderen alle einzelnen Zellen miteinander verbunden. Informationen, die eine Zelle erreichen, können durch die

Kommunikation mit Lichtgeschwindigkeit praktisch zeitgleich an alle anderen Zellen des Körpers gehen, wenn nicht besondere Strukturen die Übertragung kanalisieren. Bei den staatsbildenden Insekten wird dies in ihren Körpern nicht anders ablaufen. Dass sie aber alle auf zentrale Kommandos hören, wird sie wohl durch ihre Pheromone, spezifische Geruchsstoffe, erreichen. So können Lebewesen auch ohne ein kompliziertes zentralnervöses Organ einen hohen Organisationsgrad all ihrer Teile erreichen.

Eine sehr wichtige Rolle sollen in der ZZK die Carotinoide spielen, nicht aber isoliert, sondern innerhalb eines mit endlos vielen Komponenten arbeitenden Systems (Daubrawa). Niemand, der auf gute Versorgung aus ist, muss sich diese Dinge merken. Es lohnt aber, einen ersten Eindruck davon mitzunehmen, welch ungewöhnliche Dinge sich da sekündlich in uns abspielen, die unsere Versorgung und damit unsere ganze Existenz betreffen.

Der Pionier der „biophotonischen Regulationsdiagnostik“, Professor F.A. Popp aus Mönchengladbach, hat schon vor Jahren bei einer Überprüfung der ersten Sorten der von mir entwickelten Aminas® Vitalkost das Leuchten des Lebens auf der Ebene der Zell-Zell-Kommunikation festgestellt. Für mich war interessant, so bestätigt zu bekommen, dass die Konservierung durch die herkömmliche Trocknung und das Vermahlen der Pflanzenstoffe dieser Nahrung also nicht „das Leben“ nimmt.

Nebenbei bemerkt: Kann nicht die photonische Informationsübertragung, die mit Lichtgeschwindigkeit alle Zellen des Körpers durchdringen kann, der Grund dafür sein, dass die Homöopathie gerade mit den höchsten Potenzen, d.h. Isolierung der Einzelinformation auf ein unvorstellbares Minimum, die größten Wirkungen ausübt?

## Die Matrix des Lebens

Die auf den Physiker und Nobelpreisträger Erwin Schrödinger zurückgehende ganzheitliche Sichtweise in der Einschätzung des Wertes unserer Nahrung ist inzwischen in der Ernährungswissenschaft die weit vorherrschende Meinung geworden. Unser Leben hängt nicht einfach von der Versorgung mit in den Lebensmitteln zu findenden Bausteinen ab, sondern von der Einbringung von Lebensmitteln mit dieser wertvollen Zuladung in ihrer Ganzheit. So wie sie natürlich entstanden sind, können wir sie auch am besten verstoffwechseln. Auch Vitamine, die zusammen mit ihrer Umgebung aus der Zeit ihres Aufwuchses in den Körper kommen, haben weit bessere Wirkungen als isolierte oder gar künstlich hergestellte. Ein Lebensmittel als „lebende" Nahrung allein trägt in sich die Matrix des Lebens. Ergänzungen durch isolierte Bausteine können natürlich dennoch ihre Berechtigung haben, sicher wirken sie nur dann ganzheitlich, wenn sie in sich die Matrix des Lebens nicht zerstört haben.

## 7. Reisestation: Der Dickdarm

Die beiden Teilnehmer dieser ersten Reise, Zivilisationskost und native Nahrung, sind nach dem Durchlauf des Dünndarms beide nicht mehr existent.Ich verfolge hier nur noch kurz den Weg ihrer Reste, die durch den Dickdarm bis zum Rektum und zum Darmausgang geleitet werden. Auch über die Dickdarmwand gehen mit dem Wasser, das dem dort angekommenen Rest an Nahrung entzogen und in das Lymph- und Blutgefäßsystem gegeben wird, Nähr- und Vitalstoffe in den Körper. Wie zu lesen ist, stellen die dortigen fleißigen Bakterien sogar Aminosäuren her. Diese Bakterien profitieren sehr von den Zellstoffresten der fein vermahlenen nativen Kost. Mit ganzen geschlossenen Zellen werden sie nicht gut fertig, wohl aber mit den fein gemahlenen kleinen Zellulosepartikeln aus der nativen Nahrung. Sie hat auch da Vorteile, die die Zivilisationskost nicht hat.

### Der saubere Stuhl

Eine letzte Wahrnehmung macht der Mensch am Ende der langen Reise seiner Nahrung durch den Körper. Der ausgeschiedene Kot riecht entweder stark oder auch nicht. Am Ende eines meiner ersten Vorträge über das AMINAS-Prinzip in Strasshof an der Nordbahn bei Wien im Jahre 2007 vor einer beachtlichen Zahl von Zuhörern, die die Vorzüge der nativen Kost schon weitgehend kannten, meldete sich ein Teilnehmer und fragte, ob die anderen nicht auch bemerkt hätten, dass ihr Stuhl nach der kleinen Umstellung ihrer Ernährung auf einen morgendlichen Löffel nativer Nahrung nicht mehr stark rieche. Die anderen Teilnehmer und ich sahen uns nur verdutzt an und konnten uns gegenseitig nur bestätigen, dass das stimmte. Aber über so schmutzige Dinge wie die Verdauung und besonders das, was davon übrig bleibt, spricht der feine Mensch ja nicht so gerne. Tatsächlich kann man feststellen, dass diese Umstellung oft dazu führt, dass der Stuhl gut geformt, aber weich ist und wie von einem feuchten Film umgeben zu sein scheint. Das zeigt sich weitgehend unabhängig davon, was man nach dem morgendlichen Verzehr des einen Löffels der nativen Kost im Verlauf des Tages sonst noch gegessen oder getrunken hat.

Louis Kuhne (1835 – 1901) schreibt in „Die neue Heilwissenschaft" über den Stuhl:

*„Normal ist eine Verdauung dann, wenn die Exkremente als eine hellbraune, weiche, kompakte Masse erscheinen, die, mit einer Schleimschicht überzogen, noch deutlich die Schlüpfrigkeit der verschiedenen Säfte des Körpers aufweist. Wurstförmig müssen sie den Körper verlassen, und zwar so, dass eine Verunreinigung des Körpers ausgeschlossen ist. Wir beobachten bei allen gesunden Tieren denselben Vorgang. Genau so muss es auch bei gesunden Menschen der Fall sein. Der Schluss des Mastdarms ist so vorzüglich eingerichtet, dass er die Exkremente einer normalen Verdauung ohne Verunreinigung ausscheidet. Das Klosettpapier ist eine Errungenschaft der kranken Menschheit. Gesunde Landbevölkerung braucht dasselbe nicht. Ferner dürfen die Exkremente niemals einen widerlichen, abstoßenden Geruch haben."*

Und wo stehen wir da heute? Die meisten von uns quälen sich ihr Leben lang mit Verdauungsbeschwerden herum. Jede zweite Frau nimmt ständig Abführmittel ein. Gut geformter „gesunder", nicht stinkender Stuhl ist in unserer Welt doch die Ausnahme!

## Fazit am Ende der 1. Reise

Wenn einer eine Reise tut, dann kann er was erzählen, sagt der Volksmund. Am Ende der Reise der nativen Kost und der Zivilisationskost durch den menschlichen Verdauungstrakt kann man sich nur die Augen reiben und sich fragen, ob das wirklich Realität ist, was die beiden Reiseteilnehmer da erlebt haben,

- die von uns faulen Müllern nur unzulänglich betriebene Mühle im Mund (unsere Mahlzähne) und die nicht fein genug vermahlenen Essensbrocken, die wir durch die Schlundschnürer hinunterwürgen und die dann in der Speisröhre faulen und Säure aufsteigen lassen,
- den prallgefüllten Magen, der sich nicht zeitig entleeren kann, weil die einmal aufgenommene Nahrung sich mit zu früh gegessener neuer Nahrung mischt,
- die wegen der Überfüllung des Magens halb offen stehenden Verschlüsse des Magens, seines Zugangs (Cardia) mit Reflux in die Speiseröhre und des Ausgangs (Pylorus) mit Säureangriff auf die Vater'sche Papille im Zwölffingerdarm,
- die Überschwemmung der Riesenflächen des ganzen Dünndarms mit der wässrigen Nährlösung aus der pulverfein vermahlenen nativen Pflanzenkost und die rasante Zerlegung der nicht denaturierten Proteinkörper durch körpereigene und Nahrungsenzyme,
- das Hungerleiden der in Krumm- und Leerdarm wohnenden Trillionen von Bakterien, die aus der reinen Zivilisationskost einfach keine Mikronährstoffe abkriegen, und ihre fleißige Arbeit in der Herstellung von Abwehrkörpern nach proteinreicher Ernährung mit nativer Kost,
- die Signalisation der Ankunft von Kohlenhydraten auf dem Dünndarmepithel durch Abermillionen von kleinen Chemosensoren, und die nervliche Weiterleitung dieses Verdauungssignals über das parasympathische Nervensystem,
- den Auf- und Abzug der Heerscharen von weißen Blutkörperchen zum Dünndarm, die Verdauungsleukozytose, und
- die sorgfältige Aufbereitung des Stuhls zu nicht stinkenden, quasi in Folie verpackten, gut geformten Teilen.

# Zweite Entdeckungsreise: das Aminas-Prinzip

Wir haben jetzt neue Reisewege und –ziele und neue Reiseteilnehmer. Die Zivilisationsnahrung, besonders soweit es sich um in den Proteinen denaturierte Zivilisationskost ohne funktionsfähige Enzyme gehandelt hat, hat auf der 1. Reise außer mächtig viel Kalorien, vorwiegend aus Zuckerstoffen und Fetten, wenig Nutzen gebracht und viele Schäden verursacht.

Die feine native Kost dagegen hat, ohne dem Menschen bei ihrem Besuch je zu schaden, sich in Erfüllung ihrer Bestimmung für die Entstehung einer aus ihr erwachsenen reichen Nachkommenschaft an Nähr- und Vitalstoffen im Darmepithel aufgeopfert. Diese Mikronährstoffe gehen jetzt auf die neue Reise. Sie stillen als Erstes den Hunger der darbenden Dünndarmflora. Im Übrigen gelangen sie in die Blutbahn und ins Lymphsystem. Dort gehen sie unvorstellbar weite Wege. Sie werden über die zehntausend Kilometer langen Arterien und Kapillaren des Körpers bis in die letzten Körperzellen und in die interzellulären Räume verfrachtet und unterstützen dort den kontinuierlichen Ab- und Aufbau der Zellen. Was nicht sofort in diesen Prozessen verbraucht wird, wird (vermutlich) in den sog. Golgi-Apparaten der Zellen erfasst und katalogisiert und bildet ein jederzeit abrufbares Depot.

Der einmalige Durchlauf durch dieses Wahnsinnssystem an Bluttransport dauert übrigens gerade mal 2 Minuten! Für die Kohlenhydrate unter ihnen und die meisten Aminosäuren geht die Reise der Mikronährstoffe in die Verbrennungskammern unserer Körperzellen, wo sie unsere Körperenergie aufbauen. Andere von ihnen, besondere Vitalstoffe wie Vitamin C, die zu den Radikalenfängern gehören, räumen in den Körperzellen die Gefährdungspotenziale aus diesem Verbrennungsprozess, die freien Radikale, aus dem Weg und schützen die Zellen des Körpers und in ihnen das ungeschützte Erbgut der Mitochondrien damit vor schweren Schäden.

Mit der Herstellung einer guten Lebensstimmung des Menschen durch die zentralnervöse Bereitstellung des Wohlfühlhormons Serotonin findet diese Reise und die ganze Geschichte ihr glückliches Ende. Aber sehen Sie selbst.

## Körpereigene Synthese von Serotonin

Wie gesagt, findet sich normalerweise reichlich Serotonin im Körper außerhalb des Gehirns. Selten, dass es dort knapp ist. Eher ist ein Überangebot – beim Serotoninsyndrom – ein Problem, besonders wenn dies in der Lunge auftritt (Lungenemphysem). Aus der Blutbahn kann das Serotoninmolekül nicht ins Hirnwasser eindringen, weil die Blut-Hirn-Schranke, diese Gewebeschicht, die das ganze Hirn umhüllt, versorgt und schützt, große Moleküle wie Serotonin nicht durchdringen lässt. Das Gehirn ist ja nicht wie der Körper durchblutet. Es schwimmt im Gehirnwasser, dem Liquor, dessen Hauptfunktion es ist, das Gehirn vor Stößen zu schützen und die Gehirnzellen zu ernähren. Dass Serotonin nicht ungehindert vom Körper aus ins Hirn kann, macht Sinn. Denn wenn das hochpotente Serotonin im ZNS beliebig verfügbar wäre, würden wir regelrecht durchdrehen. Schließlich ist sehr gut bekannt, dass Serotonin als Schlüsselhormon den Einsatz anderer Hormone maßgeblich beeinflusst, insbesondere des stark aktivierenden Glückshormons Dopamin. Die Natur hat da durch die Verknappung von Serotonin einen Riegel vorgeschoben, damit wir „auf dem Teppich bleiben".

Da Serotonin im Gehirn durch die beim gesunden Menschen intakte Blut-Hirn-Schranke völlig getrennt ist vom Serotonin im restlichen Körper, gibt es auch nur eine Möglichkeit, die zentralnervöse Serotoninmenge zu messen, nämlich durch Entnahme und Analyse des Liquors, der Flüssigkeit, in der das Gehirn schwimmt. In der Praxis werden immer wieder Rückschlüsse auf den zerebralen Serotoninspiegel gezogen aus den Serotoninwerten im Blut, im Urin oder in der Tränenflüssigkeit. Das kostet viel Geld, ist aber unsinnig.

## Missbrauchsmöglichkeiten beim Drogenkonsum

Bekannt ist, dass Drogen wie Heroin, Kokain, aber auch Nikotin und Alkohol zu einer starken Ausschüttung von Serotonin führen, das dann später fehlt und zum Stimmungsabfall und Schlimmerem führt. Bei den harten Drogen hat die massive Ausschüttung von Serotonin eine große Freisetzung von Dopamin mit den von den Abhängigen erwünschten großartigen Gefühlen von Glück und Macht zur

Folge. Es ist zwar nicht zu erkennen, wie der naturgemäße körpereigene Aufbau von Serotonin dem Menschen jemals schaden könnte, weil der Körper seinen Einsatz ja perfekt steuert. Gegen den Missbrauch selbst der allernatürlichsten Funktionen unseres Körpers gibt es aber kein Mittel der Abwehr. Ich verstehe nichts von Drogen, warne aber auf den Rat Dritter davor, die verbesserte Verfügung über Serotonin zur Verstärkung der Wirkung harter Drogen zu missbrauchen. Denn den immer höheren Gefühlen folgt der umso tiefere Abstieg.

## Wilden Primaten fehlt nichts

Beim Menschen sind viele Störungen bekannt, die von einer Unterversorgung mit dem Schlüsselhormon Serotonin herrühren. Aber nie hat jemand berichtet, dass es so etwas bei wild lebenden Primaten auch gebe. Dabei ist bekannt, dass Affen in der Gefangenschaft auch mentale Störungen entwickeln können, in der Natur dagegen so gut wie nie. Überhaupt kennen wilde Primaten aus unserer nahen Verwandtschaft keinen Dauerkopfschmerz, Spannungskopfschmerz, Migräne, Fibromyalgie, Burnout, Restless-Leg-Syndrom, Autismus, AD(H)S, Zwangsstörungen, Panikattacken, Phobien, Manien oder gar den Selbsttötungsdrang. Das muss uns doch eigentlich zu denken geben!

**Es gibt keine fetten Adler!** Die Lebewesen in freier Natur, die sich ausnahmslos artgerecht ernähren und nicht willkürlich ihre Nahrungsauswahl ändern, haben ganz wenig Probleme mit Krankheiten. Während Menschen sich regelmäßig mit fast 500 verschiedenen Krankheiten herumschlagen – bei den Krankenkassen sind an die 40.000 verschiedene Krankheiten registriert – kennen Tiere in freier Wildbahn im Durchschnitt mal gerade ein oder zwei Dutzend Krankheiten. Hans-Ulrich Grimm (Die Kalorienlüge) sagt dazu: *„Man hat noch nie einen dicken Löwen oder einen fetten Adler gesehen!“*

## L-Tryptophan fehlt nur im Gehirn

Hauptbaustein für Serotonin ist, wie gesagt, die essenzielle Aminosäure L-Tryptophan, von der im Körper außerhalb des Gehirns am Tag durchschnittlich fast 10 mg gebraucht werden. An ihm ist auch bei einer nicht so guten Ernährung kaum jemals ein Mangel, weil es reichlich in Fleisch, aber ausreichend auch in den meisten Pflanzenprodukten enthalten ist. Daher gibt es auch kaum Mangelerscheinungen wegen Fehlens des Gewebehormons Serotonin, das vorwiegend im Darmtrakt, in den Blutplättchen und in den Lungenbläschen gebraucht wird.

## Transportwege ins Gehirn

L-Tryptophan ist ebenso wie Serotonin zu sperrig, um direkt die Blut-Hirn-Schranke überwinden zu können. Anders als Serotonin hat es aber die Möglichkeit, über spezifische chemische Transportsysteme (carrier) die Blut-Hirn-Schranke zu durchdringen.

Ein Zwischenschritt vor dem endgültigen Aufbau von Serotonin aus L-Tryptophan ist das 5-Hydroxytryptophan (5-HTP), zu dem später mehr zu sagen sein wird, weil es von der Orthomolekularmedizin (gr. orthos = richtig) gern als den arzneilichen Wiederaufnahmehemmern ähnliche Hilfe eingesetzt wird, wenn sich Serotonin einfach nicht körpereigen aufbauen will (Römmler).

## Tryptophan-Barriere

Die Synthese von Serotonin im Stammhirn scheitert auch nicht an der Bereitstellung der vielen Bau- und Begleitstoffe von den Vitaminen bis zu den Mineralstoffen. Aber bei der Besetzung der Plätze in den Transportsystemen durch die Blut-Hirn-Schranke in das Gehirnwasser gibt es ein Riesenproblem: L-Tryptophan hat als Molekül – nach Flemmer wegen seiner leichten Anbindung an das Eiweißmolekül Albumin – eine für die Besetzung der Transportsysteme ungünstige räumliche Struktur. Es ist, wie man sagt, sterisch gehindert. Das hat zur Folge, dass es in Gegenwart anderer Aminosäuren, die auch im Hirn gebraucht und von ihm angefordert werden, immer unterliegt, solange sie nur in der Nähe sind. Die Konkurrenten sind fünf verzweigtkettige oder aromatische Aminosäuren, wie z.B. Phenylalanin, die Hauptkomponente für den Aufbau des Glückshormons Dopamin.

Die 20 essentiellen Aminosäuren sind im Einzelnen: Alanin, Asparagin, Asparaginsäure, Cystein, Glutamin, Glutaminsäure, Glycin, Histidin, Leucin, Lysin, Methionin, Phenylalanin, Prolin, Serin, Threonin, Tryptophan, Tyrosin und Valin.

Leucin, Isoleucin und Valin werden wegen ihrer verzweigten Molekülstruktur auch verzweigtkettige Aminosäuren (Branched Chain Amino Acids –BCAA) genannt. Sie und die aromatischen Aminosäuren Phenylalanin, Tyopsin und eben L-Tryptophan haben einen gemeinsamen Transportweg durch die Blut-Hirn-Schranke.

Ganz offensichtlich haben sich die Primaten bis hin zur Entstehung des Menschen aus ihren Reihen gut entwickelt, ohne dass sie ständig an der zerebralen Unterversorgung mit Serotonin gelitten hätten. Probleme durch die zentralnervöse Unterversorgung mit Serotonin, wie wir Menschen sie sich mit dem Verzicht auf artgerechte native Nahrung angelacht haben, hätte die große Klasse der Primaten wohl über die Millionen Jahre der Evolution nicht durchgestanden. Aber das ist ohnehin Theorie. Wenn man sieht, wie verschwenderisch die Natur mit dem Lebenselixier Serotonin umgeht, kann man nur folgern, dass sie fest davon ausging, dass davon immer genügend vorhanden war. Wie sonst hätte sie diesem einen Stoff so viele lebenswichtige Funktionen zusprechen können? Wie sonst wäre sie auf die Idee gekommen, in der Nacht nach dem Einschlafen (dank der Wirkung des Wach- und Schlafkontrollhormons Serotonin) dem Menschen sein Serotonin zu rauben, um daraus das dann wichtige Schlafhormon Melatonin aufzubauen, das den Menschen erst tiefer in den Schlaf hineinzieht!? Wie konnte sie es diesem Botenstoff fast allein überlassen, unerwünschten Stress durch das Aufschaukeln der Stresshormone CDH, Cortisol, Adrenalin und Noradrenalin herunterzufahren? Es gibt darauf nur eine Antwort: Serotonin war immer im Überfluss da, bis wir es selbst verknappt haben!

Wenn das so ist, muss L-Tryptophan es auch immer leicht gehabt haben, ins Gehirn einzudringen. Und das ist im Ergebnis auch nachzuvollziehen. Der einzige einfache Weg dazu ist es, dass die Konkurrenten von L-Tryptophan regelmäßig oder jedenfalls immer wieder mal aus dem Felde geschlagen wurden, so dass sie es nicht an der Besetzung der Transportplätze durch die Blut-Hirn-Schranke hindern konnten. Das musste nicht alle paar Stunden sein, aber spätestens alle zwei bis drei Tage. Serotonin hat ja die Halbwertzeit (halftime) von 21 Stunden. Spätestens am dritten Tag ohne Serotoninsynthese geht es dem Wesen, das ohne es auskommen muss, schlecht. Der eine fühlt sich dann einfach nicht wohl, steht morgens mit dem falschen Fuß auf und ist unleidlich, während der andere einen Migräne- oder Depressionsschub oder eine Panikattacke kriegt, die ihn völlig aus der Bahn werfen.

## Verbrauch der konkurrierenden Aminosäuren

Stellt sich also die Frage: Wie kriegt man die Konkurrenten von L-Tryptophan weg von der Blut-Hirn-Schranke? Die Antwort ist: indem man die Strebung nach dem Serotoninaufbau in eine Zeit legt, in der sich gar keine Aminosäuren in der Blutbahn befinden. Dies ist die Zeit des leeren Magens, genau die Zeit, in der sich durch den Verzehr nativer Kost im Dünndarm das starke Verstoffwechslungssignal entwickelt, das nach dem Aufbau des Esskontrollhormons Serotonin verlangt.

Ich selbst habe die Meute der Nachahmer der von mir zur Umsetzung dieses Vorgangs entwickelten Aminas® Vitalkost unabsichtlich in die Irre geführt, indem ich in der Darlegung des Aminas-Prinzips größten Wert darauf legte, sicherzustellen, dass die native Kost nur in einer kleinen Mahlzeit verzehrt werden sollte. Wie in der Einführung bereits geschildert, ging ich ja davon aus, dass genau die Mikronährstoffe, die das starke Verstoffwechslungssignal auslösen, auch die Bausteine wären, die ihren Weg ins Stammhirn nehmen müssten, um dort Serotonin aufzubauen. Bis auf L-Tryptophan, das programmgemäß im Hirn immer knapp gehalten ist, finden sich normalerweise alle Bausteine in den Depots der Zellen des Gehirns und in den interzellulären Räumen. Aber auch L-Tryptophan kann von außen leicht aus den körpereigenen Depots über die Carrier durch die Blut-Hirn-Schranke in den Liquor wandern. Einzig ein sehr schneller Transport von mit L.Tryptophan konkurrierenden Aminosäuren könnte in dieser Situation die Barriere für den Durchlass von L-Tryptophan wieder aufbauen. Weil aber bei der Aufnahme jeder Nahrung und selbst fein gemahlener roher Pflanzenkost immer nur ein kleiner Teil als native Kost fungieren kann, weil der Magen alle weitere Nahrung festhält und seinem Programm unterwirft, existiert dieses Problem gar nicht. Im Zweifel würden zudem nach langer Essenspause die Kohlenhydrate und nach ihnen auch die Aminosäuren – mit Ausnahme des sperrigen L-Tryptophan – aber umgehend in die Verbrennungskammern der immer hungrigen Körpermuskeln eingelagert werden, sodass L-Tryptophan seine Einzelstellung an der Blut-Hirn-Schranke behielte.

Der Lösung des möglichen Problems des neuerlichen Aufbaus der Tryptophan-Barriere zupass kommt der Umstand, dass wir uns hier nur mit den aktuell im Blutstrom befindlichen Energieträgern, den Kohlenhydraten, Aminosäuren und Fetten abgeben müssen. An die reichen Energiereserven geht der Körper erst heran, wenn im Blutstrom gar nichts mehr zu holen ist. Er zieht es auch vor, zuallererst die Kohlenhydrate zu verwerten, weil das am einfachsten ist, und die Fette zuletzt, weil das chemisch am kompliziertesten ist. Also ist der Weg, den ich mit dem Aminas-Prinzip gefunden habe, in jedem Falle frei.

Entscheidend für den körpereigenen Aufbau von Serotonin ist daher nur die Erzeugung des Lockrufs nach ihm. Dieser Lockruf muss letztendlich aus dem Gehirn kommen, denn dort müssen diese Stoffe hin. So etwas kennt die Biochemie in ungezählten Vorgängen im Körper aller Lebewesen. Es ist die Einrichtung einer sog. Chemotaxis, die beispielsweise auch wirksam wird, wenn die immer hungrigen Mitochondrien in den Muskelzellen des Körpers energiebedürftig sind und sich nacheinander erst die Kohlenhydrate und dann die Aminosäuren aus dem Blut bringen lassen.

Daher komme ich noch einmal zurück auf dieses große Verdauungssignal, das die native Kost auf der geschilderten ersten Reise durch den Verdauungstrakt im Dünndarm ausgelöst hat. Wenn die Natur ein solches Sensorsystem einrichtet, das einen mächtigen Verdauungsreiz aufnehmen kann, kann man fest davon ausgehen, dass sie damit einen Sinn verfolgt. Auch ohne dass die große Wissenschaft dies bereits eingehend erforscht hätte, ist sicher, dass dieses Verdauungssignal eine Beendigung der Nahrungsaufnahme durch Serotonin in seiner Funktion als oberstes Esskontrollhormon herbeiführen soll. Dies kann nur durch Reizweiterleitung über das parasympathische Nervensystem, über den das Rückgrat durchlaufenden Hauptnerv, den *Nervus Vagus,* in das zentrale Esskontrollzentrum im Hypothalamus geschehen.

Dass wir im Hirn eine solche zentrale Abschaltvorrichtung haben, die allen anderen Esskontrollsystemen des Körpers wie insbesondere der „Insulinpumpe“ durch die bekannten Hormone Insulin und Glukagon sowie die unbekannteren Leptin und Ghrelin vorgeschaltet ist und vom Botenstoff Serotonin in seiner Funktion als Esskontrollhormon betätigt wird, ist hinreichend bekannt. Selbst die genaue Lage dieses Esskontrollzentrums im Hypothalamus ist nach den intensiven Forschungen der letzten 20 Jahre sicher ausgemacht.

## Geheimnisvolle Chemotaxis

Chemotaxis ist eine schöne Metapher für einen geheimnisvollen, unseren Forschungsmethoden nicht in allen Details zugänglichen Weg, mit dem im Körper chemische „Strebungen“ erzeugt werden, auf Grund deren sich alle Bau – und Hilfsstoffe, die für bestimmte Funktionen, wie insbesondere den Aufbau von Hormonen, Enzymen und Proteinen benötigt werden, zuverlässig durch die interzellulären Räume, das Lymphsystem und die Blutbahn dorthin geleitet werden, wo sie benötigt werden. Vielleicht spielt gerade hier das photonische Leuchten auf Zellebene eine entscheidende Rolle. Das jedenfalls macht plausibel, wie alle Zellen des Körpers auf einmal wissen, was aktuell an Bausteinen für den Hormonaufbau wo gebraucht wird.

Im Einzelnen geht es beim Serotoninaufbau im Stammhirn um sehr viele Stoffe wie die Vitamine A,C, E, B1, B6, B12, K, Folsäure, die Mineralstoffe Zink, Eisen, Selen, Mangan, Kalzium, Magnesium, Omega-3-Fettsäuren und ihr Hauptbaustein, die essenzielle Aminosäure L-Tryptophan. All diese Stoffe werden in allen Zellen des Körpers auch zu vielen anderen Zwecken benötigt, natürlich auch zur Herstellung von Serotonin als Gewebshormon und Transmitter im Körper außerhalb des Gehirns.

Wenn die Wissenschaft die kompletten Wirkzusammenhänge bei einem Geschehen (noch) nicht kennt, setzt sie leider immer wieder auf die Beschreibung der Ursächlichkeit einzelner Bedingungen und Umstände. Ein treffendes Beispiel dafür ist die Beschreibung der angeblichen Wirkungen einzelner Bausteine von Serotonin. Berner („An vollen Töpfen verhungern“), z.B., macht allein an dem Baustein Zink die Basis für die Serotoninsynthese fest:

*„Zink ist an fast 200 Stoffwechselvorgängen im Körper beteiligt. Einer der wichtigsten ist die körpereigene Herstellung des Hormons ‚Serotonin', das nicht nur den Blutkreislauf, sondern auch unsere Stimmung maßgeblich steuert. In diesem Zusammenhang sehen viele Forscher auch die Tatsache, dass ein Zinkmangel teilweise schwere Depressionen auslösen kann.“*

Hier wird das in den Medizinwissenschaften regelmäßig benutzte unzureichende Denkmuster deutlich. Es ist ja gar nicht falsch, dass ohne Zink kein Serotoninaufbau stattfinden kann. Das gilt aber auch für jeden anderen der vielen Bausteine und gilt erst recht für die richtige Art und den richtigen Zeitpunkt des Verzehrs nativer Nahrung! Aber erst wenn Gesamtzusammenhänge erkannt sind, können schlüssige und richtige Feststellungen getroffen werden.

## Zeitfenster für den Serotoninaufbau

Es sind in der Tat nicht genau die einzelnen Inhaltsstoffe aus der nativen Nahrung, die mit starkem Vedauungsreiz die Chemotaxis zur Wanderung der Bausteine von Serotonin an ihren zentralnervösen Produktionsort im Stammhirn ausgelöst haben, die an den Ort der Serotoninsynthese im Stammhirn zur Serotoninsynthese kommen. Unbestreitbar werden nicht alle in den Körper kommenden Vitalstoffe sofort verbraucht, sondern in den Depots des Körpers in den Körperzellen und den interzellulären Räumen gelagert. Auch in den Gehirnzellen ist das der Fall. Diese Zellen sind in ihrer für unsere Sinne unvorstellbaren Kleinheit in der Relation zu anderen Zellen aber so riesengroß, dass, wie berichtet, sich in ihnen im Gegensatz zu den „normalen“ Zellen, in denen durchschnittlich 1.500 Mitochondrien gefangen sind, an die 12.000 davon befinden. Woher wohl, meinen Sie, wird der Körper die Bausteine holen, um tief im Gehirn Serotonin aufzubauen? Gewiss nicht aus entfernten Teilen des Körpers und auch nicht aus dem Blutstrom, wenn die Nervenzellen selbst all diese Bausteine regelmäßig vorrätig haben, wovon man bei halbwegs ordentlicher Ernährung ausgehen kann.

## Allein L-Tryptophan kommt von außen ins Gehirn

Eine Ausnahme macht allerdings der Baustein L-Tryptophan, weil diese Aminosäure ständig durch ihre ungünstige räumliche Beschaffenheit von den mit ihr konkurrierenden Aminosäuren an der Benutzung der Transportwege durch die Blut-Hirn-Schranke gehindert wird. L-Tryptophan ist im Gehirn daher generell so knapp, dass man dort kaum Depots in und außerhalb der Nervenzellen finden wird. Also muss es von außerhalb des Gehirns angeliefert werden. Sicherlich kann es sein, dass bei diesem Prozess auch L-Tryptophan, das gerade erst mit der nativen Kost in die Blutbahn gekommen ist, gleich für diese Aufgaben verwendet wird. Unbedingt erforderlich oder wahrscheinlich ist das aber nicht. Schon in den das Gehirn direkt umgebenden Bereichen wird mehr als ausreichend von dieser Allerwelts-Aminosäure vorhanden sein.

Dass es nicht auf eine aktuelle Zufuhr der Bausteine für den zentralnervösen Serotoninaufbau ankommt, wird auch deutlich daran, dass bei der alternativen Förderung des zentralnervösen Serotoninaufbaus durch das Ausarbeiten des Körpers die Wanderung von L-Tryptophan ins Gehirn gelingt, auch wenn gar nicht aktuell tryptophanreiche Nahrung verzehrt wurde. Dazu später im Kapitel über alternative Wege des Serotoninaufbaus.

Die immer wieder propagierte Wichtigkeit, für die Aufnahme von möglichst viel L-Tryptophan zu sorgen, erweist sich als großer Irrtum. Nicht viel anders ist es mit Vitamin C, auch einem Baustein für den Serotoninaufbau. Da hat man doch festgestellt, dass Vitamin C schon eine Stunde nach dem Verzehr von Nahrung, die davon voll war, im Blut nicht mehr nachzuweisen ist. Also bastelt die Industrie an Vitamintabletten mit Zeitkapseln, die Vitamin C jede Stunde neu ausschütten. Welcher Wahnsinn! Es ist doch wunderbar, dass Vitamin C nach der Aufnahme mit der Nahrung so bald in alle Zellen des Körpers gelangt. Verbraucht wird es dann doch erst, wenn es unmittelbar am Ankunftsort oder an anderer Stelle nach Abruf durch eine Chemotaxis benötigt wird!

Nehme ich also in Flüssigkeit dispergierte fein gemahlene Pflanzennahrung in kleiner Portion auf leeren Magen auf, setze ich naturgesetzlich seit Urzeiten bestehende naturgesetzliche Funktionszusammenhänge in Gang, die nicht von der aktuellen Einbringung der Bausteine von Serotonin abhängig sind:

- die starke sensorische Information über die Ankunft von Nahrung im Dünndarm an das oberste Esskontrollzentrum im Gehirn,
- die Einrichtung einer Chemotaxis für die Bausteine von Serotonin und ihre Verbringung zur Produktion ins Stammhirn, einschließlich L-Tryptophan, das in der Zeit der Freiheit des Blutstroms von mit ihm konkurrierenden Aminosäuren nicht an der Blut-Hirn-Schranke blockiert ist,
- und auch die Verhinderung neuer Konkurrenz von L-Typtophan an der Blut-Hirn-Schranke beim ersten Verzehr einer naturgemäß nur kleinen Menge nativer Nahrung.

Wir müssen uns wirklich Gedanken machen, wie wir die Bedürfnisse unseres Körpers, Gemüts und Geistes richtig bedienen, wenn wir schon frechweg den Angeboten der Natur, die ja für uns ursprünglich nichts als Rohkost hatte, unsere eigene Nahrung entgegenstellen. Aber wie man sieht: Mit der nativen Kost geht es! Die Vorgänge sind nur so unerhört kompliziert, dass es nicht verwundern kann, dass sie so lange nicht gefunden wurden. Wenn die Wissenschaft die Chemosensoren im Dünndarm, die besondere Beschaffenheit von L-Tryptophan sowie die Wirkung der Chemotaxis aus dem Innersten des Gehirns heraus nicht gefunden hätte, würden wir ganz sicher noch lange im Dunkeln tappen.

## Fazit am Ende auch der 2. Reise

Während die Reise nativer Nahrung und Zivilisationskost gezeigt hat, wie viel besser die native Kost unsere Systeme mit Mikronährstoffen versorgt, ist das herausragende Ergebnis der Reise dieser Mikronährstoffe durch den Körper der natürliche zentralnervöse Aufbau von Serotonin, dieses Lebenselixiers, dessen Schlüsselfunktion uns inzwischen gut bekannt ist. Von besonderem Interesse sind jetzt die einzelnen Wirkungen dieses Hormons, denn in gewisser Weise ist Serotonin nicht ein Botenstoff, sondern viele, sogar wegen seiner großen Fülle von Aufgaben noch wesentlich mehr als seine Untertypen, von denen gleich die Rede sein wird.

# V. Die Aufgabenfülle von Serotonin und der volle Wert nativer Kost

## 1. Wohlfühl- und Glückshormon Serotonin

Dass Serotonin der Schlüssel zum Lebensglück ist, liegt zu einem großen Anteil an der täglichen Erfüllung einer seiner Hauptaufgaben, die ich vor der Erörterung seiner wichtigsten anderen Aufgaben einmal vorwegnehme. Dies ist die Bewältigung von Stress.

### Anti-Stress-Hormon

Serotonin ist das bei weitem bedeutendste Anti-Stress-Hormon. Ohne seine Hilfe können wir den meisten Stress nicht bewältigen. Sie werden einwenden, dass es doch viele Methoden des Stressabbaus gibt, vor allem Selbstbesinnung und Meditation. Das ist richtig und falsch zugleich. Keine der guten Methoden erreicht irgendetwas ohne den gleichzeitigen Einsatz von Serotonin. Diese Methoden wirken sämtlich nicht, wenn sie nicht von der Ausschüttung von Serotonin begleitet werden. Erzeugen können sie es aber nicht. Es sind eben alle unsere Gefühle von den passenden Hormonen begleitet. Ohne sie findet unser Gefühlsleben einfach nicht statt – wenn man von den Leidensgefühlen bei Dauerkopfschmerz, Depression, Burnout und Fibromyalgie einmal absieht, die aber nur die Kehrseite der Medaille sind.

Weil Serotonin auch – teils unter Mitwirkung des Bindungshormons Oxytocitin – der entscheidende Steuerstoff ist, der die sich zur sog. Stresskaskade aufschaukelnden Wirkungen der Stresshormone CDH, Cortisol, Adrenalin und Noradrenalin beseitigen kann, und weil unbewältigter Stress als „Killer Nr. 1“ unserer Zeit die Hauptursache für die Entstehung der überhand genommenen Herz- und Kreislauferkrankungen bis hin zu Herzinfarkt und Hirnschlag ist, steht Serotonin auch im Fokus der Inneren und der Allgemeinen Medizin – oder sollte das zumindest tun.

## Serotonin: Ein Glück zu leben!

Entgegen meiner früher einmal geäußerten Meinung halte ich es heute für richtig, gerade Serotonin ein Glückshormon zu nennen, auch wenn es durchaus treffend als einziges Hormon den besonderen Namen Wohlfühlhormon bekommen hat. Das gilt umso mehr, als Serotonin, wie geschildert, in einer engen dualen Beziehung zum schon immer Glückshormon genannten Dopamin steht. Dopamin ist ein Botenstoff, der im ZNS zuständig ist für besondere große Gefühle, die aber nicht fortlaufend, sondern immer wieder mal durch die Begleitung dieses Hormons erlebbar sind. Wie schon in der Einführung gesagt, ist der ganz sicher viel wichtigere Botenstoff in unserem Gehirn aber das Serotonin. Nur Serotonin mit seiner relativ langen Haltbarkeit sorgt für eine dauerhaft gute Grundstimmung im Leben. Serotonin gibt uns nicht nur hier und da das Glück im Leben. Es lässt uns täglich in glücklicher Grundstimmung (oder Grundgestimmtheit) sein. Glücklicherweise beträgt die Halbwertzeit von Serotonin im ZNS lange 21 Stunden, also fast einen ganzen Kalendertag. Nach meinen Beobachtungen treten signifikante Verschlechterungen des Wohlbefindens in den meisten Fällen erst am dritten Tage auf, wenn bis dahin nichts getan wird, damit sich das zentralnervös benötigte Serotonin aufbaut. Der Unterschied zu Dopamin wird schon deutlich durch dessen ganz kurze Haltbarkeit von weniger als 10 Minuten. Die Angaben einiger Forscher über angebliche Langfristwirkungen von Dopamin im vorderen Gehirnlappen (präfrontaler Cortex) sehe ich angesichts der bekannten kurzen Haltbarkeit von Dopamin mit großer Skepsis. In meinen späteren Ausführungen über das Zappelphilipp- und Aufmerksamkeitsmangelsyndrom AD(H)S im Wirkungskreis von Serotonin und Dopamin gehe ich darauf näher ein.

## Schlüsselhormon Serotonin

Bis dahin hielt man das in der Zirbeldrüse des Gehirns im Schlaf aus Serotonin aufgebaute Schlafhormon Melatonin für den „Regler aller Regler“ (Pierpaolo und Regelson). Melatonin hat eine unersetzliche Funktion bei der Erreichung größerer Schlaftiefe, es ist aber nicht das Hormon, das uns einschlafen lässt. Das ist allein Serotonin, das Wach- und Schlafkontrollhormon. Melatonin hat offenbar auch großen Wert als „Radikalenfänger.“ Aber sonst sind die Wirkbereiche von Melatonin sehr begrenzt, während die von Serotonin fast unüberschaubar weit sind. Anders als bei allen anderen Hormonen gibt es auch nicht nur ein Serotonin. Bisher hat man mindestens 14 verschiedene Unterarten gefunden, die alle ihre eigenen Rezeptoren und ihre eigenen Wirkungen haben. Diese Wirkungen sind oft sogar einander entgegengesetzt. Beispielsweise hemmt die selektive Aktivierung der Serotoninrezeptoren des Serotonin-Subtyps 5-HT1A die Serotoninausschüttung mit der Folge einer Appetitsteigerung, während die Ansprache der Subtypen 5-HAT 1B und 5-HT 2C den Appetit senken. Die Fachbegriffe und –bezeichnungen brauchen Sie sich natürlich nicht zu merken.

Forscher haben, als sie diese Zusammenhänge erkannten, verwundert, aber auch ein wenig scherzhaft gefragt, wozu wir überhaupt noch andere Neurotransmitter haben, wo Serotonin doch so umfassende Aufgaben hat (Smithies). Natürlich sind gut ein Dutzend anderer Transmitter da, die in ihren begrenzteren Aufgabenbereichen ebenfalls unverzichtbar sind. Nehmen Sie als Beispiel nur das schon erwähnte Schlafhormon Melatonin. Wenn wir einmal dank Serotonin in den ersten noch leichten Schlaf gefallen sind, brauchen wir unbedingt die Wirkung von Melatonin, das uns in größere Schlaftiefen hinunterzieht – und müssen dann zwingend über das Dämpfungshormon GABA verfügen, um in den Tiefschlaf fallen zu können, ohne den uns kein Schlaf wirklich voll regenerieren lässt. Aber auch Stresshormone, die von Serotonin kontrolliert werden, sind unverzichtbare Mittler von Gefühlen und Antrieben.

Der Herstellungsort für Serotonin im Gehirn liegt in dessen ältestem Teil, dem Stammhirn, das direkt auf dem Rückgrat aufsitzt – nicht zu verwechseln mit dem größeren Kleinhirn, das hinten in der unteren Wölbung der knöchernen Hirnschale liegt. In den Drüsen der sog. Raphe-Kerne des Stammhirns entsteht der Botenstoff Serotonin. Die uns mit unseren groben Sinnen gering erscheinende Menge von nur 0,1 mg an Serotonin, die dort durchschnittlich täglich produziert wird, repräsentiert eine nicht fassbare Zahl von Serotoninsequenzen, die vom Stammhirn ausgehend in jeder Sekunde des Lebens (offenbar nur im Tiefschlaf nicht) zu ihren Rezeptoren gebracht werden. Man hat nachgemessen, dass in jeder Sekunde 3 – 5-mal die Vesikel (Transportbehälter) am Ende der Axone aufplatzen und die Transmitter durch den schmalen Synaptischen Spalt hindurch auf die Rezeptoren abschießen.

Fragen Sie mich nicht, wie das Gehirn solch einen komplexen Einsatz steuert. Bekannt ist nur, dass es das tatsächlich und höchst effektiv tut. Neben den Informationen durch die zentralnervösen Transmitter spielen auch erbliche Faktoren im Gehirngeschehen eine wichtige Rolle. Allein eine günstige oder ungünstige Erbanlage ist aber nicht automatisch die Garantie dafür, dass sie die mentalen Vorgänge auch wirklich beeinflusst. Die Gene werden von außen zugeschaltet, was durch biochemische Mechanismen, wie z.B. Transskriptionsproteine, erfolgen kann. Ein hervorragendes Beispiel für solche Phänomene ist das Transskriptionsprotein foxa2, auf das ich in der Schilderung der neuen Möglichkeiten der Gewichtskontrolle durch die Nutzung von Serotonin als Esskontrollhormon gleich eingehend zu sprechen komme. In der Wissenschaft über diese früher unbekannten Phänomene der Zu- und Abschaltung der Gene, die Epigenetik, sind aber sehr überzeugend auch psychische Auslöser nachgewiesen.

## Täglich 13 Billiarden Serotoninmoleküle

Das Serotoninmolekül baut sich um zwei Kohlenstoffringe herum auf. Mit der Summenformel von 10 C (Kohlenstoff) 13 H (Wasserstoff) 2 N (Stickstoff) und 2 O (Sauerstoff) hat es eine Molmasse (Atomgewicht) von 177.23. Angesichts der für unsere Sinne verschwindenden Kleinheit einer einzelnen Serotoninsequenz ist klar, dass wir auch kein Empfinden dafür haben, dass erst genau **13,0694682 Billiarden** Serotoninmoleküle zusammen 0,1 mg wiegen. Wenn Sie englischsprachige Quellen dazu lesen, scheinen das noch viel mehr Sequenzen zu sein.

Im Englischen ist eine Billiarde gleich einer Quadrillion, weil man dort keine Milliarden, Billiarden und Trilliarden etc. kennt.

Bei solchen Zahlen gewinnt man eine Vorstellung davon, wie es möglich ist, dass solch ein Stoff pausenlos durch alle Teile unseres Gehirns braust und mit seinen Informationen unsere ganze Gefühlswelt exprimiert und reguliert. Uns wird angesichts dieser Zahlen aber auch klar, dass unsere Existenz in ihrem Kern von solchen atomaren bzw. molekularen Leichtgewichten abhängt und nicht von grober Nahrung auf randvoll beladenen Tellern. Erst und nur dann, wenn die Inhaltsstoffe unserer Nahrung erfolgreich verstoffwechelt sind und wenn sie im Körper auf molekularer Ebene dort ankommen, wo sie gebraucht werden, erfüllt unsere Nahrung ihren Zweck.

Man kann auf der Stufenleiter der Natur noch tiefer steigen zu Nanogebilden, Atomen, Elektronen, Quarks und Strings. Diese Ebenen liegen aber unterhalb derer, auf der wir versorgt werden und unsere Lebensfunktionen ausüben. Ob von dorther Sinnvolles für unsere biologische Art zu leben zu gewinnen ist, ist zweifelhaft. Daher würde ich nicht darauf setzen, dass die Nanotechnologie über kurz oder lang neue Zeichen in der Ernährungswissenschaft oder auch der Medizin setzen wird. Nanoteilchen sind ja so klein, dass sie durch die Moleküle der Mikronährstoffe und der Funktionsstoffe in unserem Körper einfach hindurchfallen.

## Riesige Aufgabenfülle

Die Summe der Aufgaben des zentralnervös agierenden Transmitters Serotonin sind zusammengefasst folgende: Wohlbefinden, die Steuerung oder Beeinflussung jeglicher Wahrnehmung (Sehen, Hören, Fühlen, Riechen, Schmecken), ferner die *Kontrolle* von Stress, Nahrungsaufnahme, Wachen und Schlafen, Belastbarkeit, Müdigkeit, Erregung, Aggression, Schmerz, Angst, Zwang, Körpertemperatur, Impulsivität, Sexualität, Sucht und Suizidalität, ferner die *Modulation* aller anderen Transmitter im gesamten Gehirngeschehen wie das erwähnte Glückshormon Dopamin, aber auch das wichtige Bindungshormon Oxytocitin. Dazu gehören auch die Endorphine, das sind körpereigene sog. Opioidpeptide, also drogenähnliche Eiweiße, die in extremen Situationen kurzfristig Schmerz und Hunger abschalten und uns eine Weile lang regelrecht beflügeln können.

Die besondere Funktion von Serotonin als Modulator für den Einsatz der anderen Hormone ist nicht groß genug einzuschätzen. In der Tat ist es so, dass die anderen Transmitter des Gehirns in ihrer Ausschüttung sämtlich auf Serotonin bezogen sind oder von ihm begrenzt werden. Solche Wechselbezüglichkeiten kennen sie untereinander kaum (Smithies).

## Serotoninknappheit

Dass uns der zentralnervöse Botenstoff Serotonin wirklich oft fehlt, ist beileibe keine Bangemache. Sein Fehlen ist nach allgemeiner Meinung in der Hormonlehre, aber auch der Psychiatrie und Neurologie bekannt als wichtiger Grund für das Entstehen vieler psychischer und neurologischer Störungen und Erkrankungen. Dazu gehören nächst dem allgemeinen Verlust des Wohlbefindens die Fettsucht mangels fehlender Esskontrolle, Depressionen, ihrerseits gesteigert bis zum Burnout, Panikattacken, Migräne, Dauerkopfschmerz CDH (chronical daily headache), das hartnäckige durch den Körper geisternde Schmerzphänomen Fibromyalgie, das allgemeine Erschöpfungssyndrom (CFS, chronic fatigue syndrome), unkontrollierbare Bewegungen der Beine (restless leg syndrome), Ängste (Phobien), Zwänge und mehr.

Vor den 90er Jahren wusste niemand, dass der Mangel am Botenstoff Serotonin der Hauptauslöser für die Entstehung der psychischen Krankheiten ist. Heute, wo wir viel mehr über die psychischen Störungen und ihre Verknüpfung mit dem Mangel an Serotonin wissen, ist statistisch festzustellen, dass die psychischen Krankheiten immer mehr überhand nehmen. In der statistischen Auswertung der vorzeitigen Verrentung von Arbeitnehmern aus Krankheitsgründen seit 2002 zeigt sich ein starker Anstieg bis auf etwa 40 % aller krankheitsbedingten Verrentungen im Jahr wegen psychischer Störungen. Das sind 80.000 schwere Schicksale jedes Jahr in Deutschland, die nicht so hätten eintreten müssen, wenn das Ausgangsproblem gelöst wäre. In der Öffentlichkeit wird seither nach dem „gezielten Einsatz medizinischer Rehabilitationsmaßnahmen" gefragt. Was aber, wenn richtig ist, was ich annehme, dass die Probleme gar nichts mit der Medizin zu tun haben, sondern mit falscher Essweise und Lebensführung, wo doch die Medizin niemals Heilmittel gegen Fehlversorgungen finden kann?

# 2. Suchtkontrolle, insbesondere Esskontrolle

## Was gehen uns anständige Normalbürger Suchtprobleme an?

Natürlich gibt es sie: in ihre persönliche und berufliche Umwelt gut eingebettete Menschen ohne Marotten und seltsame Eigenheiten. Sie sind nicht süchtig, d.h., sie sind nicht abhängig, wie immer man das definieren will. Aber wie viele sind so gut drauf? Zählen Sie nur die regelmäßigen Raucher, die regelmäßigen Genießer von Alkohol und die besonders schwer getroffenen Medikamentensüchtigen zusammen, wobei ich beim Alkoholkonsum nicht die meine, die immer nur bei einem (Frauen) und zwei (Männer) Glas Wein oder Bier am Tag bleiben. Allein durch diesen Drogenkonsum kommen wir grob geschätzt auf über zwei Drittel der Bevölkerung. Zählen Sie noch die Fettsüchtigen hinzu, die über keine Esskontrolle verfügen, sind Sie schon bei 4/5 der Bevölkerung. Mehrfache Gründe für Abhängigkeiten sind natürlich berücksichtigt, weil wir sonst die 100 % schnell überschritten. Gewiss gibt es bei Eifersüchtigen, Sexsüchtigen und Machtsüchtigen nicht ebenso viele Fälle. Auch die Spielsüchtigen sind gemessen an der Gesamtzahl der Einwohner nur wenige. Aber wie viele Arbeitssüchtige gibt es in unserer hektischen Zeit und dem vorherrschenden Sozialabbau, in der jeder glaubt, sich überanstrengt geben zu müssen, um nicht abgehängt zu werden? Auch Erlebnissüchtige gibt es sicher nicht nur unter den Jugendlichen und Heranwachsenden mit ihrer nur altersentsprechend gesteigerten Gier auf immer Neues. Denken Sie an Sammelsucht und Müllsucht (Messies). Wie viele Kinder schnüffeln heimlich Lösungsmittel wie Benzin, Aceton, Toluol, Trichloräthylen und Fluorkohlenwasserstoffe, die in unseren Haushalten ständig verwendet werden? Wie viele Menschen bleiben am Ende noch, die nicht vom Problem der Abhängigkeit irgendwie betroffen sind? Wenn Sie nicht zu den wenigen suchtfreien Menschen gehören, werden Sie aber gewiss in ihrer Nähe die Probleme der Abhängigkeit direkt vor Augen haben. Sie werden daher interessiert sein zu wissen, dass man in den meisten Fällen etwas dagegen tun kann.

## Sprachverwirrung über den Begriff der Sucht

Wenn nach Sucht gefragt wird, denkt jeder sofort an die Suchtmittel, an Drogen gebundene Süchte wie Alkoholismus, Nikotinsucht und Medikamentensucht. Beim weiteren Nachdenken fallen uns aber die oben genannten vielen nicht an Drogen gebundenen Verhaltensweisen ein. Natürlich kennen wir alle auch die Krankheit Gelbsucht, die aber nicht so recht in das Bedeutungsmuster der anderen Begriffe zu passen scheint. Gleiches gilt für die nicht mehr gebräuchlichen Begriffe Schwindsucht, Wassersucht, Tobsucht und Fallsucht. Dass das Wort Sucht nicht von suchen kommt, wie man auf ersten Blick annehmen möchte, sondern von siechen (engl. sick), zeigt, dass es ursprünglich ein Synonym für Krankheiten war. Daher versteht sich auch noch die Mondsucht als angeblich krankhafter Drang, im Mondschein zu wandeln. Aber auch ein solches auf keine Weise kontrollierbares Verhalten gehört nicht in das wahre Bedeutungsspektrum der Sucht.

Heute ist ein Sprachbegriff in Geltung, den ich so wiedergeben möchte:

**Sucht ist ein schwer abweisbarer, immer wiederkehrender Drang nach dem Erleben eines bestimmten, objektiv unvernünftigen Handlungsablaufs oder Zustands.**

Mächtige, vordergründige innere Strebungen siegen dabei über das positive bessere Wissen wie auch über das bessere innere Gefühl der Richtigkeit und über eigene grundlegende innere Werteinschätzungen. Weitgehend meint man, dass zur Sucht begriffsbildend auch gehöre, dass sie der Herausbildung der Persönlichkeit des Menschen und seiner sozialen Integration im Wege stünde. Das aber sind nur häufige Folgen und keine notwendigen Merkmale des Begriffs. Auch wenn jemand beispielsweise regelmäßig sehr viel Alkohol trinkt, sodass der hauptsächlich schädliche Abbaustoff des Alkohols, das Ethanol, die Körperzellen, besonders die in der Leber, schädigt, oder wenn er Kette raucht und seine Lebensspanne damit um 10 Jahre oder mehr verkürzt, handelt er unter einem dauerhaften, nicht abweisbaren Drang, die psychischen Wirkungen des Alkoholkonsums oder der Nikotinaufnahme zu erleben – und kann doch sozial ausreichend integriert sein. Das gilt z.B. auch für putzsüchtige Menschen, für Eifersüchtige und Machtsüchtige, denn das unvernünftige Verhalten des Süchtigen wird oft von seiner Umgebung abgefangen. Denken Sie nur an die Familienangehörigen von Alkoholkranken, die sog. Coalkoholiker, die dem Süchtigen noch helfen, seine Sucht vor Dritten zu verbergen oder herunterzuspielen.

Die Weltgesundheitsorganisation (WHO) spricht seit 1963 nicht mehr von Sucht, sondern von Missbrauch oder Fehlgebrauch und Abhängigkeit, um eine Stigmatisierung, die man im Wort Sucht sah, zu vermeiden. Inzwischen verwendet die WHO den im Vergleich zu Missbrauch und Abhängigkeit weit treffenderen, wenn auch sehr abstrakten Begriff des Abhängigkeitssyndroms für die stofflichen Abhängigkeiten und kennt daneben die nichtstofflichen Abhängigkeiten. Damit liegt sie wieder ganz nahe am geltenden Sprachbegriff der Sucht. Ich bleibe lieber bei diesem Begriff, weil er in der Sprache gewachsen ist und sehr gut beschreibt, worum es geht.

Die Befassung mit den Begrifflichkeiten ist alles andere als eine Spielerei. Wenn jemand eine wiederkehrende Verhaltensweise zeigt, zu der es ihn drängt, obwohl sie ihm beim richtigen Nachdenken als unvernünftig erscheint und die nach seiner tief verinnerlichten Vorstellung nicht wertvoll besetzt ist, ist er von diesem objektiv unvernünftigen Verhalten abhängig. Es kann sich daher niemand herausreden, nicht alkoholabhängig zu sein, der wider besseres Wissen und entgegen seinen unbewussten, tief sitzenden Werteinschätzungen jeden Tag so viel Alkohol trinkt, dass eine Verfettung der Leber, die Entstehung von Gallensteinen und viele andere Malessen mehr über kurz oder lang einfach eintreten müssen. Abhängig ist auch der, der sich durch sein getriebenes Verhalten sozial isoliert, ob er das nun gleich einsieht oder ob er es verdrängt. Die dumme Ausrede, dass man jederzeit mit dem Trinken aufhören könne oder dass man einfach mehr vertrage als andere, verfängt dann nicht. Ebenso ist eine Hausfrau ein süchtiger Putzteufel, wenn sie jeden Tag mehrfach über alle Flächen in der Wohnung wischt und täglich Staub saugt, auch wenn beim besten Willen kein Staub mehr vorhanden ist.

## Die vier Schritte zur Bewältigung jeder Sucht

### Erster Schritt: Die Einsicht

Niemand will gern vor sich selbst eingestehen, dass er innerlich getrieben ist, laufend Dinge zu tun, von denen er bei sorgsamer Betrachtung genau weiß, dass sie unvernünftig sind. Er will auch nicht, dass ihm bewusst wird, dass er diese Dinge in seinem tiefsten Innern gar nicht wertschätzt. Also macht er sich und anderen gern vor, dass er gar nicht abhängig ist und dass alles halb so schlimm ist. Von wegen, dass jeder Mensch irgendein Laster unbedingt brauche. Der erste Schritt aus der Abhängigkeit heraus ist daher die Selbstbeobachtung und die Besinnung auf das eigene Verhalten. Ganz zu Recht heißt es, dass die Einsicht der erste Schritt auf dem Weg zur Besserung ist. Die weiteren Schritte kommen meist von selbst, wenn es auch oft sehr lange braucht, bis eine starke Abhängigkeit wirklich fällt. Auf alle Fälle weiß man schon einmal, dass man einen Gegner hat.

### Zweiter Schritt: Das Verstehen

Der zweite Schritt ist die geistige Auseinandersetzung mit dem Gegner, was zunächst bedingt, ihn genau zu kennen. So, wie ein Boxer gut daran tut, sich vor dem nächsten Kampf die Qualtäten seines nächsten Gegners in Aufzeichnungen anzusehen, um seinen Stärken begegnen und seine Schwächen ausnutzen zu können, ist es unerlässlich, dass der Abhängige seinen Feind richtig einschätzt.

Nehmen Sie exemplarisch die Lage der Raucher: Der Raucher, der, ohne sich das klarzumachen, immer davon profitiert, dass er sich in jeder Situationen durch die Wirkung des Nikotins nach eigener Wahl entweder in eine bessere Stimmung bringen oder eine zu euphorische Stimmung dämpfen kann, muss sich dieser klaren Vorteile ganz deutlich bewusst werden. Er muss wissen, dass der Einsatz des Nikotins ihm praktisch einen Schalter an die Hand gibt, mit der er jederzeit Einfluss auf seine Stimmungslage nehmen kann. Er muss sich auch dessen bewusst werden, dass die fast rituellen Handlungsabläufe vom Hervorkramen der Zigarette über ihr Anzünden, die manuellen Bewegungsabläufe, das Inhalieren und das Ausstoßen des Rauchs in seinem Empfinden einen Kultwert bekommen haben. Diese Aktivitäten geben dem Raucher die Möglichkeit, leere Momente mit einem Verhalten zu füllen, welches er als hilfreich empfindet. Ein Raucher kennt kaum eine Langeweile, weil er ja nur rauchen muss, um beschäftigt zu sein. Dass er sich damit vom Erleben wirklicher Muße abschneidet, wird ihm kaum bewusst. Er kann nicht begreifen, dass er sich damit nur von Sinnvollerem ablenkt. Er „zerstreut" sich im wahrsten Sinne des Wortes. Je besser der Raucher die objektiven Vorteile des Rauchens erkennt, umso eher kann er den wahrhaft erbärmlich geringen Wert dieser Leistungen als solchen erkennen und die im Vergleich dazu geradezu erschütternd schweren Schäden einschätzen, die er sich und seiner Umgebung antut.

Der Raucher, der so viel verstanden hat, kann dann auch eine aktuelle Information wie die in sein Gemüt einsickern lassen, dass ein einziger Zug aus einer Zigarette die Lunge mit 100 Billionen (!) an freien Radikalen überflutet und dass diese Schadstoffe zugleich alle Menschen in seiner Nähe mit schädigt.

Wie schon berichtet, schaffen wir es nur mit bester Versorgung mit Mikronährstoffen, unsere Lebensenergie ATP (Adenosintriphosphat) aufzubauen und zugleich mit den wichtigen sog. Radikalenfängern unter ihnen, Vitaminen und Hormonen, zu verhindern, dass die Rückstände aus dieser kalten Verbrennung, die hochaktiven freien Radikale, abgefangen werden. Gelingt das nicht, zerstören sie unweigerlich das Erbgut der Mitochondrien und bringen die Körperzelle selbst in Gefahr zu verkrebsen. Da ist es eine unvorstellbare Dummheit, aus der offenen Verbrennung des Tabaks und des Zigarettenpapiers noch solche Unmengen weiterer freier Radikale in den Körper zu bringen. Dass das Rauchen ganz aktuell schwer schadet, beeindruckt übrigens viel mehr als der gesetzlich vorgeschriebene Hinweis auf der Verpackung, dass es irgendwann einmal tötet. Sterben tun wir alle, aber aktuell darben und lange dahinsiechen will niemand.

Ganz entsprechend kann der stark Alkoholgewöhnte, wenn er den ersten Schritt gegangen ist und um seine Abhängigkeit weiß, unschwer realisieren, dass die Droge Alkohol seine Gehirnchemie auf den Kopf stellt, sodass schon nach dem ersten Glas seine geistige Leistungsfähigkeit signifikant abfällt. Wer weiter trinkt, sollte sich einmal auf Band anhören, wie es ihm immer schwerer fällt, sich vernünftig zu äußern. Der Alkoholsüchtige erlebt das subjektiv natürlich ganz anders. Er erlebt, dass der Alkoholkonsum ihn zu neuen Bewusstseinsinhalten, besonders einer neuen Leichtigkeit, verhilft. Wer tags arbeitet und abends trinkt, führt praktisch zwei Leben. Das bringt dem Trinker sichtbare Vorteile, wenn er es nicht übertreibt. In der Heiterkeit des Beschwipstseins fallen alle Sorgen und auch eine gefühlte Eintönigkeit und Inhaltslosigkeit des Alltagslebens einfach ab. Der trinkgewohnte Alkoholabhängige muss erst realisieren, wie er diese Mechanismen zur täglichen Einteilung seines Lebens nutzt, bevor er daran gehen kann, das grundlegend zu ändern. Er muss begreifen, dass er die Leere anders füllen kann.

Dass es nur eine Frage der Dosis ist, wann sich das Erleben in Trauer, Angst und Selbstmitleid umkehrt, wird verdrängt. Für die Trinker, die wie die Spiegeltrinker in Rausch geraten und diesen mit geringem Nachschub hoch halten, und für die, die immer wieder die Kontrolle über das Trinkverhalten ganz verlieren und in schweren Rausch geraten, der ihnen das Leben zur Hölle macht, wird der Alkohol dagegen zu einem festen Konditionierungsmerkmal, wie das der Gesundheitsexperte Dr. Günther Kellerer nennt. In der Suche nach dem Rausch werden alle rationalen Einwände weggefegt. Es gibt nur noch das eine Ziel, das blind verfolgt wird, auch wenn es einen Zustand großen Elends voller Angst, Panik und Schmerzen bedeutet. Es mag seltsam klingen, aber auch das wird oft vom Alkoholkranken als ein Vorteil gesehen. Vergleichbar ist das mit dem Streben eines Masochisten nach dem Erleben von Schmerz und Unterwerfung.

Ähnlich ist es bei jeder anderen Sucht, deren Hauptkriterium es ja ist, dass der Betroffene seinen Verstand ausschaltet und seine tieferen Wertvorstellungen verdrängt, um dem übermächtigen Verlangen nachzugeben, das angestrebte Verhalten und die dadurch ausgelösten subjektiv als vorteilhaft eingeschätzten Wirkungen wieder zu erleben.

In der Psychologie gibt es eine stark vertretene Auffassung, die der Herstellung einer Aversion gegen das Abhängigkeitsverhalten wenig Wirkung zuspricht. Ich denke, dass alle Schritte in die richtige Richtung zum Erfolg beitragen. Aber aus eigener Erfahrung kann ich bestätigen, dass die Erwartung des Sieges über die eigene Sucht starke positive Empfindungen auslöst. Die Hoffnung auf einen Lottogewinn kann beispielsweise einen Menschen emotional ganz vereinnahmen, so dass er vom Wetten bis zur Ziehung der dusseligen Zahlen kaum an etwas anderes denken kann, als was er mit dem Gewinn anfangen wird. Da ist allein die Vorstellung, dass man es wirklich schaffen kann, das einmal erkannte Elend der Abhängigkeit abzustreifen, stark glücksbehaftet. Diesem Gefühl sollte man sich mit aller seiner Einbildungskraft öffnen.

**Dritter Schritt: Die Aktion**

Diese beiden ersten Schritte erleben viele Abhängige jahrelang immer wieder. Oft kommen sie in die Nähe des Vorsatzes, aktiv zu werden. Manchmal hören sie auch tatsächlich auf, fangen aber wieder an. Da gilt wieder das bereits zitierte Kästner-Wort aus dem „Fabian“: „Es gibt nichts Gutes, außer man tut es.“ Um langfristig von der Abhängigkeit loszukommen, bedarf es im dritten Schritt einer gut durchdachten und klug vorbereiteten Aktion.

Als Beispiel schildere ich einmal, wie ich vor vierzig Jahren vom schweren Kettenrauchen abgekommen bin. Monatelang quälte ich mich damit, endlich das inzwischen endgültig als dumm und schädlich erkannte Rauchen zu beenden. Dann aber traf ich Freunde und Bekannte und rauchte einfach weiter so wie sie auch. Für mich war die Vermittlung meiner Absicht, aufzugeben, die entscheidende letzte Hürde. Also sagte ich niemand was davon, täuschte eine Erkältung vor, bei der ich den Rauch angeblich nicht ertrug, und rückte erst zwei Wochen danach mit der Wahrheit heraus. Dann brachte ich auch deutlich meinen Stolz darüber hervor, dass ich den Absprung geschafft hatte (und sie nicht). Dieser dritte Schritt kann für die Umgebung des Süchtigen auch als ganz plötzliches, wundersam erscheinendes Ereignis kommen. Auch hierzu ein Beispiel, das ich staunend mitbekommen habe: Eine junge Frau war, ohne dass sie sich oder anderen das eingestehen wollte, komplett dem Alkohol verfallen. Sie suchte ständig die Gelegenheit, mit anderen trinken zu können, und fand nie ein Ende. Inzwischen trank sie bis zum Rausch auch heimlich und allein. Als ihre Beziehung zu scheitern drohte, ließ sie sich für bloße drei Wochen in eine psychosomatische Klinik einweisen, wurde dort entgiftet. Dort erst verstand sie, dass sie abhängig war, und entschloss sich spontan, aufzuhören. Nach den Erfahrungen in den vielen Entwöhnungskliniken und auch bei den Anonymen Alkoholikern weiß man aber, dass eine Entwöhnung viel länger dauert. Die eigentliche Überraschung kam dann aber noch. Ein guter Bekannter der jungen Frau, der auch immer stark getrunken, aber erklärt hatte, er könne das ganz gut kontrollieren, sah, dass sie das Trinken aufgegeben hatte, und machte es ihr aus dem Stand heraus einfach nach. Das ist jetzt viele Jahre her. Soweit ich weiß, hat keiner der beiden mehr ein Glas angerührt. Auch in diesen Fällen hat in Wahrheit die Entwöhnung viel länger gedauert. Denn die Zeit, die man braucht, um die Abhängigkeit zu erkennen und sich mit diesem Gegner geistig auseinanderzusetzen, zählt mit.

**Vierter Schritt: Die Festigung des Erfolges**

Keiner von denen, die es geschafft haben, von ihrer Abhängigkeit auf Dauer loszukommen, hätte aber endgültig, zumindest auf sehr lange Zeit, obsiegt, wenn er nicht auch den vierten Schritt gegangen wäre. Das ist die Nachsorge. Was man in der Erkenntnis der eigenen Abhängigkeit und im Wissen über die großen Vorteile der Befreiung von ihr gelernt hat, muss praktisch im übertragenen Sinne zur zweiten Haut werden. Man darf auch Jahrzehnte danach nie aufhören, stolz auf sich zu sein, dass man diesen großen Erfolg erreicht hat – und dass man es schafft, ihn auf Dauer zu konservieren. Man sollte das Thema nie aus dem Auge verlieren, denn der Gegner tut es auch nicht. Wenn man da konsequent ist, hat man eine gute Chance, auf ewig „clean" zu bleiben. Wie tief die Sucht sich eingräbt, habe ich dreißig Jahre nach dem Ende des Rauchens im Schlaf erlebt – allerdings auch meine wütende innere Abwehr. Ich träumte nämlich davon, dass ich mir wieder eine Zigarette in den Mund gesteckt hätte und gerade daran ziehen wollte. Noch im Schlaf sprang ich auf, warf die Zigarette auf den Boden und zertrampelte sie. Davon wurde ich wach und stand tatsächlich neben dem Bett und suchte nach der Zigarette, um sie zu zertreten.

Was aber ist, wenn man scheitert und wieder anfängt? Da darf man nur nicht nervös werden und einfach wieder von vorn anfangen. Früher nahmen Kliniken rückfällige Alkoholiker nicht wieder auf, um sie so zu erziehen. Aber der Alkoholismus ist doch anerkanntermaßen eine Krankheit, keine Frage persönlicher Schuld, bei der man als Strafe die mögliche Hilfe verweigern darf! Ich habe viele Alkoholkranke gesehen, die schwer abhängig waren, nach vielen Jahren für eine Weile rückfällig wurden und es dann bis zu ihrem Ende doch geschafft haben, trocken zu bleiben. Andere wurden für viele Jahre trocken, hatten Rückfälle und wurden doch wieder trocken. Auch ein Leben in solchen Phasen ist ein besseres Leben als eins in dauernder Abhängigkeit.

## Die Begleitung der Suchtkontrolle durch Serotonin

Ein Mensch, der im festen Griff einer Sucht steckt, ist mit sich selbst nicht im Reinen. Er steht ständig unter Stress durch den eigenen inneren Widerstreit zwischen Vernunft, Moral und Antrieb. Notwendigerweise werden auch seine sozialen Beziehungen belastet. Er leidet, schon lange, bevor er sich seine Abhängigkeit eingesteht, unter der fehlenden Kontrolle des Impulses, der Sucht nachzugeben. Stresskontrolle, Stärkung der Belastbarkeit und Impulskontrolle sind schon Aufgaben des Schlüsselhormons Serotonin, die bei der Bewältigung einer Sucht hilfreich sein können. Dazu kennt die Endokrinologie aber auch die Suchtkontrolle als zusätzliches Zuständigkeitsgebiet des Botenstoffes Serotonin. Diese Verteilung von Aufgaben im Gehirngeschehen bedeutet indes nicht, dass die Verbesserung der Verfügung über den Botenstoff und seine Ausschüttung automatisch zum Erfolg führt. Der Wirkmechanismus ist komplexer. Serotonin erfüllt viele Aufgaben selbsttätig, aber leider nicht alle. Bei komplexen Phänomenen, bei denen psychische und neuronale Verknüpfungen, an denen sich die Sucht verankert hat, ein eigenes Gewicht gewonnen haben, schafft der bessere Einsatz von Serotonin nur die Grundlage zur Auflösung der Komplexe.

Wie schon in der Einleitung gesagt, kann man in allen Fällen davon ausgehen, dass die Kontrolle der Gefühle und ihre Expression nicht ohne die dazu gehörenden Botenstoffe möglich sind. Haben sich bereits wegen Fehlens dieser wichtigen Begleiter oder aus anderen Gründen eingetretene Schäden gebildet, müssen Wege gefunden werden, diese gesondert anzugehen. Es versteht sich, dass der Erfolg dieser Arbeit voraussetzt, dass dann aber eine gute mentalhormonelle Basis geschaffen wird, die nicht ohne die ausreichende Verfügung über Serotonin möglich ist.

## Bekämpfung der Sucht am Beispiel der Fettsucht

Serotonin nennt man Esskontrollhormon und auch Suchtkontrollhormon. Bei der Fettsucht bzw. bei dem Verhalten, das zur Entstehung der Fettsucht (Adipositas) führt, überschneiden sich beide Bereiche. Am Fall der Fettsucht, die statistisch alle anderen Formen von Suchtverhalten weit übertrifft, lassen sich exemplarisch sehr gut die Probleme ihrer Bekämpfung darstellen. Dabei wird auch klar, wie die verbesserte Verfügung über Serotonin helfen kann, das Essverhalten zu verbessern.

## Das gesellschaftliche Problem von Übergewicht und Fettsucht

Ich habe bereits im Vorwort das große Problem des massenhaften Übergewichts in der heutigen Welt angesprochen. Ich vertiefe das Thema nachfolgend in einer Reihe von Aspekten, die erkennen lassen, dass auch dieses Problem nicht schicksalhaft über uns gekommen ist, dass es sich vielmehr lohnt, Strategien zu seiner Lösung zu entwickeln.

Die Deutsche Gesellschaft für Ernährung e.V. mahnt ohne Unterlass, dass das Problem des wachsenden Übergewichts in unserer Gesellschaft nicht mehr beherrschbar ist. Laut ihres aktuellen Ernährungsberichtes sind mehr als 65% der Männer und ca. 55% der Frauen in Deutschland übergewichtig. Nur in den USA ist die Situation wohl noch schlimmer. Aber auch in vielen anderen Teilen der Welt nimmt ein extremes Übergewicht wie eine Seuche immer mehr zu. Vor drei Jahren war ich nach einem ersten Besuch des Landes im Jahre 1974 mal wieder in Mexiko und war entsetzt zu sehen, dass der Großteil der Bevölkerung, besonders auch die Jugend, regelrecht fett geworden ist. Selbst in China findet man heute in den Städten eine Reihe dicker Menschen, wie man sie vor der Überschwemmung der Großstädte mit Fast-Food-Restaurants nie sah. Früher musste man dort Übergewichtige wie Stecknadeln im Heuhaufen suchen.

Übergewicht und Fettleibigkeit (Adipositas) stellen die größten Herausforderungen für das Gesundheitswesen im 21. Jahrhundert dar. Sie sind bedeutende Risikofaktoren für chronische Krankheiten, wie z. B. Diabetes mellitus, Bluthochdruck, Fettstoffwechselstörungen, Herz-Kreislauf-Erkrankungen und psychosoziale Probleme. Die Folgekosten dieser Fehlentwicklung sprengen inzwischen in allen westlichen Ländern die Gesundheitskassen. Von dem Ausmaß der mittelbaren wirtschaftlichen Schäden braucht man da kaum zu reden.

## Bewegung tut not

Neben der besseren Vitalstoffversorgung durch richtige Nutzung unserer Lebensmittel spielt die ausreichende Bewegung in den Bemühungen um die Eindämmung des grassierenden Übergewichts in der Gesellschaft eine bedeutende Rolle. Bewegung ist neben der richtigen Essweise, zum Teil auch verzahnt damit, eine große Hilfe bei der Begünstigung der Fettverbrennung. Dennoch ist festzuhalten, dass die Ernährung für den Erhalt der Gesundheit weit wichtiger ist als die körperliche Bewegung. Menschen mit Behinderung, die sich wegen Krankheit oder Behinderung kaum oder gar nicht bewegen können, brauchen daher nicht zu verzweifeln.

Es gibt reihenweise gute Ratschläge für die richtige Weise, den Körper in Bewegung zu halten, die nur konsequent befolgt werden müssen. Es geht darum, zu realisieren, dass die Menschen in der modernen Gesellschaft mit Auto, Computer und Fernsehsessel sich anders verhalten müssen als in allen früheren Zeiten. Wir haben zu wenig körperliche Bewegung und verfetten durch unsere Ernährungsfehler immer mehr.

Klar ist der Grundsatz: „Wer rastet, der rostet!“ Wir müssen unser Leben lang möglichst in Bewegung bleiben, um nicht vorzeitig unbeweglich zu werden, unsere Elastizität zu verlieren und kraftlos zu werden. Auf der anderen Seite ist es aber eher gefährlich, den Körper immer wieder sportlich an seine Leistungsgrenzen heranzuführen. Nur das hat Winston Churchill mit seinem berühmten Satz gemeint: „No sports!“. Sport ist ein in unserer Gesellschaft maßlos überbewertetes Hobby, das in seiner Totalität schon an das „panem et circenses“ (Brot und Spiele) des römischen Weltreichs erinnert. Die Fixierung auf die Möglichkeiten des Hochleistungssports lenkt m.E. eher von der Besinnung auf die gar nicht spektakuläre notwendige regelmäßige Bewegung unseres Körpers ab.

Eine wichtige Information am Rande: Wir müssen nicht nur unsere Glieder beweglich halten. Wir müssen – auch im Alter – unsere Muskeln auf Kraft hin trainieren, weil das den dringend benötigten Wachstumsreiz auf die sich bis zum Tode stetig selbst erneuernden Knochen ausübt (Gerhard).

Was wir brauchen, ist die Erziehung der Jugend zu regelmäßiger gezielter körperlicher Aktivität, die jede Woche etwa dreimal den Kreislauf und den Körper richtig in Schwung bringt, ohne ihn zu überfordern. Darüber hinaus sorgt das körperliche Ausarbeiten neben dem Aminas-Prinzip der körpereigenen Synthese des Botenstoffes Serotonin durch den Verzehr nativer Kost auf leeren Magen auch für die Auffüllung des zentralnervösen Depots an Serotonin („runner's high"), worauf ich im nächsten Abschnitt ausführlich zu sprechen komme.

## Keine Wunderpille zum Abnehmen

Es gibt keine Wunderdiät und keine Pille zum Abnehmen. Auch die Implementierung nativer Kost in die tägliche Ernährung leistet das nicht, jedenfalls nicht ohne Beachtung der wichtigen Regel der Einhaltung von Essenspausen.

Fast alle Diäten lassen schnell abnehmen, weil der Entschluss zu ihrer Durchführung eine Zeitlang die alten Essgewohnheiten außer Kraft setzt. Die Gegenreaktion des Körpers auf den Nahrungsentzug durch die Verringerung des Grundumsatzes und die Rückkehr der Lebensgewohnheiten nach der Diät führen aber zum Jojo-Effekt. Statt nach dem Diäterfolg das verringerte Gewicht zu halten, steigt es bald über den alten Wert an. Biologisch-chemische und verhaltensbedingte Umstände machen so jeden Diäterfolg zunichte. Nur eine dauerhafte Änderung der Essgewohnheiten im Sinne der Einhaltung von Pausen zwischen den Mahlzeiten kann das Problem lösen.

Die meisten Übergewichtigen haben schon konkrete Vorstellungen davon, was ihnen helfen könnte, um von ihrem Übergewicht herunterzukommen. Sie glauben nicht wirklich den Anpreisungen der Hersteller der vielen „für den kleinen Hunger zwischendurch" bestimmten Zwischenmahlzeiten. Aber die Verführung ist zu groß.

Ohne besondere Hilfen fällt fast allen Übergewichtigen die Essensabstinenz zwischen den geregelten Mahlzeiten einfach zu schwer. Also scheitern sie und fühlen sich auch noch schlecht dabei. Gerade diese psychosoziale Komponente macht starkes Übergewicht und Fettsucht so besonders nachteilig. Wer seine schlanke Linie und seine Agilität verliert und unförmig und schwerfällig wird, bedauert das zwangsläufig selbst. Es ist nicht die von allen Seiten auf uns einströmende Werbung für jugendhafte Schlankheit, die erst dazu führt. Jeder merkt doch selbst die Einschränkungen, die ihm seine Verfettung auferlegt. Es ist auch nicht erst die übertriebene Werbung für untergewichtige, angeblich sexuell attraktive Kind-Frau-Gestalten, die uns zum Urteil führt, dass ein stark verfetterter Körper unästhetisch ist. In einigen wenigen Gesellschaften hat es zwar eine Vorliebe für die massige und fette Erscheinung von Mann und Frau gegeben, das sind aber große Ausnahmen. In Indien beispielsweise war es immer ein Zeichen von Reichtum, wenn jemand sehr beleibt war. Zu solcher Einschätzung kann es natürlich leicht kommen, wenn von wenigen Reichen abgesehen, mehr als 90 % der Bevölkerung Probleme haben, jeden Tag selbst das absolute Minimum an Nahrung zu bekommen. Anthropologen haben berichtet, dass die in orientalischen Ländern teilweise zu findende Bevorzugung von deutlichem Übergewicht bei Frauen nicht ästhetische, sondern sexuell-technische Vorteile haben soll (Masters/Edward). Abgesehen von solchen Ausnahmen ist aber heute der Stand der Dinge, dass jeder Mensch, gleich welchen Geschlechts, eine Verfettung seines eigenen Körpers nicht schön findet. Daran ändert sich auch nichts, dass immer mal Übergewichtige, die einfach keinen Ausweg finden, sich bewusst zu ihrem Übergewicht bekennen und erklären, das sei gut so.

Wer sich selbst wegen der Verfehlung der Schönheitsideale nicht mehr mag, glaubt bald daran, dass ihn auch andere, selbst der eigene Partner, nicht mehr mögen, auch wenn der sich daran gar nicht groß stört. Oft mag der Betroffene dann auch die Mitmenschen nicht mehr. Gründe genug, im Interesse der Psychohygiene noch einmal hinzuschauen, ob es wirklich wahr ist, dass das Übergewicht und die Fettsucht nicht nachhaltig besiegt werden können.

## Beseitigung des Hungergefühls

Die Beseitigung des Hungers sollte eine Hilfe beim Abnehmen sein, wie groß oder wie gering, wird in der Folge zu klären sein. Um zu verstehen, worum es dabei geht, muss man wissen, wie sich Hunger, Appetit und Sättigung voneinander unterscheiden und wie sie miteinander zu tun haben. Selbst gestandene Ernährungswissenschaftler halten die Begriffe meist nicht auseinander. Sie reden, z.B. von Appetitzüglern, die in Wahrheit keine sind, weil sie „nur" den Hunger begrenzen oder beseitigen. Genauso locker nimmt es die Pharmaindustrie in ihren Angeboten arzneilicher angeblicher Appetitzügler und der Behauptung, dass diese Produkte abnehmen ließen.

## „Abzocke" der Fettleibigen

Die Historie der großen Zahl von arzneilichen und anderen Angeboten zum angeblich möglichen nachhaltigen Abnehmen zeigt, dass das Wohl der Betroffenen hinter dem Gewinnstreben der Anbieter regelmäßig hintanstand. Viele Produkte mussten nach unguten Erfahrungen in der Praxis, selbst nach nachgewiesenen Todesfällen, verboten werden. Heute werden teure Mittel angeboten, die im Verdauungstrakt Fette binden, sodass weniger Fett in die körperlichen Systeme kommt. Nichts kann aber schlank machen, das nicht die Fettzellen in den Fettdepots des Körpers öffnet. Das können solche Mittel ebenso wenig, wie es die auch immer noch auf dem Markt befindlichen Appetitzügler können.

## Das System der Essenspausen

Wenn es um die Kontrolle des Körpergewichts geht, ist es unerlässlich, längere Zeiten zu haben, in denen einen nichts zum Essen drängt. Das sind zunächst die Zeiten der vorherrschenden Sättigung. Beim Verzehr von nativer Kost bekommt man diesen Effekt ganz nebenbei mit. Denn im Dünndarm werden in der Verdauung von Kohlenhydraten und Eiweißen nicht nur die Esshormone wie Serotonin gelockt, sondern auch die Sättigungshormone, allen voran das Hormon Cholezystokinin.

## Sättigungshormon Cholezystokinin

Cholezystokinin, übersetzt der „Gallenblasenbeweger", der vielfach in den Verlauf der Verstoffwechslung der Nahrung eingeschaltet ist, schaltet als Transmitter im Sättigungszentrum des Hypothalamus die Sättigung ein. Dieser gute Zustand hält sich, bis Hunger oder sonst ein Drang zum Essen die Vorherrschaft übernehmen.

Der Hunger selbst kann allerdings nur mit der Unterstützung durch das mit der nativen Kost geweckte Esskontrollhormon Serotonin effektiv gebremst werden. Die Gefahr unkontrollierten Essens, besonders der Heißhungerattacken, ist damit weitgehend gebannt. Aber gewiss ist Ihnen aufgefallen, dass ich nicht gesagt habe, dass die vermehrte Verfügung über das oberste Esskontrollhormon Serotonin automatisch die Esskontrolle herbeiführe. In diesem Feld, in dem wenig vollautomatisch abläuft, gibt der Wille zum Abnehmen den letztendlichen Ausschlag zum Erfolg. Es bedarf nicht einer verbissenen willentlichen Aufbäumung gegen „den inneren Schweinehund." Gegen den verliert man doch sowieso. Nur so viel ist klar: Wer seine alten Essgewohnheiten für heilig hält und partout nicht die geringsten Änderungen zulässt, bekommt die bessere Esskontrolle nicht geschenkt.

## Große Essenspausen

Da mit der Umstellung auf die native Kost eine nachhaltige Esskontrolle leicht möglich ist, wenn man sie wirklich einführen will, eröffnet sich in der Kombination mit der Regel, große Essenspausen einzuhalten, der Weg, um auf ganz einfache Weise das Körpergewicht zu kontrollieren, insbesondere ein bestehendes Übergewicht abzubauen und am Boden zu halten. Große Pausen zwischen den Mahlzeiten einzuhalten, heißt umgekehrt, das heute fast allgemein übliche Essen zwischen den Mahlzeiten wegzulassen. Man kriegt ja nicht einmal eine Tasse Kaffee angeboten, ohne ein wenig Gebäck dazu! In den Büros liegen ständig Knabbersachen herum. Schon Kinder werden daran gewöhnt, sich immer wieder kleine süße Extras zu gönnen. Welchen Sinn Pausenbrote haben, ist nie richtig durchdacht worden.

Wie wichtig es ist, nicht immer wieder zwischendurch zu essen, sondern einmal gegessene Nahrung, die im Magen festgehalten wird, erst einmal dort bearbeiten und neutralisieren zu lassen, bevor man frische Nahrung nachlegt, habe ich in der Schilderung der Reisen unserer Nahrung und ihrer Bestandteile durch den Körper bereits ausführlich dargestellt. Native Nahrung, die nicht im Magen liegen bleibt, wird so schnell verstoffwechselt, dass sie nur ein kurzes Interregnum zwischen zwei Essenspausen darstellt, wenn sie in den Körper kommt. Nehmen Sie den Normalfall, dass jemand abends in der Zeit zwischen 18.00 und 20.00 Uhr seine letzte Mahlzeit zu sich genommen hat, sich gegen 23.00 Uhr zum Schlafen hinlegt und morgens gegen 6.30 Uhr seine kleine Portion nativer Kost verzehrt, vielleicht noch eine Tasse Kaffee oder Tee hinterher. Wenn er dann erst gegen 12.00 Uhr Mittag wieder etwas isst, waren sein Magen und Darm mit Ausnahme von vielleicht einer guten halben Stunde am Morgen praktisch einen halben Kalendertag lang leer. Folgt dann ein nur leichtes Mittagessen – man hat ja meist noch anschließend zu tun und will nicht vom Essen müde werden –, schließt sich bis zum Abendessen noch einmal eine Essenspause von 4 – 5 Stunden an. Was für ein Kontrast zu der Lebensweise der meisten „modernen“ Menschen, die ständig Nahrung in sich hineinstopfen –seien es belegte Brote, Hamburger, Pizzas, Bonbons, Lakritze oder Gummibärchen, Kekse, Kuchen und was noch!

## Fünfmal am Tag Obst und Gemüse?

Das Publikum denkt sich auch deshalb nicht viel dabei, täglich wenigstens fünfmal am Tag, also mehr oder minder ohne jede richtige Pause zu essen, weil ihm hochoffiziell vorgeschlagen wird, gerade das zu tun.

Die Deutsche Gesellschaft für Ernährung e.V. (DGE) predigt doch seit mehr als 10 Jahren die Notwendigkeit der Verteilung der täglichen Nahrungsmenge auf mindestens fünf Mahlzeiten. Der Grund dafür ist der, dass sie die Menschen dazu bringen will, täglich wenigstens fünf Portionen Obst und Gemüse zu essen, einen guten Teil davon roh. Dahin kommt man leicht, wenn man zwischen Frühstück, Mittag- und Abendessen noch ein zweites Frühstück einschiebt und die traditionelle Vesper oder den Kaffee oder Tee am Nachmittag.

Die Empfehlung der DGE beruht zum einen auf Untersuchungen aus den 50er Jahren zur Leistungskurve im Tagesverlauf. Die aktuelle Diskussion um die gesundheitsfördernde Wirkung sekundärer Pflanzenstoffe macht angeblich ebenfalls eine verteilte Zufuhr von Obst und Gemüse auf mehrere Mahlzeiten wünschenswert. Häufigere Mahlzeiten verbessern laut DGE möglicherweise Blutfettparameter nach dem Essen sowie bei Diabetikern Typ 2 das Tagesprofil des Blutzuckerspiegels. Zum Teil haben Übergewichtige angeblich weniger Probleme damit, Mahlzeiten ganz wegzulassen, als eine begonnene Mahlzeit mit allem Drum und Dran zu beenden. Diesen Personen fällt es angeblich leichter, weniger häufig zu essen. Durch häufigere Mahlzeiten soll sich das subjektive Hungergefühl dämpfen lassen, wodurch die folgende Hauptmahlzeit nicht mit Heißhunger angegangen würde. Dadurch falle es vielen leichter, die Gesamtnahrungsaufnahme zu begrenzen. Das beruhe zum Teil darauf, dass ein niedriger Blutzuckerspiegel eines der vielen Hungersignale des Körpers darstelle. Häufigere Mahlzeiten vermindern danach die Insulinausschüttung nach dem Essen, wenige große Mahlzeiten können nach dieser Logik zu höherer Insulinsekretion und in Folge zu schnell absinkenden Blutzuckerspiegeln sowie zu Hungergefühl führen.

Viele Ernährungsexperten sind von diesen Erklärungen der DGE ganz und gar nicht überzeugt. Größere Pausen zwischen den Mahlzeiten führen nicht zu einer Vergrößerung der Portionen. Ganz im Gegenteil: Das Magenvolumen verringert sich in den Essenspausen und die Sättigung tritt schneller ein. Jeder kennt den richtigen Spruch: **„Ein voller Bauch studiert nicht gern."** Auch kleine Mahlzeiten treiben das Blut in den Darm, wodurch es vom Gehirn abgezogen wird und man für eine ganze Weile müde und unkonzentriert ist. Folgt in regelmäßigen kurzen Abständen eine Nahrungsaufnahme nach der anderen, fehlt den ganzen Arbeitstag über die Konzentration auf die Arbeit. Fünf Mahlzeiten am Tag führen dazu, dass man mehr oder minder den ganzen Tag beim Essen ist oder sich auf die nächste Mahlzeit vorbereitet. Wenn man bei denen, die sich ein großes Übergewicht zugelegt haben, genau hinsieht, stellt man fest, dass sie sich buchstäblich den ganzen Tag hindurch von einer Mahlzeit zur andern hangeln. Die tägliche Ernährung hat jeden Tag und letztlich das ganze Leben lang für diese armen Betroffenen das Hauptaugenmerk. Das ist das „Saufen und Fressen", das der übergewichtige Martin Luther als „die Lust der Welt" geißelte.

## Kein gehaltvolles Frühstück

> Das Dümmste, was man tun kann, ist, sich an den überholten Spruch zu halten: **„Iss morgens wie ein Kaiser, mittags wie ein Edelmann und abends wie ein Bettelmann." Umgekehrt wird ein Schuh daraus!**

Zum gehaltvollen Frühstück wird von vielen geraten, weil der Körper morgens vermehrt die appetitfördernden Hormone Cortisol und Noradrenalin (Norepinephrin) bereitstellt. Angeblich wird dann mehr oder minder automatisch das Esskontrollhormon Serotonin ausgeschüttet und der Hunger soll verschwinden.

So ließe sich Übergewicht am ehesten vermeiden. Richtig ist daran nur so viel, dass es Sinn macht, morgens so zu essen, dass es zum zentralnervösen Aufbau von Serotonin kommt. Dazu genügt aber nach dem Aminas-Prinzip bereits eine kleine Mahlzeit mit nativer Kost. Man benötigt dazu keinesfalls ein weiteres Frühstück. Ohnehin befindet sich im ganzen Körper bis in seine letzten Zellen hinein als Folge einer gesunden abwechslungsreichen Ernährung immer die ganze Fülle der Mikronährstoffe. Dass wir ständig alle Vitalstoffe mit der Nahrung nachschieben müssten, ist ein Märchen.

Durch Studien aus den USA soll indessen belegt sein (Fitzgerald), dass Menschen die üppig frühstückten, eher schlank wären. Unterstellt wird, dass ein reichhaltiges Frühstück mit über 600 Kilokalorien für weniger Hunger den ganzen Tag über sorge. In China und fast ganz Asien, wo praktisch alle Menschen, die sich an die Essenszeiten halten, gertenschlank sind, ist das Frühstück nicht üppig. Hauptbestandteil ist eine heiße Suppe. Ich persönlich übernehme diese Regel, rühre in mein Heißgetränk mit Fruchtsaft oder Brühe aber einen Esslöffel native Kost hinein.

## Fettverbrennung zählt, nicht Kalorien

Die meisten Menschen denken beim Thema Übergewicht nur über die Energiezufuhr nach. Sie versuchen weniger zu essen. Kalorien- und Punktezählen (Weight Watchers) bestärkt sie noch darin. Für den Körper ist das aber eine Katastrophe. Denn um an Energie zu kommen, baut der hungernde Mensch Muskelmasse ab. Der Muskel wird weggehungert, aber das Fett außen herum bleibt. Irgendwann verbraucht man im Ruhezustand kaum noch Energie. Und wenn man noch so wenig isst, man nimmt kaum ab. Das Ergebnis ist, dass der Mensch fett ist und bleibt, aber kraftlos wird. Noch mehr zu hungern wäre der reine Wahnsinn.

Damit will ich nicht sagen, dass die hoch dekorierten Weight Watchers keine Erfolge hätten.Sie haben die Abnehmerfolge aber, solange ihre Apologeten sich ernsthaft um die Gewichtsreduzierung kümmern, fast wie von selbst. Klug ist allerdings die Arbeit in der Gruppe, weil diese eine hervorragende Methode ist, Motivation zu erzeugen. Wenn die Weight Watchers, was aber nicht Teil ihres Programms ist, tatsächlich mal dazu kommen, Essenspausen einzuhalten, ist auch bei ihnen mit nachhaltigem Erfolg zu rechnen.

## Hormone ermöglichen Fettabbau

Der Grund dafür, dass lange Essenpausen zum Verbrauch von überschüssigem Körperfett führen, liegt an der natürlichen Wirkung einer ganzen Reihe von Hormonen. Das Transporthormon Insulin ist für die fettabbauenden Hormone der ganz große Gegenspieler. Denn Insulin öffnet die Fettzellen und lagert dort Fett ein, egal wie riesig die Fettzellen schon sind. Die erste günstige hormonelle Wirkung im Zusammenhang mit dem Fettabbau ist der Rückgang von Insulin im Körper. Denn dann wird schon einmal kein neues Fett eingelagert. Zieht sich indessen Insulin zurück, baut der Körper die Hormone auf, die Fettdepots zu Leibe rücken.

## Wachstumshormon Somatotropin (HGH)

Das Wachstumshormon Somatotropin (HGH = engl. human growth hormone), das in der Hirnanhangdrüse gebildet wird, ist eine wertvolle Waffe im Kampf gegen die Fettsucht. Im Erwachsenenalter wird dieses Hormon nicht mehr für das Längenwachstum des Körpers gebraucht. Daher wird es mit zunehmendem Alter immer weniger produziert. Ab 40 wird nur noch wenig Somatotropin produziert. Das ist einer der Gründe dafür, dass man mit zunehmendem Alter immer weniger Nahrung braucht, um das Gewicht zu halten, beziehungsweise, dass man immer mehr zu Übergewicht neigt.

HGH wird aber in jedem Lebensalter dann stärker ausgeschüttet, wenn sich der Mensch tagsüber mehr bewegt. Jede Nacht, ungefähr 70 Minuten, nachdem wir eingeschlafen sind, wird HGH aktiv. Es sorgt dafür, dass im Schlaf Fett aus den Fettzellen abgebaut und in Energie umgewandelt wird (Pape/Semionek). Für seinen Aufbau benötigt das Wachstumshormon ausreichend Eiweiß und die Vitamine C und B6 – alles Stoffe, die in der nativen Kost reichlich enthalten sind. Aus diesem Grunde bietet es sich bei besonderem Interesse am Abnehmen an, vor dem Schlafengehen noch einmal eine Mahlzeit mit nativer Kost zu sich zu nehmen. Liegt das Abendessen dann schon weit zurück, werden zusätzlich die Wege dafür geebnet, dass sich zentralnervös auch (noch einmal) das Schlüsselhormon Serotonin erneut bilden kann. Dies kann eine große Bedeutung haben, wenn der Betroffene sein Serotonin etwa tags in der Stressabwehr stark verbraucht hatte oder wenn er generell Schnellverbraucher von Serotonin ist.

Die „Schlank-im-Schlaf-Diät“ von Pape beschreibt die Arbeit von HGH sehr richtig. Dabei kommt aber zu kurz, dass es eine Vielzahl anderer Stoffe gibt, die ebenfalls den Fettabbau begünstigen, wenn auch weniger in der Nacht.

## Glukagon

Die Aufgabe des Hormons Glukagon ist es, den Blutzuckerspiegel nicht zu stark absinken zu lassen. Bei einer drohenden Unterzuckerung wird Glukagon von der Bauchspeicheldrüse ausgeschüttet und sorgt für einen Anstieg des Blutzuckerspiegels. Zu diesem Zweck fördert es die Freisetzung von Zucker, welches in der Leber in Form von Glykogen gespeichert wurde. Darüber hinaus aktiviert Glukagon ein Enzym, welches hilft, das Fett aus den körperlichen Fettdepots und aus der Leber herauszuschleusen und dann in Energie umzuwandeln. Aufgrund des Blutzuckermangels wird jetzt vermehrt auf Fett und Eiweiß als Energieträger zurückgegriffen. Da einige Teile des Körpers (z.B. Gehirn, rote Blutkörperchen) Energie nur aus Zucker gewinnen können, fördert Glukagon auch die Bildung von einer Zuckerform aus Fett und Eiweiß. Aus diesem Grund sollte die Nahrung während des Abnehmens genügend hochwertiges Eiweiß enthalten, denn nur, wenn gleichzeitig Fett und Eiweiß in ausreichenden Mengen zur Verfügung stehen, läuft die Synthese dieser Zuckerform optimal und ein Abbau von körpereigenem Eiweiß (z.B. Muskeln) wird verhindert.

Durch eine Ernährung mit reichlich komplexen Kohlenhydraten, z.B. Nudeln, bleibt der Blutzuckerspiegel niedrig, und es wird wenig Insulin ausgeschüttet. Wird jetzt die Kalorienzufuhr reduziert, fällt der Blutzuckerspiegel leicht ab und die Bauchspeicheldrüse setzt das fettzehrende Glukagon frei.

Und wieder ist die körperliche Bewegung ein wichtiger ergänzender Schlüssel: Durch körperliche Bewegung steigt der Glukagonspiegel an. Kräftige Muskeln verlangen auch im untätigen Zustand mehr Energie, d.h., sie sorgen für eine Erhöhung des Grundumsatzes. Muskelarbeit bewirkt sogar eine Vermehrung der Mitochondrien in den Muskelzellen und damit eine weitere Förderung der Fettverbrennung.

## Die Östrogen-Falle für Frauen

Ein Östrogen-Überschuss lässt das Gewicht steigen. Das kann man in der Schwangerschaft beobachten, und das ist auch eine bekannte Nebenwirkung einer Hormonersatz-Therapie. Offenbar wirkt sich auch ein relativer Östrogen-Überschuss durch Progesteronmangel (Gelbkörperhormon, Gestagen) auf das Körpergewicht so aus wie ein echtes Zuviel an Östrogen. Das erklärt auch die Gewichtszunahme in der ersten Zeit der Wechseljahre. Viele Frauen nehmen während der Wechseljahre deutlich an Gewicht zu. Die lange Zeit beliebte Östrogenersatztherapie ist heute verpönt. Man muss vermeiden, in dieser Zeit zu viel Sojaprodukte zu essen, hopfenhaltiges Bier zu trinken und Präparate mit Phytohormonen oder gar synthetisches Östrogen medikamentös einzunehmen, wenn man nicht stark zunehmen will. Eine Kur mit natürlichem Progesteron ist dagegen anzuraten.

## Andere Ursachen starker Gewichtszunahme

Durch eine chronische Schilddrüsenunterfunktion, Erkrankung der Nebennieren (Cushing-Syndrom) und durch entzündliche Veränderungen an den Eierstöcken oder chronische Zyklusstörungen, die auch durch einen Östrogenüberschuss verursacht werden können, kann ebenfalls eine starke Gewichtszunahme ausgelöst werden.

Auch die Schilddrüse produziert verschiedene Hormone, die am Fettabbau beteiligt sind. Diese Hormone werden fortlaufend in das Blut abgegeben und sorgen für eine Steigerung des Grundumsatzes, indem sie die Körpertemperatur, die Herztätigkeit und den Abbau von Fett und Glykogen steigern. Für die Hormonbildung der Schilddrüse sind Jod und die Aminosäure Tyrosin unverzichtbare Bestandteile. Beides sollte mit der Nahrung in ausreichender Menge zugeführt werden, was indessen kein großes Problem ist.

Es gibt auch hormonproduzierende Tumoren, die das Gewicht hochtreiben. Die medikamentöse Gabe von Insulin und Kortison, bei manchen Frauen auch die Einnahme der Anti-Baby-Pille, sind weitere mögliche Gründe für starken Gewichtsanstieg.

## Mehr Fettverbrennung

An der Fettverbrennung sind neben HGH, Glukagon und den Schilddrüsen-Hormonen noch viele andere Stoffe beteiligt, so das Stresshormon Adrenalin, L-Carnitin, Linolsäure, Magnesium, Taurin und die Vitamine C und die der B-Gruppe.

Auch Magnesium und Methionin verdienen besondere Erwähnung. Zur Fettverbrennung benötigt der Körper sehr viel Magnesium, das als Bestandteil von verschiedenen Enzymen wirksam wird. Magnesium ist in Vollkornprodukten, besonders reichlich in Amaranth und Quinoa, der Basis aller derzeit bei uns im Handel befindlichen nativen Kost, enthalten. Auch Nüsse und Erdmandel (Chufa) sind gute Magnesiumlieferanten.

Methionin ist am Aufbau von Adrenalin beteiligt. Adrenalin wiederum ist das Fettabbauhormon schlechthin. Methionin wird zur Synthese, Anregung und zum Abbau vieler weiterer Stoffe im Körper benötigt, die indirekt am Fettabbau beteiligt sind. Unter anderem trägt es zur Bildung von Carnitin, Cholin, Kreatin, Melatonin und Nukleinsäuren bei. Besonders viel Methionin ist in Eigelb, Geflügel, Fisch Leber, Fleisch, Sojasprossen, Käse und Joghurt enthalten. Es findet sich aber auch reichlich in den rohen Mehlen und gequetschten Samen (Flakes) von Amaranth und Quinoa. Die Schilderung macht klar, dass es da keine nennenswerten Versorgungsprobleme gibt.

## Fettabbau braucht ausgewogene Ernährung

Eine ausgewogene und vielseitige Ernährung macht es für den Normalbürger überflüssig, sich mit den komplizierten Vorgängen beim Fettabbau eingehend zu befassen. Anders als bei der zerebralen Synthese von Serotonin kennt die Natur beim Aufbau der vielen Stoffe, die am Fettabbau beteiligt sind, keine generellen Probleme. In der Gesamtschau zeigt sich, dass der Fettstoffwechsel auch ohne besondere Maßnahmen bestens funktioniert, wenn die Ernährung insgesamt ausgewogen und vielseitig ist. Gut ausnutzbare, hochfein gemahlene, proteinreiche Pflanzennahrung, also native Kost, die man ja ohnehin täglich einmal verzehren sollte, um über Serotonin eine bessere Esskontrolle zu erreichen, tut auch hier gute Dienste.

## Spannende Foxa2-Forschung

Ohne dass bisher viel darüber an die Öffentlichkeit gelangt wäre, hat sich die Forschung in den letzten Jahren sehr intensiv mit einem Eiweißstoff namens Foxa2 befasst, der sich inzwischen als ein Dreh- und Angelpunkt für die körperlichen Funktionszusammenhänge von Nahrungsaufnahme, Nahrungsverwertung und Bereitschaft zu körperlicher Bewegung entpuppt hat. Nunmehr hat eine Forschergruppe um **Markus Stoffel**, Professor am Institut für Molekulare Systembiologie der Eidgenössischen Technischen Hochschule Zürich, im international renommierten Fachblatt „Nature“ die Ergebnisse einer sog. Silva-Studie veröffentlicht, die keinen Zweifel mehr daran lässt, dass es völlig verfehlt ist, sich jeden Tag von einer Mahlzeit zur anderen zu hangeln. Der Körper braucht vielmehr lange Pausen zwischen den Mahlzeiten, um nicht bewegungsarm, träge und fett zu werden.

Die Forscher untersuchten die Funktion von Foxa2 im Hypothalamus, in dem bekanntlich auch die allen anderen Hungerregularien übergeordnete Esskontrolle unter Einsatz von Serotonin stattfindet. Versuche mit Mäusen haben gezeigt, dass dann, wenn Foxa2 durch einen genetischen Eingriff ständig aktiviert ist, sich diese Mäuse fünfmal mehr als die Mäuse bewegen, bei denen es nach dem Essen ausgeschaltet ist oder die stark übergewichtig sind. Denn nach einer Mahlzeit mit ausreichend Kohlenhydraten schüttet der Körper das Transporthormon Insulin zur Verteilung dieser Energieträger im Körper aus, schaltet aber gleichzeitig auch die Produktion von Foxa2 in der Leber ab. Wer also laufend Nahrung aufnimmt, hat ständig einen hohen Insulinspiegel. Als Folge davon fehlt ihm das Foxa2-Signal, das den Wunsch nach Bewegung in Gang bringt. Sehen Sie mir bitte nach, dass ich über Tierversuche berichte, von denen ich nicht weiß, ob sie unumgänglich waren. Da die Ergebnisse aber einmal da sind und da sie einen hohen Erkenntniswert haben, denke ich, dass es falsch wäre, sie nicht zu verwerten.

Foxa2 ist eines der neuen Transkriptionsproteine aus der Epigenetik. Es sorgt dafür, dass bestimmte Gene aktiviert werden, die ihrerseits den Aufbau von Proteinen befördern, die das betroffene Lebewesen in Bewegung versetzen, um Nahrung zu beschaffen. Nehmen der Mensch oder das Tier Nahrung auf, schütten die Beta-Zellen der Bauchspeicheldrüse Insulin aus. Dieses hemmt Foxa2 in seiner Entstehung. Im nüchternen Zustand, also beim Fasten, fehlt Insulin, und Foxa2 ist aktiv. Im Hirn, so zeigen die Forscher auf, fördert Foxa2 die Bildung von zwei Eiweißstoffen, MCH und Orexin. Diese beiden Hirnbotenstoffe lösen verschiedene Verhaltensweisen aus: Nahrungsaufnahme und spontane Bewegung. Haben Säugetiere Hunger, sind sie aufmerksamer, körperlich aktiver, kurz gesagt, suchen sie nach Nahrung oder gehen auf die Jagd.

Bei fettleibigen Mäusen haben die Forscher eine typische Störung entdeckt. In diesen Tieren ist Foxa2 permanent inaktiv, egal ob die Tiere nüchtern oder gesättigt sind. Dies erklärt das seit längerem bekannte, aber nicht erklärte Phänomen, die Bewegungsarmut von fettleibigen Menschen und Tieren. Um dies nachzuweisen, haben die Forscher mit einem genetischen Trick Mäuse gezüchtet, in deren Hirnen Foxa2 stets aktiv ist, egal ob sie gerade gefressen haben oder nüchtern sind. Diese Mäuse produzieren mehr MCH und Orexin und bewegen sich fünfmal mehr als gewöhnliche Tiere, bei denen durch Insulin Foxa2 nach dem Essen ausgeschaltet ist oder die fettleibig sind. Die genetisch veränderten Mäuse verlieren Fettgewebe und bilden größere Muskeln aus. Zucker- und Fettstoffwechsel laufen bei ihnen auf Hochtouren und ihre Blutwerte sind deutlich verbessert.

Für Stoffel ist mit dieser Studie klar: „Der Körper braucht Fastenperioden, um gesund zu bleiben." Zudem muss man für ein gutes Körpergewicht sorgen. Er hält deshalb auch wenig davon, zahlreiche kleine Mahlzeiten über den Tag verteilt einzunehmen. Lieber wenige Male richtig essen, und dazwischen auch dem Hunger ein wenig Raum lassen, ist seine Devise. Bei jeder Mahlzeit wird auch Insulin ausgeschüttet, was Foxa2 unterdrückt, so verringert sich zusehends die Motivation zur körperlichen Aktivität und die Verbrennung von Zucker und Fett. Bei der Feststellung, dass Hunger aktiv mache, muss ich allerdings einwenden, dass es nicht der Hunger ist, der die Aktivität auslöst, sondern das Eiweiß Foxa2. Hunger lässt sich begrenzen, letztlich durch nichts so gut wie durch das Esskontrollhormon Serotonin.

Die Wirkungen von Foxa2 sind, was das Abnehmen anbetrifft, aber nicht beschränkt auf die Hinführung des Menschen zu mehr Bewegung. Foxa2 trägt unmittelbar dazu bei, dass sich die genannten fettlösenden Hormone wie Somatotropin, Carnitin, Cholin, Kreatin und Leptin verstärkt bilden. Alle diese Stoffe haben den einen großen Gegenspieler Insulin, der aber ohne Einhaltung von Essenpausen einfach nicht im Zaum zu halten ist. Es zeigt sich, dass ausnahmslos alle Möglichkeiten zur Realisierung des Fettabbaus sich gegenseitig verstärken. Wenn es gelingt, ihren koordinierten Einsatz durch die Nahrungsaufnahme ausschließlich zu den geregelten Essenszeiten zu sichern, ist für die große Zahl der Übergewichtigen das technische Problem der Esskontrolle abschließend erfolgreich gelöst.

> Vom Ergebnis her treffen sich meine Erkenntnisse mit den Darlegungen des weltbekannten Karikaturisten aus Kalifornien, **Ori Hofmekler**, der aus der Wissenschaft und Kunst des Überlebens bei ungünstigsten äußeren Umständen die **„Warrior Diet", die Diät der Krieger**, entwickelt hat. Er hat im Rückblick auf die Evolution und die Geschichte der Menschen festgestellt, dass wir darauf angelegt sind, einmal am Tage, und zwar abends in der Gemeinschaft der Sippe zu essen. Er verweist auch auf das römische Imperium, in dem in den Jahren des Aufbaus die Truppen auch nur einmal am Tag aßen. Sicher ist, dass diese Ernährungsweise die schrecklichen Folgen unvernünftiger Hygiene des Verdauungstrakts vermeidet und den Menschen den ganzen Tag über leistungsfähig und aufmerksam sein lässt.

## Nicht ständig Energiespeicher auffüllen

Man kann kaum eine sich mit Gesundheits- und Ernährungsfragen befassende für die allgemeine Öffentlichkeit bestimmte Zeitschrift aufschlagen, ohne lesen zu müssen, dass man morgens gleich nach dem Aufstehen als Erstes seine über Nacht entleerten Energiespeicher auffüllen müsse. Überhaupt wird suggeriert, dass wir ständig essen müssten, damit uns ja nie etwas fehlt. Wir kennen aber seit langer Zeit keine Nahrungsmittelknappheit mehr. Wir leben vielmehr so im Überfluss, dass wir die Hälfte der Nahrung, die wir ins Haus schaffen, am Ende in den Müll werfen. Bei all diesen Fragen wird nicht beachtet, welch großartiges Energiespeichersystem unser Körper doch hat.

Wenn wir unsere Energie auch der kalten chemischen Verbrennung in unseren Körperzellen entnehmen, gibt die Angabe des kalorischen Wertes der Wärmeerzeugung bei der heißen Verbrennung unserer Energieträger immerhin einen groben Anhaltspunkt, wenn es um die Ermittlung der Energiereserven im Körper geht. Schließlich greifen beide Methoden der Energiegewinnung auf dieselben Energieträger zurück. Ein enormer Energiespeicher von etwa 75.000 kcal ist die durchschnittlich im Körper befindliche Fettmenge. Glukose wird zudem in seiner Langzeitspeicherform Glykagon in den Muskeln und in der Leber gespeichert (Ketone). Das ist noch einmal eine Reserve von annähernd 2.000 kcal. Aber das ist längst nicht alles. Bei Bedarf bildet Glukose sich in der Gluconeogenese, bei der enzymatisch Aminosäuren und Fette zur Energiegewinnung herangezogen werden. Bei längerer Essensenthaltung kann die Leber auch über die Ketonkörpersynthese den Energieträger Brenztraubensäure (Actyl-CoA) in größeren Mengen herstellen. Der Körper stellt sich dann auf die Energiegewinnung aus Acetyl-CoA um. Die Begriffe muss man sich nicht merken. Diese Systeme von Zeit zu Zeit aber zu nutzen, ist von großem Wert. Es kann ja nie von Nachteil sein, die Funktionen von Speichern zu überprüfen und sie dadurch zu trainieren, dass man sie leert und wieder füllt.

Körperliche Belastungen führen weniger in der Zeit der Aktivität, sondern erst danach zu einer deutlichen Reduzierung von Körperfett. In Ruhe greift der Körper weit stärker auf seine Fettreserven zu als unter Belastung. In der Ruhe nach der körperlichen Anstrengung wird aber lange Zeit weiter viel Energie gebraucht, die dann vorwiegend aus Speicherfett genommen wird. Daher gilt der Rat, nicht ständig angeblich entleerte Energiedepots aufzufüllen, besonders in der Zeit nach sportlicher Belastung. Der Volksmund, der sagt: „Nach dem Essen sollst du ruhn oder tausend Schritte tun!“ hat ganz in diesem Sinne nur mit dem ersten Teil der Aussage Recht, der Rat, sich dann körperlich anzustrengen, ist ganz falsch. Wie wäre es damit, sich vor dem laufenden Fernseher den Bauch mit Essen voll zu schlagen, um direkt danach zu joggen, natürlich mit dem Knopf in einem Ohr, um Musik zu hören, und dem Handy am anderen, um im Gespräch die Probleme der großen und der kleinen Welt zu lösen?

## Esskontrolle mit Serotonin

Wenn ich mit dem System der Einhaltung der Essenspausen genau weiß, wie ich auf natürliche Weise und ohne jeden Aufwand mein Körpergewicht senken und am Boden halten kann, heißt das noch lange nicht, dass ich dies auch tatsächlich tue. Mein Essverhalten wird ja nicht nur durch meine Hormone gesteuert, sondern auch, wenn nicht noch viel stärker, durch meine Essgewohnheiten und meine Vorlieben. Wir alle wissen, was Essen aus Frust und was die große Freude am Essen ist. Das sind Wertfestlegungen, die unbewusst unser Verhalten steuern.

Allein mit der Schaffung der Voraussetzung, sein Essverhalten besser kontrollieren zu *können*, ist es nicht getan. Man muss sich das auch vornehmen und muss lernen, es wirklich zu *tun* (dritte Stufe der Suchtbewältigung). Wenn wir uns nicht wenigstens vornehmen, unseren inneren Antrieben zum unkontrollierten Essen nicht immer nachzugeben, bleibt es trotz der besseren Versorgung mit dem Esskontrollhormon Serotonin beim alten Zustand. Aber die Erfahrung hat gezeigt, dass es viel leichter fällt, den inneren Antrieben zum ungezügelten Essen entgegenzutreten, wenn man hormonell gut versorgt ist und sich einfach entschließt, nur zu den geregelten Mahlzeiten zu essen. Die Verfügung über Serotonin lässt schon automatisch bei denen, die darunter litten, die üblen Heißhungerattacken verschwinden (binge eating). Auch verliert sich von selbst die alte Gier nach Süßem und Fettem, besonders der dick machenden Schokolade. Wenn man hinschaut, merkt man auch, dass man sich bei den Mahlzeiten wie von selbst nicht mehr so viel vorlegt wie früher. Ohne dass es eines großen Kampfes gegen den „inneren Schweinehund“ bedürfte, ist es dann wirklich nicht zu schwer, den Entschluss, generell nichts mehr zwischen den Mahlzeiten zu essen, erfolgreich durchzusetzen. Diesen Entschluss, der wie ein Ruck durch einen gehen muss, gilt es zu wecken und sodann die Motivation auf Dauer zu konservieren (Stufe vier der Suchtkontrolle).

## Ergänzende Hilfen

So sein Gewicht zu halten, schaffen nur wenige ganz allein. Das gilt selbst unter Einschluss der beachtlichen Hilfe durch die Weckung des Botenstoffes Serotonin als des obersten hormonellen Esskontrolleurs. Es ist eine eigene Leistung gefragt.

Vielen fällt es viel leichter, die Umstellung in einer Gruppe mit gleichem Interesse an der Gewichtsreduzierung unter Anleitung eines Gruppenleiters, eines Therapeuten oder Ernährungsberaters anzugehen. Am Ende dieses Abschnitts stelle ich mein Projekt vor, mit dem es möglich ist, das Essverhalten leichter zu kontrollieren, große Essenspausen einzuhalten und durch die Arbeit in der Gruppe das Problem der Fettleibigkeit weit besser als bisher jemals möglich zu lösen.

Wenn ausnahmsweise schwere Stoffwechselstörungen vorliegen, etwa die Unfähigkeit, Kohlenhydrate zum Zwecke der Energiegewinnung in den Verbrennungskammern der Körperzellen zu nutzen, muss erst mit dem behandelnden Arzt abgeklärt werden, was zu tun ist.

## Essen nach dem Stoffwechseltyp?

Unter Führung des amerikanischen Ernährungsspezialisten Wolcott (The Metabolic Typing Diet) wird immer mehr verbreitet, dass nicht alle Menschen Nahrung auf die gleiche Weise verstoffwechselten. Eine Gruppe Menschen seien die Schnellverbrenner (Parasympathikustyp), eine zweite die Langsamverbrenner (Sympathikustyp) und eine dritte Gruppe beherrsche beide Fähigkeiten zugleich. Die Verbrennung der Nahrung auf der Zellebene ist bei der Verwertung der Kohlenhydrate bekanntlich eine andere als bei der Verwertung von Aminosäuren oder Fetten. Im Durchschnittsfall kommen 20 % der Körperenergie aus der Glykolyse, der Verbrennung der Kohlenhydrate, und 80 % aus dem sog. Zitronensäurezyklus, der Verbrennung von Aminosäuren und Fetten. Die Schnellverbrenner sollen ein besonderes Talent haben für die schnelle Nutzung der Kohlenhydrate, während sie sich bei der Verbrennung der anderen Nahrungsstoffe, Eiweißen und Fetten, angeblich schwer tun sollen. Die Langsamverbrenner sollen umgekehrt mit allem gut fertig werden außer der Verbrennung der Kohlenhydrate. Daraus wird gefolgert, dass die Menschen je nach Stoffwechseltyp unterschiedliche Nahrung brauchten. Die Differenzierung wird dann noch weiter getrieben. Es werden Verbrennertypen, Nerventypen, Drüsentypen und Blutgruppentypen unterschieden. Basis für diese Lehren ist die chinesische 5-Elemente-Lehre, die auch kalte und heiße Typen von Essern unterscheidet (Dahlke).

Ich kann die subjektiven Behauptungen über die angebliche Besserung des Wohlbefindens von Probanden beim Wechsel zu „ihrer" höchstpersönlichen Nahrung nicht überprüfen. Mir fehlt bei allen diesen Erklärungen der Beleg, mindestens die Plausibilität. Einen Einfluss darauf, dass wir uns nicht gesund halten können, wenn wir nicht wenigstens ein wenig native Pflanzenkost zu uns nehmen, hat das alles jedenfalls nicht. Auch ein Schnellverbrenner braucht die Vitalstoffe aus roher Pflanzenkost. Die Erfahrung mit den Tausenden von Menschen, die täglich nach dem Aminas-Prinzip leben, lassen auch nicht die Annahme zu, dass etwa der eine oder andere Verbrennertyp nicht über seine Verdauungstätigkeit zur körpereigenen Synthese des Esskontrollhormons Serotonin käme.

Manchmal sieht man den Wald vor lauter Bäumen nicht! Da macht doch ein großer Teil der Menschheit, der sich seit Jahrtausenden an die traditionellen chinesischen Essgewohnheiten hält, nicht solche Ernährungsfehler wie wir in der westlichen Welt, und praktisch jeder Mensch dort ist gertenschlank. Also übernehmen wir doch das von dort, was zweifelsfrei richtig ist, nämlich die feste Gewohnheit, nur zu den geregelten Essenszeiten zu essen! Milliarden von Asiaten in China, Vietnam, Korea, Japan, der Mongolei, Hinterindien, Indonesien und den Philippinen, die die chinesischen Essenszeiten kennen und einhalten, sind seit jeher ihr Leben lang alle ohne Unterschied schlank geblieben und kennen kaum unsere immer weiter um sich greifenden chronischen Krankheiten. Eine umfassendere Studie mit einem klareren Ergebnis ist kaum denkbar. Obwohl wir Menschen alle denselben Verdauungstrakt haben und mit denselben Hormonen leben, lassen wir uns von Fachleuten immer wieder vormachen, dass Störungen wie auch Übergewicht und Fettsucht bei einzelnen Menschen ganz unterschiedliche biologische Voraussetzungen hätten. Wenn keine andere Erklärung zur Hand ist, muss im Zweifel die Genetik herhalten. Aber die Tatsache, dass die chinesische Esskultur alle Menschen fast ohne Ausnahme schlank und gesund erhält, beweist doch das Gegenteil!

## Chinesische Esskultur

Inzwischen weiß ich, dass KUIKE, wenn auch nur im chinesichen Umfeld, eine geradezu phantastische Hilfe beim Abnehmen ist und dass auch jede andere gut zusammengestellte native Kost dort denselben Dienst tut. Der Grund dafür liegt in der in China und großen Teilen Asiens seit Jahrtausenden gepflegten Esskultur. Sie weist uns den einfachsten und letzlich einzig sinnvollen Weg zur gesunden schlanken Linie für jedermann. Ich habe erst spät verstanden, dass die traditionelle chinesische Esskultur genau das beachtet, was wir erst wieder lernen müssen, nämlich konsequent geregelte Essenszeiten einzuhalten und niemals „zwischendurch" zu essen! Dieses Wissen trifft sich mit den dargestellten biologischen Gegebenheiten. Denn nur in den Essenspausen kommt man durch den Rückzug des „Dickmacherhormons" Insulin zum Aufbau der die Fettverbrennung bewirkenden Enzyme und Hormone. Dank Foxa2 wird selbst eine höhere Mobilität erzeugt.

Chinesen brauchen sich nicht gesondert zu entschließen, Essenspausen einzuhalten. Ihnen hilft ihre seit Jahrtausenden eingefleischte Gewohnheit, immer zu festen Zeiten in Gemeinschaft zu speisen und sich bei Tisch nur über die guten Dinge des Lebens, allem voran das gesunde Essen, auszutauschen. Weil wir dieses Verhalten leider als Gesellschaft nicht einfach übernehmen können, müssen wir zur Stärkung der Motivation, die regulären Essenszeiten einzuhalten, besondere Wege gehen, um wenigstens die individuelle Änderung des Verhaltens bewirken zu können.

## Findigkeit der TCM und „westliche" Wissenschaftlichkeit

Den klugen Entwicklern des chinesischen Produkts KUIKE muss ich an dieser Stelle Abbitte tun. Es waren Pekinger Ärzte, die im Jahre 1985 dieses Produkt geschaffen haben. Ihre Zielrichtung war es, den Hunger zu begrenzen, was sie auch geschafft haben. Wie ich in der kurzen Historie der nativen Kost am Ende des Buches ausführe, gingen sie, wie in der Traditionellen Chinesichen Medizin (TCM) üblich, alles andere als wissenschaftlich im westlichen Sinne vor. Sie glaubten sogar fälschlich an die Wirkung einer geheimnisvollen Maya-Taro-Bodenfrucht aus den Bergen Sezuans, die sie ohne Kennzeichnung auf dem Etikett der Mischung hinzufügten. Gleichwie, der Erfolg spricht für sie. Ohne ihre Findigkeit wäre ich nicht angeregt worden, die wissenschaftliche Basis für die Wirkung des Verzehrs nativer Kost zu ergründen.

Als mir diese Zusammenhänge bewusst wurden, habe ich mit dem Verzicht auf jede Nahrungsaufnahme außerhalb der geregelten Essenszeiten und der ergänzenden Hilfe durch die leichtere Einhaltung der Esskontrolle dank der Wirkungen der nativen Aminas® Vitalkost mein Körpergewicht um fast 30 kg nachhaltig reduziert, wie ich oben schon geschildert habe. Diese Erfahrung ist der Auslöser für das System des Gewichtsmanagements, das ich seit einiger Zeit mit dem Verein „Gesellschaft für Essenspausen" im deutschsprachigen Raum in Gang zu bringen bemüht bin (www.essenspausen.com).

## Verbesserte Gruppentherapie

Gelänge es uns als Gesellschaft, die traditionellen Essenszeiten der Chinesen und ihre Kultur der gemeinschaftlichen Essensaufnahme zu übernehmen, brauchten wir uns um das gesellschaftliche Problem des massenhaften Übergewichts in der Bevölkerung mit seinen gesundheitschädlichen Wirkungen nicht zu sorgen. Entgleist dort mal ein Einzelner, kann er – im Zweifel unterstützt durch native Kost wie etwa KUIKE mit der Weckung des Esskontrollhormons Serotonin – es mit der Rückkehr zur angestammten chinesischen Esskultur leicht lernen, wieder schlank zu werden und es zu bleiben. Wie schon in der Einführung geschildert, hatten wir in unserer Gesellschaft bis zum Ende des 2. Weltkrieges eine ähnliche gut funktionierende Esskultur.

Es macht wenig Sinn, unmittelbar die alsbaldige Übernahme der chinesischen Sitten oder die Rückkehr zu unseren alten Gewohnheiten zu fordern. So etwas braucht viel Aufklärung und viel Zeit. Wer schon wusste, was zu tun war, war der berühmte deutsche Fernsehkoch Max Inzinger, der mit seinem Spruch „Ich habe da mal was vorbereitet“ bei der Kochsendung in der „Drehscheibe“ des ZDF regelrecht Kultstatus gewann. Inziger war nicht nur ein gelernter Küchenmeister, sondern auch ein kenntnisreicher Ernährungsphysiologe, der schon vor 40 Jahren den Kernsatz aufstellte: „Ich esse und trinke nur zu den vorher von mir festgelegten Zeiten.“ In unserer hektischen Zeit, in der es uns selten gelingt, feste Tischgemeinschaften zu finden, ist das der Kompromiss, der es jedem von uns möglich macht, täglich insulinfreie Zeiten mit guter Fettverbrennung zu erleben und damit sein Gewicht zu kontrollieren.

Natürlich ist das leichter gesagt als getan. Verhaltensänderungen sind in allen Fällen nur schwer zu vollziehen. Selbst die größten Kritiker der Psychotherapie, die ihr weithin Erfolglosigkeit – besonders der Gesprächstherapie – vorwerfen, können nicht umhin zu bestätigen, dass die gemeinsame Arbeit einer Gruppe und mit dem Gruppenleiter sehr wirksam ist, schlechtes Verhalten zu ändern.

- **Teilnehmerzentrierte Therapie**. Das freie Assoziieren unter den Mitgliedern der Gruppe und mit dem Gruppenleiter, der sich um die Deutung der aufgeworfenen Fragen kümmert, macht die individuellen Probleme und die Persönlichkeitsstruktur der Teilnehmer zu einer gemeinsamen Sache aller

Teilnehmer, die unweigerlich die größere gemeinsame Weisheit erkennen und lernen, ihr zu folgen. Der Einzelne lernt in der Gruppe existenzielle Dinge über sich, die er allein nie erfahren hätte. Das ist die Basis für die angestrebten Änderungen im Verhalten.

- **Gruppenzentrierte Therapie.** Die offen ausgesprochenen individuellen Erfahrungen der Teilnehmer werden in der Gruppe Teil des Erfahrungswissens aller. Unter dem Schutz der Gruppe kann so ohne Anfeindung von innen oder außen die Erkenntnis reifen, dass eine angestrebte Änderung im Verhalten der Teilnehmer möglich ist und wie sie angegangen werden kann. In der Diskussion unter den Teilnehmern und unter der Anleitung des Gruppenleiters können die im Alltag vorkommenden Situationen gedanklich und emotional durchgespielt und dann leichter in der Realität umgesetzt werden.

In der Gruppe sind alle Teilnehmer Co-Therapeuten der anderen. Der Einzelne erfährt durch die Gruppe seine eigene Therapie. Die Gruppe als ganze ist zudem ein wichtiges Ziel der Beobachtung und der Veränderung durch die Teilnehmer, deren Schicksal auf das Schicksal der einzelnen Teilnehmer durchschlägt.

Die soziale Macht der Gruppe kann die erwünschten Verhaltensänderungen weit leichter fördern, wenn weniger innerer Widerstand vom einzelnen Teilnehmer kommt. Da setzt die automatische Wirkung der hormonellen Esskontrolle an. Alte, schädliche Gewohnheiten müssen zwar noch ausgeräumt werden. Auch der Drang, durch Essen Freude im Leben zu erfahren, muss mit Geschick so gelenkt werden, dass so gezielt gegessen wird, dass auf die Energiereserven des Körpers zurückgegriffen wird.

Es ist für alle Teilnehmer eine tiefgreifende Erfahrung, dass sie beim täglichen Verzehr von nativer Kost auf leeren Magen ohne große Nahrungsmenge eine deutliche Sättigung erfahren, stundenlang nicht von innen zum Essen gedrängt werden, dass Heißhungerattacken wegbleiben, wie auch die Gier nach süß-fetten Speisen wie insbesondere Schokolade. Frappierend wird auch empfunden, dass bei den Hauptmahlzeiten des Tages die Mengen, die man schafft, automatisch kleiner werden, sodass man eher etwas mit dem Teller zurückgibt als nachlädt.

In der Gruppe ist es leicht, das neue Ernährungswissen mit der Grundregel, nicht bereits neue Nahrung aufzunehmen, während die letzte Mahlzeit noch im Magen liegt, zu verinnerlichen. Die Gruppe lernt schnell die Verweilzeiten der

Speisen im Magen. Jeder lernt, dass er bei der Auswahl seiner Speisen bereits bedenken muss, wann er das nächste Mal zum Essen schreiten will.

Beim arbeitenden Menschen, der von früh bis spät leistungsfähig sein muss, pendelt es sich dann ganz von allein so ein, dass er morgens nach der nativen Kost, wenn überhaupt, nur leichte Nahrung zu sich nimmt, die schnell verstoffwechelt wird. Um auch in der zweiten Tageshälfte nicht durch starke Verdauungsleistung müde zu werden, wird das Mittagessen auch nicht sonderlich schwer ausfallen. Wenn dann am frühen Abend keine großen körperlichen und geistigen Arbeitsanforderungen mehr anstehen, kann jeder Teilnehmer nach eigenem Gusto seine Nahrung bestimmen. Wer allzu gern auch mal was Süßes isst, kann sich als Nachtisch ohne Bedenken Pudding, Eis, Torte, Gebäck oder auch Pralinen gönnen, da er nach dem Essensende ja wieder eine lange Zeit der Essensenthaltung hat, in der wieder großzügig Fett verbrannt wird.

## Beschränkung auf wenige Regeln

Die Gruppe ist der beste Ort, um auch über das Bewegungsverhalten der Teilnehmer zu sprechen und dafür zu sorgen, dass da Defizite erkannt und abgestellt werden. Im Vergleich zu dem, was andere Abnehmprogramme den Teilnehmern abverlangen, ist das Projekt der verbesserten Gruppentherapie zum Erlernen der Einhaltung von Essenspausen sehr bescheiden. Wirklich lohnend ist nur der Vergleich mit dem Programm der Weight Watchers, weil auch diese mit der aus der Psychotherapie übernommenen Gruppentherapie einen Hauptschlüssel zum Erfolg nutzen. Aber das Zählen von Kalorien (früher) und täglich zulässigen Punkten für die Mahlzeiten (heute) ist überflüssig. Ebenso ist rituelles Wiegen in der Gruppe nicht zwingend vonnöten. Natürlich brauchen nicht wie bei den Weight Watchers vorbereitete Fertigmahlzeiten gekauft zu werden. Kochrezepte auszutauschen ist gleichfalls unnötig. Man isst, was einem schmeckt.

## Magenoperationen

Die Situation vieler schwer Adipöser ist so verzweifelt, dass sie sich nach endlosen Fehlversuchen und Enttäuschungen sogar darauf einlassen, ihren Verdauungstrakt operativ zusammenschneiden zu lassen. Bevor ein Mensch unweigerlich auf den Tod durch Verfettung zuschreitet und wirklich keine Alternative mehr gegeben ist, wird eine solche ultimative Lösung sogar als Rettung angesehen. Am harmlosesten ist noch der Einbau eines Magenballons, weil dieser ja auch wieder entfernt werden kann. Anders ist es mit dem Magenband (gastric band), dem Magenbypass (gastric bypass, Roux-en-Y) und der Magenverkleinerung, die irreversibel sind. Nach der Operation haben die Betroffenen regelmäßig das Problem, dass sie zu wenig Nahrungsmasse mitbekommen und daraus auch noch zu wenig Vitalstoffe verwerten, nachdem der Magen als Füllstation ausgeschaltet worden ist. Für sie ist es von ganz besonderer Bedeutung, native Kost zu essen, die leicht in den Dünndarm läuft und die schon in geringen Mengen die in der nativen Kost ausreichend vorhandenen Vitalstoffe komplett verstoffwechseln lässt. Von Operierten hörte ich, dass sie besondere Probleme haben, mit ihrer Nahrung genügend Vitamine in den Körper zu bekommen. Das muss nicht sein.

## Essstörungen

Da die Verbesserung der Kontrolle über die Nahrungsaufnahme durch einen Appetitzügler oder eine Hungerbremse nicht automatisch eine Abnahme bewirkt, braucht jemand, der untergewichtig ist oder gar an Magersucht (Anorexie) leidet, nicht zu befürchten, dass er deswegen automatisch weiter abmagert. Wer also lieber zunehmen will, kann sich bewusst kalorienreiche Zwischenmahlzeiten gönnen. Das indes ist keine Patentlösung, weil so Fett aufgebaut wird und keine Muskeln. Einen wichtigen technischen Vorteil hat die native Kost aber für die unter den Essgestörten, die dazu neigen, einmal Gegessenes wieder zu erbrechen. Die native Kost durchläuft ja nur Speiseröhre und Magen und landet sofort unumkehrbar im Dünndarm, wo sie verstoffwechselt wird. Esstörungen sind wohl Störungen der Psyche, voraussichtlich mit verursacht durch ein zu geringes zentralnervöses Angebot an Serotonin. Wenn ein Essgestörter native

Kost isst, kann er daher vielleicht zwei Fliegen mit einer Klappe schlagen. Wirklich erforscht sind die konkreten Wirkungen noch nicht. Daher ist jeder Selbstversuch ohne Begleitung eines Therapeuten sehr riskant. Vielleicht findet sich einmal eine Klinik, die gründlich prüft, ob und wie die native Kost bei Esstörungen vorteilhaft sein kann.

# 3. Schlafkontrolle

## Schlafen, Wachen und Träumen

Ohne Kenntnis der Wirkungen von Serotonin in seiner Funktion als Wach- und Schlafkontrollhormon ist das Wesen des Schlafs nicht zu begreifen. Serotonin ist auch für den sog. Zirkadianischen Rhythmus, den Ablauf aller körperlichen Vorgänge innerhalb des 24-Stunden-Tages, zuständig. Vorab in Kürze die wichtigsten Erkenntnisse:

- Ohne ausreichend Serotonin kann man nicht einschlafen. Das Einschlafhormon ist nicht das früher entdeckte und erforschte Schlafhormon Melatonin, das man in der ersten Euphorie für den „Regler aller Regler" hielt, der in Wahrheit aber das Serotonin ist. Jede der vier bis fünf 90-minütigen Schlafsequenzen der Nacht wird von Serotonin initiiert und begleitet, das auch sofort beim Aufwachen da sein muss.
- Eine halbe Stunde nach dem Einschlafen bildet der Körper unter Verwendung vorhandenen Serotonins das Schlafhormon Melatonin, das den Menschen tiefer in den Schlaf hineinziehen hilft.
- Sodann hält das Dämpfungshormon GABA den Menschen ohne den Einfluss von Serotonin eine Weile im Tiefschlaf, sicher jedenfalls während der beiden ersten Schlafsequenzen.
- Am aufsteigenden Schlafast beginnt dann die Traumphase, die von schnellen Bewegungen der Augen gekennzeichnet ist (REM-Phase/rapid eye movement). Im Traum, der in Echtzeit abläuft, reguliert Serotonin wieder das Geschehen. Aufmerksame Beobachter, die ihren zerebralen Serotoninhaushalt im Griff haben, bemerken, dass mit mehr Serotonin ihre Träume viel positiver und lebhafter werden.

Da fehlender oder schlechter Schlaf ein Problem für die halbe Menschheit ist und weil mit der Verbesserung der zentralnervösen Verfügung über das Wach- und Schlafkontrollhormon Serotonin da eine grundlegende Besserung ansteht, will ich dieses Thema so gut wie möglich vertiefen.

## Das Phänomen des Schlafs

Seit Jahrtausenden und bis heute sehen die Menschen im Schlaf, im Gegensatz zum Leben im bewussten Zustand, ein unergründliches Geheimnis, ein Mysterium. Der Schlaf ist auch ein angstbesetzter Ort. Man weiß allgemein zu wenig über ihn. Ganz konkret weiß man beim Einschlafen nicht, wann und ob überhaupt man wieder wach werden wird. Menschen, die Angst vor langem Siechtum haben, wünschen sich oft, im Schlaf zu sterben.

Auch wenn die Menschen glauben, dass sie das Phänomen des Schlafs am Ende nie verstehen könnten, weil er ja außerhalb ihres bewussten Seins liegt, machen sie sich seit jeher Gedanken darüber und kommen zu allerlei rationalen und irrationalen Vorstellungen über sein Wesen. Natürlich ist das ganze Leben für uns ein einziges Mysterium. Wir lernen immer mehr dazu, dennoch bleiben uns die Wege der Natur in letzter Konsequenz unbegreiflich. Meines Erachtens haben wir in Anlehnung an die Kant'sche Erkenntniskritik nicht die Möglichkeit, die Natur voll zu begreifen. Die moderne Physik, die greifbare Phänomene nicht mehr übrig lässt und bei Strings, dunkler Materie, Antimaterie und virtuellen Teilchen angekommen ist, von denen wir uns kein Bild mehr machen können, bestätigt das. Es fehlen uns, einfach gesagt, die mentalen Werkzeuge, mit denen die Natur vielleicht vollends begriffen werden könnte. Die Rätsel der Welt entgleiten uns in den unvorstellbaren Weiten des Universums, mehr aber noch in der nicht enden wollenden Miniaturisierung der fundamentalsten aller Geschehnisse.

Dennoch ist es falsch, dass gerade der Schlaf in besonderer Weise unserem Forscherdrang entzogen und ein Mysterium ganz besonderer Art sei. Der Schlaf ist realer Teil unseres Lebens. Wer meint, weiter seine eigenwilligen Weltvorstellungen in das Phänomen des Schlafs projizieren zu können, wird durch eine neue Wissenschaft vom Schlaf Lügen gestraft.

## Die Mystifizierung des Schlafs

Dahlke hat in seinem Buch „Schlaf, die bessere Hälfte des Lebens" wirklich blumige Worte über das geheimnisvolle Wesen des Schlafs gefunden. Sein Rückgriff auf die frühen Erklärungsversuche zum Schlaf als der „weiblichen" Ergänzung des „männlichen" Tages, der angeblichen Verwandtschaft von Hypnos, dem Schlaf, mit seinem größeren Bruder Thanatos, dem Tod, ist interessant, aber ganz sicher nicht der wahre Quell der Weisheit. Solche schwingungsvollen Worte über die *schwarze, dunkle Nacht* des Schlafs, die von *dunklen Mythen* belebt ist, und ihre Assoziation mit der *Nachtfahrt der Seele,* der *Seelenwanderung* durch das Totenreich, und die Bezeichnung der Träume als *Botschaften aus dem Schattenreich der Nacht* sagen wenig angesichts konkreter besserer Erkenntnisse der klinischen Schlafforschung und der Hormonlehre. Es geht nicht an, den Schlaf weiter zu mystifizieren und poetisch zu besingen, die handfesten neuen Möglichkeiten zur Behebung der Schlafstörungen aber unerwähnt zu lassen. Sie sind mit Nachdruck allgemein bekannt zu machen, damit dem massenhaften Elend der Schlaflosigkeit und der Schlafstörungen konsequent ein Ende gesetzt werden kann.

## Schlafstörungen von erschreckendem Ausmaß

Die heutige Wissenschaft beschäftigt sich so ausgiebig mit Meinungsumfragen unter den Angehörigen der Heilberufe und der Patienten, dass man manchmal den Eindruck hat, als sei das eine Hauptarbeit des heutigen medizinischen Forschens. Es lohnt jedenfalls nicht, den endlos vielen Schätzungen der Experten über die Häufigkeit von Schlafstörungen in aller Breite nachzugehen. Wenn es da auf ein genaues Bild ankäme, müsste man ohnehin erst einmal Einigkeit darüber herstellen, welche Geschehnisse als Schlafstörungen zu werten sind. Fachleute reden von Hunderten verschiedener Störungen, zu denen ganz sicher in vorderster Front die Einschlafstörungen und die Durchschlafstörungen gehören. Meines Erachtens gehören auch dazu: fehlende Erholung im Schlaf, Aufstehen im Zustand der Abgeschlagenheit, Mundatmung, Schnarchen, Atemstillstand im Schlaf (Apnoe), Aufwachen mit verklebten Augen, Schlafsand in den Augen, das Gefühl der Zerschlagenheit nach einem „Kurzschlaf" tagsüber von mehr als einer halben Stunde Dauer, unerwünschte Einschlafneigung am Tag bis hin zu regelrechten Einschlafattacken, Schlafwandeln, Sprechen im Schlaf, heftige Körperbewegungen im Schlaf, Zähneknirschen im Schlaf (Bruxismus), schlechte Träume und Albträume. Von den diversen Schätzungen der Häufigkeit von Schlafstörungen in Deutschland ist die vom Max-Planck-Institut in München ermittelte Zahl von einem Drittel der diagnostizierten Fälle aller untersuchten Patienten besonders aussagefähig. Denn kaum ein Einwohner in Deutschland ist nicht auch hin und wieder oder gar laufend ein Patient. Zählt man die sicherlich große Dunkelziffer dazu, muss man davon ausgehen, dass bestimmt jeder Zweite in Deutschland immer wieder mal, wenn nicht laufend, unter Schlafstörungen leidet, also tatsächlich mehr als 40 Millionen Menschen. Was für ein tägliches oder, besser gesagt, nächtliches Elend! Wenn man wüsste, wie viele Millionen Schlaftabletten jeden Tag geschluckt werden, hätte man auch ein ziemlich genaues Bild von der Misere.

Von der vordersten Front der Erforschung des Schlafs erreichen uns immer neue wichtige Erkenntnisse. Eine gesicherte Tatsache ist, dass Menschen, die regelmäßig keine gute Erholung im Schlaf finden, weniger leistungsfähig sind, sich schlechter konzentrieren können und schließlich eine stark verkürzte Lebenserwartung haben.

Bedenken Sie nur, dass diese Beeinträchtigungen oft begleitet werden von ähnlich fatalen Störungen des serotonergen Aufgabenkreises wie der im vorigen Kapitel ausführlich erörterten Kontrolle der Nahrungsaufnahme und der vielen nachfolgend geschilderten Beschwernisse!

## Schlafphasen

Viel mehr, als ich hier ausbreiten kann, ist an gesicherten wissenschaftlichen Erkenntnissen über den Schlaf bekannt geworden. Dazu gehört das Wissen darum, dass unser Gehirn im Wachzustand kurzwellige Muster aussendet, die Betawellen, und dass beim Hinabsteigen in größere Schlaftiefen die Frequenzen über Alphawellen der Einschlafphase zu den Thetawellen des Tiefschlafs immer geringer werden. Wir wissen, dass im Schlaf auch nach Wegfall der bewussten

Wahrnehmung die Hirnaktivität nur ganz allmählich heruntergeht bis auf ein Minimum im traumlosen Tiefschlaf, in dem das Gehirn dann nur noch ganz frequenzarme Deltawellen aussendet. Hirnforscher beschreiben, dass aber selbst im Tiefschlaf noch Großes im Hirn geleistet wird. So werden tags aufgenommene Informationen von einem Bereich des Gehirns in den anderen geschoben, besonders die Lerninhalte vom Zwischenhirn ins Großhirn. Wer sich dieses Wissen konsequent zunutze macht, verbessert seine kognitiven Fähigkeiten und lernt leichter und effektiver.

## Die am Schlaf beteiligten Hormone

In der Endokrinologie sind in den letzten zwanzig Jahren sichere Erkenntnisse zusammengekommen, die von vielen Schlafforschern aus anderen Fachrichtungen, etwa der Psychologie, leider nur unzureichend in ihr Weltbild eingebaut wurden, weil sie nicht über die Grenzen ihres Fachgebiets hinausschauen.

So wird auch heute noch das in den achtziger Jahren des letzten Jahrhunderts gründlich erforschte Schlafhormon Melatonin weiter so angesprochen, als dass es *„in gewisser Hinsicht der Chef der Hormone (zu sein) scheine“*. Wörtlich heißt es bei Dahlke in seinem Buch über den Schlaf:

*„Melatonin ist als das Hormon der Nacht zu bezeichnen. Nur wenn es dunkel ist, wird dieser wertvolle Stoff von der Zirbeldrüse (Epiphyse) ins Blut ausgeschüttet. Es ist sozusagen der Sand des Sandmännchens, der für sanftes Einschlafen sorgt.“*

Das stimmt nicht. Dahlke selbst relativiert seine Meinung in der Folge dann auch, indem er darauf hinweist, dass der Mensch ohne das Wach- und Schlafkontrollhormon Serotonin gar nicht erst einschlafen könne. Daher urteilt er, *„Serotonin* (könne*) auch als Einschlafhormon bezeichnet“* werden. Fast beiläufig erwähnt Dahlke, dass es Rohkostmischungen gebe, deren Verzehr für eine verbesserte Versorgung des Menschen mit dem Neurohormon Serotonin sorgen können. Er hatte mit mir über diese Frage kommuniziert und ich hatte ihn darauf aufmerksam gemacht, dass nicht Melatonin, sondern Serotonin das eigentliche Einschlafhormon ist. Er ist meinen Hinweisen aber nicht konsequent nachgegangen. Noch weniger nachvollziehbar ist seine Angabe, dass das Hormon Melatonin von der Zirbeldrüse *ins Blut ausgeschüttet* würde, was dann den Schlaf ermögliche. Im Gehirn, wo der Schlaf eingeleitet wird, hat Melatonin aber die Funktion eines Neurotransmitters, eines Botenstoffs, der von der Epiphyse über Axone zu seinen Rezeptoren transportiert wird und dort seine Schlafinformation abgibt. Das Gehirn ist im Übrigen auch gar nicht durchblutet. Es schwimmt im Liquor, dem Gehirnwasser, durch das auch alle für das Gehirn wichtigen Nährstoffe fließen.

## Einschlafhormon Serotonin

Dass man mit Serotonin einschläft, kann beinahe jeder Mensch leicht feststellen, indem er sich tagsüber mal länger als eine halbe Stunde zum Schlafen hinlegt. Nur wenn er diese halbe Stunde überschreitet, kommen die Probleme auf, dass er danach nicht mehr so richtig auf die Beine kommt und sich wie zerschlagen fühlt. Der Grund dafür liegt darin, dass nach einer halben Stunde der Einschlafzeit der Aufbau von Melatonin auf Kosten des vorhandenen Wach- und Schlafkontrollhormons Serotonin stattgefunden hat, sodass Serotonin fehlt und das Erleben des Wachseins nach dem Ende des Schlafs nur unvollständig gelingt. Melatonin hat die wichtige Funktion, den bereits schlafenden Menschen tiefer in den Schlaf zu ziehen, nicht mehr und nicht weniger. Melatonin als Medikament zur Verbesserung des Einschlafens zu schlucken, wie es heute noch täglich in Millionen von Fällen geschieht, ist dennoch nicht unbedingt müßig, weil in ihrem Gehirn zu wenig Serotonin gebildet wird, das ja der Hauptbaustein von Melatonin ist. Ich habe bisher nicht davon gehört, dass Melatonin die Blut-Hirn-Schranke überwinden könnte. Wäre das der Fall, brauchte nicht das knappe Serotonin für den Melatoninaufbau herzuhalten. Im Zweifel halte ich es aber mit den bewährten Wegen der Natur und sorge dafür, dass sich auf körpereigene Weise so viel Serotonin aufbaut, dass die Masse auch für den Weiteraufbau von Melatonin reicht.

Überhaupt ist das Zusammenspiel der Hormone Serotonin und Melatonin im ZNS nicht nur theoretisch von größtem Interesse. Unser Körper scheint fest davon auszugehen, dass wir immer ausreichend Serotonin im Gehirn haben, denn sonst würde die Evolution nicht den Weg gegangen sein, das für den Körper die Erreichung größerer Schlaftiefe unerlässliche Melatonin gerade aus dem Einschlafhormon Serotonin herstellen zu lassen. Es geht nach dem Eintritt in die erste Schlafsequenz der Nacht ja weiter. Bei jeder der vier bis fünf Sequenzen nacheinander wird wieder Serotonin zum Einschlafen und Melatonin zum Erreichen größerer Schlaftiefe gebraucht.

## Serotonin und Melatonin sind keine Gegenspieler

Serotonin und Melatonin werden im Schlaf gebraucht und üben ihre Wirkungen nacheinander und nebeneinander aus. Serotonin wird im Gegensatz zu Melatonin auch zur Herstellung des Erlebens der Wachheit gebraucht. Bei guter Versorgung mit zerebralem Serotonin wacht der Mensch daher nach jeder Schlafperiode, sogar nach willkürlicher Schlafunterbrechung, sofort in völliger geistiger Klarheit auf. Gerade diese unmittelbare Wachheit nach jeder Schlafperiode ist ein untrüglicher Indikator für die ausreichende Verfügung über das zerebrale Serotonin.

Eine der ärgerlichsten Schlafstörungen ist die Unfähigkeit zum Wiedereinschlafen am Ende der ersten oder einer der nächsten Schlafsequenzen. Da ist man noch nicht ausreichend ausgeruht, sitzt aber sprichwörtlich senkrecht im Bett und wartet vergeblich auf die Rückkehr des Schlafs. Hat man aber keinen guten Vorrat am Einschlafhormon Serotonin zur Verfügung, kann man tun und lassen, was immer man will: Man kann einfach nicht mehr einschlafen und quält sich bis zum Morgen herum! Wenn dann ungute Gedanken aufkommen, hält man sie für den Störenfried.

Sehr traurig ist es auch, wenn man zwar nachts im Schlaf gelegen hat, aber morgens einfach nicht auf die Beine kommen kann. Dieses Phänomen, das Betroffene gelegentlich ihr „Morgengrauen“ nennen, zeigt nichts anderes als das Vorliegen eines Defizits an Serotonin in seiner Funktion als Wachkontrollhormon. Ohne Verbesserung der Verfügung über das zerebrale Serotonin dauert das Bemühen, endlich richtig wach zu werden, bei manchen Menschen bis gegen Mittag an.

Wer ausreichend mit zerebralem Serotonin versorgt ist, kann, wenn er sich tagsüber auch mal länger als eine halbe Stunde zum Schlafen hinlegt, danach ohne alle Probleme aufstehen und munter weitermachen. Wem dann Serotonin fehlt, weil ihm das Absinken in den Schlaf den letzten Rest an Serotonin geraubt hat, weil es zu Melatonin umgebaut wurde, kann den Rest des Tages „vergessen." Er wird einfach nicht mehr richtig wach. So ging es mir früher, als ich die Segnungen der nativen Kost noch nicht kannte und nach der täglichen Arbeit, etwa vor dem Besuch des Theaters oder der Oper, noch einen Kurzschlaf halten wollte, aber die Zeit dafür etwas überschritt.

Hier bietet sich ein Wort an zu dem auf einmal wieder in Mode gekommenen Mittagsschlaf, der jetzt allerdings als „Powernapping" daherkommt. Wer sein Depot am Wachkontrollhormon mit nativer Kost regelmäßig auffüllt, weiß mit solchen Schlafpausen tagsüber nichts anzufangen, weil er dank Serotonin ganz zwangsläufig mindestens 12 – 14 Stunden voll konzentriert wach und leistungsfähig ist, was er bei Interesse im Einzelfall sogar noch erheblich ausdehnen kann.

## Entspychologisierung der Schlafstörungen

Psychologen sehen für die Schlafstörungen gern exogene Ursachen wie Überbelastung, Stress, Ängste, Kummer und Sorgen. Als Lösung bieten sie allerlei praktische Hilfen an wie Einschlafübungen und –rituale. Gelegentlich hilft das sogar ein wenig, ebenso wie Wasseranwendungen, Kräutertees, Milch mit Honig oder ein Stück Schokolade. Eine durchgreifende Hilfe ist das selten.

Psychiater wissen aber, dass in vielen Fällen ihr Einsatz von arzneilichen Serotonin-Wiederaufnahmehemmern schwerste Schlafstörungen unmittelbar beseitigt hat – und das ohne alle Bemühung von Mythen und psychologischen Methoden. Zwischenzeitlich haben – besonders in den USA – Millionen Menschen versucht, die serotonerge Reaktion durch die Einnahme von L-Tryptophan oder 5 HTP –Tabletten (Zwischenschritte im Aufbau von Serotonin) zu verbessern. Serotonin wird dadurch allerdings nicht neu gebildet. Erfolge wurden gemeldet, sie sind aber unsicher und gering, worüber bei der Frage der alternativen Verbesserung der serotonergen Reaktion noch zu berichten ist.

## Kein Heilmittel gegen Schlafstörungen

Ziehen wir zum Vergleich noch einmal die Krankheit Skorbut heran. Wenn eine funktionswichtige Substanz wie Vitamin C im Körper fehlt, hilft nichts anderes, als diesen Stoff zu besorgen. Aus dem Grunde gab es ja auch jahrhundertelang kein Heilmittel gegen Skorbut. Ebenso gibt es absolut kein Heilmittel gegen die Schlafstörungen. Zuallerletzt sind Schlaftabletten mit ihren Körpergiften in der Lage, einen ungestörten und erquickenden Schlaf zu gewährleisten. Sie schalten einfach das Bewusstsein aus und vermitteln einen Schlaf zweiter Wahl, in dem man nicht regeneriert.

Ich vergesse nie meinen ersten „Fall" einer schweren Schlafstörung. Ein Mann, der viele Jahre lang jede Nacht wach lag und selbst mit schwersten Schlaftabletten nicht in den Schlaf fand, suchte mich morgens in meinem Büro auf und bekam, weil er noch nicht gefrühstückt hatte und daher sein Magen leer war, gleich eine Portion nativer Kost zum Probieren. Schon in der folgenden Nacht nach diesem ersten morgendlichen Konsum nativer Kost auf leeren Magen fand er wieder einen vollwertigen erquickenden Schlaf. Das war genau am 23.12.2006, einen Tag vor Heiligabend. Seither hat er keine Schlafprobleme mehr!

Ich will nicht die Bemühungen verteufeln, mit auf die Psyche einwirkenden Methoden oder mit dem Einsatz von natürlichen Hilfsmitteln den Schlaf zu locken oder zu verbessern. Manchmal geht es ja auch nur um die Ausschüttung in Wahrheit vorhandener Mengen an Neurohormonen, nicht um ihre Herstellung. In allen Fällen führt nach meinem sicheren Wissen eine verbesserte Versorgung mit den benötigten Funktionsstoffen neben der technischen Möglichkeit, sie auszuschütten, zu einer erhöhten Geneigtheit, sie bei Bedarf freizusetzen.

## Das wache Selbst

Alle Wesen höherer Ordnung kennen neben dem Erleben der Welt im wachen Zustand den Schlaf mit dem Absinken des wachen Geistes ins Unterbewusste. Die Welt erscheint uns im wachen Zustand frei zugänglich. Wir können wissentlich und willentlich Handlungen ausführen, Gefühle erleben und Gedanken nachgehen. Ganz selbstverständlich nehmen wir an, dass wir im wachen Zustand die volle Kontrolle über uns selbst, über unsere Aktionen und über viele Vorgänge in unserem Umfeld haben. Schließlich sehen wir uns doch als rationale Wesen, die glauben, täglich die Welt mit dem Verstand zu erobern!

Da irren wir uns aber ganz gewaltig! Denn unsere bewussten Wahrnehmungen machen nur einen ganz kleinen Bruchteil der Aktivitäten unseres Gehirns im wachen Zustand aus. Hirnforscher sprechen davon, dass 99 % aller im Wachzustand ablaufenden Hirnaktivitäten nicht in unser Bewusstsein dringen. Wenn wir diesen großartigen Verstand, dessen wir uns im wachen Zustand so deutlich bewusst sind, aber nur ein wenig einsetzen, um einige uns allen bekannte Phänomene des Wachseins unter die Lupe zu nehmen, erkennen wir bald, dass unser unbewusstes Selbst auch im Zustand vollständiger Wachheit unvorstellbar große mentale Leistungen vollbringt, die eben nur nicht in unser Bewusstsein dringen.

Denken Sie nur an die optische, akustische und haptische (berührende) Wahrnehmung der Welt im Wachzustand. Blicken wir, z.B., über die Straßen und Dächer einer Stadt, sondert unser selektives Bewusstsein einige Aspekte des ganzen Bildes aus, an die wir uns danach kurz- oder auch langfristig erinnern können. Und was geschieht in den Hirnen von Eidetikern, die nach einem kurzen Blick über dieselbe Stadt in der Lage sind, ohne weiteres Hinsehen jede Straße, jedes Haus, jeden Baum und jeden Strauch aus dem Gedächtnis hervorzuholen und maßstabsgetreu nachzuzeichnen? Uns Normalmenschen fehlt nur die Fähigkeit, die unbewusst wie auf einer Fotoplatte komplett registrierten Sinneseindrücke abzurufen. Es gibt keinen Grund zur Annahme, dass Eidetiker, darunter auch Autisten, mehr wahrnähmen als andere Menschen. Wir alle sehen wie eine Kamera alles, was in unsere Augen fällt, und bilden es innerlich komplett ab. Ebenso lesen wir Bücher und nehmen jeden Buchstaben und jedes Wort davon nachvollziehbar in uns auf – auch wenn nur die Eidetiker in der Lage sind, die komplett aufgenommenen Informationen korrekt zu speichern, abzurufen und fehlerfrei wiederzugeben.

Oder denken Sie einmal darüber nach, woher denn Ihre Rede kommt, wenn Sie sich verbal äußern. Sie haben nur eine grobe Vorstellung, wie Sie z.B. einem Kinde die Funktion einer Uhr erklären wollen. Mutig fangen Sie einfach an – und wie durch ein Wunder formen sich in Ihrem Hirn Sätze und Erklärungen, die Sie zuvor bewusst nie erarbeitet haben. Dass der Beherrscher Ihrer Sprache nicht in Ihrem Bewusstsein steckt, sondern darunter tief in Ihrem Innern wohnt und selbsttätig arbeitet, ist nicht neu. Es lohnt aber, sich dieser Tatsache besser bewusstzuwerden. Niemand hat diese Zusammenhänge so einleuchtend beschrieben wie Heinrich von Kleist schon im Jahre 1805 in seinem berühmten Essay „Über die allmähliche Verfertigung der Gedanken beim Reden," der aber erst 1878 posthum bekannt wurde. Der Titel des Essays ist bereits das Programm. Kleist demonstriert akribisch, wie der „tumbe" bewusste Mensch immer wieder staunend zusieht, wie sein inneres Selbst ohne seine Mitwirkung Sätze bildet und ein ganzes Feuerwerk von geistigen Aktivitäten abbrennen lässt.

## Traumwelten hinter der Fassade der Wachheit

Wenn nicht unser bewusstes Ich die Hauptverantwortung für unsere Sinneswahrnehmungen hat und nicht einmal für ihre gedankliche Verarbeitung, wer agiert denn da im Untergrund? Ohne Frage ist dort niemand anders aktiv als wir selbst. In jeder Sekunde ereignen sich unvorstellbare mentale Aktivitäten, die wir uns letztlich doch selbst zurechnen, obwohl wir sie nur in Ansätzen bewusst erleben und kontrollieren können. Wem über Nacht die patentfähige Lösung eines technischen Problems eingefallen ist, wird nicht zögern, sich in der Mitteilung an das Patentamt als Erfinder zu benennen.

Unser zentralnervöses System (ZNS) ruht also in keiner Sekunde unseres Lebens ganz. Auch dort, wo unser Bewusstsein auf Grund seiner natürlichen Beschränktheit nicht kontrollierend eindringen kann, ist das Gehirn ständig in Aktion – und verbraucht das Schlüsselhormon Serotonin in allen seinen vielfältigen Funktionen.

Was anderes befindet sich aber dort unter der Schwelle des Bewusstseins als eine gewaltige Traumwelt, in die wir mit unserem Bewusstsein nicht hinabsteigen können? Wir wissen heute ganz sicher, dass wir nicht durchgehend rational regiert werden, eher treffen unsere inneren, nicht rationalen Strebungen alle wichtigen Entscheidungen. Unser unbewusstes Selbst hat außerhalb unseres Bewusstseins und außerhalb der uns bewusst eingenommenen Standpunkte eine ganz eigene Wahrnehmung und eine von der bewusst gefundenen Bewertung weitgehend unabhängige eigene Art der Wertschätzung der Dinge (Storch, Madeja). Daher tun wir meist nicht das, was wir nach reiflicher Überlegung für richtig halten, sondern das, wozu unser inneres Selbst uns treibt. Nur rationalisieren wir dann das, was wir tun, und erklären es vor uns und anderen als besonders gut durchdacht. Auch wenn wir wissen, dass es Brücken zwischen der bewussten Welt und der darunter liegenden unbewussten Welt gibt, ahnen wir tief innen, dass nicht nur in der Mythologie, sondern gerade in uns selbst „das Eigentliche unsichtbar" ist (Drewermann).

Ich erinnere an die unterschiedlichen Bewertungsebenen bei der Sucht. Anders als beim nicht abhängigen Menschen kämpfen da drei Ebenen miteinander. Da ist zunächst das Bewusstsein mit seinen dort definierten Entscheidungen, wie sie jeder Mensch wahrnimmt. Beim Suchtabhängigen gibt es aber im Unbewussten zwei unterschiedliche Ebenen, auf denen Werturteile gefasst werden. Zu den normalen unbewussten Gefühlsentscheidungen treten abweichende suchtbedingte irrationale Bewertungen hinzu, die die alleinige Geltung beanspruchen.

Uns ist sehr wohl bewusst, dass wir nicht nur des Nachts träumen, sondern dass unser bewusster Geist und unser Gemüt auch tagsüber quasi auf einer großen Traumblase sitzen. Wir kennen die Tagträume und die Kennzeichnung von geistig abwesend erscheinenden Menschen als Tagträumern sowie versponnenen Menschen als Traumtänzern. Gleich wie stark wir uns willentlich in die Pflicht nehmen, der Welt bewusst rational gegenüberzutreten: Traumwesen in einer Traumwelt sind wir auch mit geöffneten Augen und ungetrübtem Verstand.

## Einsatz der Logik im Unbewussten

In der Traumwelt, die im Wachzustand unterhalb des Bewusstseins aktiv ist, nutzen wir ganz selbstverständlich auch unseren Verstand. Dies ist keine besondere Erkenntnis, sondern nur die ganz einfache Herleitung aus der Kenntnis der Leistungen, die unser Hirn auch unbewusst vollbringt. Wie gezeigt, kann ich, ohne zu wissen, was ich im Einzelnen sagen werde und zu welchen Ergebnissen ich komme, mich zu jedem beliebigen Thema aus dem Stegreif heraus logisch korrekt artikulieren. Ohne die Nutzung meiner geistigen Werkzeuge, voran der Fähigkeit zum logischen Denken, würde natürlich nicht viel daraus. Keine Frage, dass das Schlüsselhormon Serotonin sich auch dort in der Unterhaltung eines mental-hormonellen Gleichgewichts verbraucht.

## Die „Versöhnung" des Menschen mit sich selbst

Zur Herausbildung einer Persönlichkeit bedarf es vorrangig der Akzeptanz des Menschen in Bezug auf alle seine unterschiedlichen Zustände und Möglichkeiten. Ein Mensch, der sich wegen seiner unbewussten Vorlieben und Antriebe selbst nicht achtet, wird sich selbst nicht gerecht, auch nicht der Mensch, der sich von seinen vordergründigen inneren Antrieben blind anleiten lässt, alle Aktionen ohne verstandesgemäße Korrekturen anzugehen. Die Einheit des wachen Selbst mit seinem immer präsenten, unbewussten, wie im Traum lebenden inneren Ich muss ein Ganzes werden, damit der Mensch mit sich selbst in Einklang kommt. Diese Zusammenhänge muss er tief verinnerlicht und zugleich verstandesgemäß präsent und abrufbar haben, wenn er sich im Leben nicht verlaufen will.

## Das schlafende Selbst

Das wachende Selbst lebt im steten Widerstreit oder Einklang mit seinem unterhalb der Ebene des Bewusstseins ständig in Aktion befindlichen unbewussten Selbst. Das schlafende Selbst ist dagegen identisch mit dieser im Schlaf plötzlich nicht mehr unter der rationalen Kontrolle des Bewusstseins stehenden Entität. Außer, dass sein Bewusstsein schweigt und die äußeren Sinneswahrnehmungen reduziert sind, finden, wie gesagt, im schlafenden Selbst alle mentalen und geistigen Vorgänge statt, zu denen das Gehirn auch bei Wachheit fähig ist. Die Befreiung von der bewussten Kontrolle weckt zudem kreatives Potenzial. Bestes Beispiel dafür ist Archimedes, der sein berühmtes Gesetz im Schlaf fand und es beim Aufwachen plötzlich greifen konnte.

## Die Welt der Klarträume

Der Mensch, der im Einklang mit seinem bewussten, wachen Selbst und seinem zugleich aktiven unbewussten Selbst steht, hat zweifellos auch ein ungestörtes Selbstverständnis gegenüber den Aktivitäten seines schlafenden Ichs. Denn der Störfaktor des Bewusstseins ist weg. Ihm öffnen sich die Tore in die Welt des

Traumschlafs, der voraussichtlich von ganz besonderer Bedeutung ist. Es gibt Parallelen zum Schlaftraum im Phänomen des Tagtraums. Im Gegensatz zum mehr besinnlichen Tagtraum geht beim Schlaftraum aber oft regelrecht „die Post ab." Im Schlaftraum lässt der Schläfer die Welt Revue passieren. Er begibt sich in Echtzeit auf Entdeckungsreisen durch die äußere und innere Welt. Im Traum werden manche Dinge klar, die wach unlösbar erschienen, dort werden Möglichkeiten durchgespielt, die tagsüber verdeckt waren. Neuerdings wieder stark beachtet wird die alte Entdeckung, dass wir die Fähigkeit zum „Klarträumen" haben (Holzinger). In solchen durchweg positiven Träumen erleben wir derweil träumend, dass wir uns im Traum befinden. Das eröffnet Wege, auf den Verlauf der Träume Einfluss zu nehmen. In Klarträumen ist man nicht wach, der Inhalt des Traums, an den man sich auch erinnern kann, hat aber ein spezifisches Traumbewusstsein. Ob sich damit wichtige neue Erfahrungshorizonte öffnen, ist indessen ungewiss. Wer nie klarträumt, braucht sich daher nicht zu grämen. Ohnehin ist der gesundheitliche Wert des Träumens noch nicht abschließend erforscht. Dass er aber große Funktionen für die Gesundheit der Psyche hat, kann man schon vermuten.

## Steuerung des Verhaltens

Das Wissen über die komplexe Steuerung unserer inneren Welt, wie es sich besonders in der Betrachtung der Phänomene von Wachheit und Schlaf erschließt, weist den Weg zu einer erfolgreichen Einflussnahme auf das eigene Verhalten. Wenn ich rational ermittelt habe, dass ich in der Ernährung bestimmte Wege gehen muss, um z.B. meinen Körper mit dem Verzehr nativer Kost zur zentralnervösen Produktion von Serotonin anzustoßen oder durch die konsequente Einhaltung von Essenspausen mein Körpergewicht in den Griff zu bekommen, werde ich in Kenntnis der Struktur meines Selbst nicht blind annehmen, dass ich dann eben wie von selbst genau das tun werde, was ich für richtig halte. Ich werde Wege zum Ziel finden, die auch mein inneres Selbst unschwer mitgehen kann.

# 4. Wachkontrolle

Nach der ausführlichen Erläuterung der serotonergen Wirkungen beim Schlaf sind mittelbar die gleich wichtigen Zusammenhänge bei dem Erleben der Wachheit angesprochen worden. Die Wirkungen von Serotonin in seiner Aufgabe als Wach- und Schlafkontrollhormon sind ja, wie gesehen, eng miteinander verzahnt.

Wir denken gern in Gegensätzen, was manchmal nicht falsch ist, aber oft eben doch. So ist es auch mit dem Wachen und Schlafen. Wenn ich nicht mehr schlafe, bin ich nämlich nicht automatisch „wach." Endet morgens der Schlaf, kann man wie schon geschildert, ohne Serotonin in seiner Funktion als Wachkontrollhormon keine volle Wachheit erleben. Hier sieht man wieder, dass unsere Gefühle immer ein materielles Pendant brauchen, ein passendes Hormon, das uns erst die Gefühle erleben lässt.

## Tägliche Freude am Wacherleben

Für mich sind die Wirkungen der durch native Kost immer genügenden Verfügung über den Botenstoff Serotonin in seiner Funktion als Wachkontrollhormon inzwischen absolut unverzichtbar, denn seit ich die native Kost täglich nutze, kenne ich tagsüber praktisch keine Müdigkeit mehr, selbst nicht bei starken Belastungen. Ich kann seither Stunden um Stunden ohne jede Ermüdung im Garten oder am Computer arbeiten, diskutieren, autofahren, Sport treiben oder wandern. Selbst nach endlosen Reisen per Auto, Bahn oder Flugzeug komme ich ausgeruht und wohlgestimmt am Reiseziel an. In der Zeit meiner Anwaltstätigkeit, als ich das Aminas-Prinzip noch nicht entdeckt hatte, erlebte ich jeden Mittag einen großen Tiefpunkt und musste mich eine knappe halbe Stunde schlafen legen. Nach aufreibender Arbeit war ich abends immer regelrecht erschlagen. Nachts schlief ich dann nicht gut.

Seit der Umstellung auf die native Kost kann ich mich fast endlos lange leistungsfähig wach halten. Ich habe Gewaltanstrengungen erlebt, die man eigentlich nicht unternehmen sollte. So bin ich vor Jahren 15 Stunden lang am Steuer ohne jede Pause (nur einmal kurz tanken) von Polen nach Düsseldorf gefahren und kam frisch und kein Stück müde an! Unter ständiger Kontrolle durch meine Ehefrau als aufmerksamer Copilotin habe ich vor einem Jahr mit dem Auto eine ähnliche Gewalttour ohne Pause von Spanien aus bis ins Rheinland gemacht. Ich aß dabei nichts anderes als morgens eine und mittags eine zweite Portion nativer Kost. Ich habe zwar selbst nichts davon gemerkt, meine Frau meinte aber, dass ich die letzten 200 km nicht mehr ganz so konzentriert gefahren sei. Man kann ja alles übertreiben!

Auf eine Besonderheit ist bei solchen Marathonleistungen zu achten. Man darf die ganze Zeit über keine größeren Portionen Nahrung aufnehmen. Das macht trotz aller Wirkungen des Wachkontrollhormons müde. Mein Grundgefühl, was Wachen und Schlafen angeht, ist, dass ich mit der nativen Kost in der Lage bin, fast nach Belieben auf Wachen oder Schlafen zu schalten. Ich nehme an, dass die zwischenzeitliche Aufnahme nicht geringer Nahrungsmengen diesen Schalter verstellt.

Ich rate jedem ab, selbst solche Experimente zu machen, weil die Entschlossenheit, lange wach und konzentriert zu bleiben, nach sehr langer Zeit doch nachlässt. Aber bedenken Sie, welche Hilfen damit Menschen an die Hand gegeben sind, die viele Stunden lang höchst verantwortliche Aufgaben wahrnehmen müssen, wie u.a. LKW-Fahrer, Piloten, Kontroll- und Wachpersonal, aber auch Ärzte und generell alle Angehörigen der Heilberufe, denen zugemutet wird, endlos lange voll konzentriert höchst verantwortlich zu arbeiten.

Warum nur haben alle Kriegsparteien des 2. Weltkrieges den Soldaten Amphetamine gegeben und die Amerikaner in den Golfkriegen ihren Piloten noch schlimmere Drogen wie das üble Crack? Natürlich aus dem einen Grund, ihre Wachheit künstlich hochzuhalten. Mit nativer Kost ist der Erhalt der Wachsamkeit besser und vollkommen natürlich möglich. Dass das Militär die native Kost bisher nicht entdeckt hat, beweist mir, dass man dort gar nicht so aufmerksam ist, wie der Normalbürger das von ihm denkt.

# 5. Schmerzkontrolle

Jedes Jahr am 1. Sonntag im September findet der Deutsche Kopfschmerztag statt. Mit diesem Gedenktag wollen unter Führung der Deutschen Migräne- und Kopfschmerzgesellschaft e.V. (DMKG) Ärzte, Schmerzforscher sowie Selbsthilfegruppen auf die öffentlich stark unterschätzten Krankheiten aufmerksam machen, die ihre Opfer mit Schmerzen quälen.

Menschen aller Altersgruppen erleben regelmäßig über längere Zeiträume hinweg in kurzen zeitlichen Abständen wiederkehrende oder anfallsartig auftretende Kopfschmerzen. Die DMKG gab bekannt, dass in Deutschland erschreckende **70 Prozent der Bevölkerung gelegentlich unter chronischen Kopfschmerzen leiden, also fast 60 Millionen Menschen.** Bei „nur" fünf Prozent, also drei Millionen Menschen, macht das schmerzhafte Gewitter im Kopf keinen einzigen Tag Pause. Aber auch denen, die in regelmäßigen Abständen von starken Kopfschmerzen niedergeworfen werden und dann tagelang ausfallen, wird ein wichtiger Teil ihres Lebens regelrecht gestohlen.

## 200 bekannte Kopfschmerzarten

Wohl jeder kennt die aufdringliche Werbung im Fernsehen für ein Kopfschmerzmittel, das für alle bekannten 200 verschiedenen Arten von Kopfschmerzen gut sein soll. In der Tat ist fraglich, ob es wirklich so viele verschiedene Kopfschmerzkrankheiten gibt und nicht nur unterschiedliche Folgen ein und derselben Störung. Abgesehen von dem unterschiedlichen zeitlichen Auftreten der Kopfschmerzen sind zwei Hauptgruppen von Kopfschmerzen auszumachen: der Spannungskopfschmerz und die Migräne, die beiden sog. primären Kopfschmerzen.

## Der Schmerz selbst eine Erkrankung?

Eine große Schwäche unseres Gesundheitssystems ist die Behandlung von Symptomen statt der Krankheiten. Natürlich ist das darin begründet, dass die Medizin bei kaum einer Krankheit die Gründe für ihre Entstehung kennt. Darauf baut die viel kritisierte „Verschreibungsmedizin" auf, die chemische Wirksubstanzen gegen einzelne nachteilige Symptome der Krankheiten einsetzt. Ein beträchtlicher Teil des Bruttoszialprodukts in allen westlichen Ländern wird genutzt, um dieses System aufrechtzuerhalten. Ein solches System, in dem viele Beteiligte ihr Auskommen finden, neigt dazu, alles zu tun, um sich selbst zu erhalten. Es hat den Anschein, dass die Angabe von Experten aus der Schmerztherapie, dass bei den primären Kopfschmerzen der Schmerz die Erkrankung selbst ist, in diesen Zusammenhang gehört. Und dann wird immer wieder, ohne es konkret zu wissen, behauptet, dass Kopfschmerzen anlagebedingt aufträten. Also lohnt es nicht, nach der Beendigung der Krankheit zu suchen!

## Alternativen bewusst „klein geschrieben"

Die Leitlinien der DMKG lassen keinen Zweifel daran, dass die medikamentöse Therapie den Vorrang hat. Immerhin lassen sie adjuvante Maßnahmen zur Schmerzmitteltherapie zu. Wörtlich: „Im Mittelpunkt der nicht-medikamentösen Behandlung der Migräne stehen neben Empfehlungen zur Lebensführung Entspannungsverfahren (progressive Muskelrelaxation), Biofeedbackverfahren und kognitive Verhaltenstherapie." Kein Wort finden die Leitlinien zu den verschiedenen Wegen, die zentralnervöse Eigenproduktion des schmerzkontrollierenden Botenstoffes Serotonin anzustoßen.

Frau Dr. Stephanie Förderreuther, Generalsekretärin der DMKG, weist darauf hin, dass der häufige Konsum von Alkohol und Kaffee, Inhalationsrauchen und wenig Bewegung in einem engen Zusammenhang mit dem Auftreten der primären Kopfschmerzen stünden, wie durch Befragungen von Patienten ermittelt worden sei. Also könne man durch gesunde Lebensweise wenigstens ein wenig Einfluss auf die Häufigkeit des Auftretens der Schmerzen nehmen, „wo wir die genetischen Faktoren ja nicht beeinflussen können." Allerdings führt ihre

Erwähnung der Arzneimittelgruppe der Triptane in den Leitlinien weiter. Es ist doch so, dass zu viel Alkohol, Koffein und Nikotin die zerebralen Depots des Schmerzkontrollhormons Serotonin angreifen. Ausdauernde Bewegung auf der anderen Seite ist einer der beiden bekannten Wege zur körpereigenen Synthese von Serotonin im Stammhirn, was ich im nächsten Kapitel erläutere. Warum nur rät Frau Dr. Förderreuther den Betroffenen nicht, sich regelmäßig körperlich auszuarbeiten? Warum macht sie nicht einmal eine Umfrage bei den Menschen mit Kopfschmerzerfahrung, die sich konsequent dreimal pro Woche im Sport oder bei der Arbeit richtig auspowern? Ich weiß von immer mehr Menschen, die früher ständig unter Migräne und der sie oft begleitenden Depression litten, aber nach der Aufnahme regelmäßigen Ausdauersports alle Migräneschübe und depressiven Anwandlungen verloren haben!

Und schließlich: Warum informieren Frau Dr. Förderreuther und die DMKG die Betroffenen nicht über den vielversprechenden Weg, Serotonin zentralnervös in seiner Funktion als Esskontrollhormon nach dem Aminas-Prinzip zu locken? Wenn sie das täte, wäre der Deutsche Kopfschmerztag für endlos viele Leidende endlich einmal ein Feiertag! Vielleicht könnte man dann aber auch bald den Gedenktag und die DMKG vergessen.

Die genannten Triptane sind übrigens Serotonin-Wiederaufnahmehemmer. Ihre fast beiläufige Erwähnung in den Leitlinien der DMKG lässt erkennen, dass diese Gesellschaft sehr wohl die Bedeutung des Schmerzkontrollhormons Serotonin kennt. Sollte ihr das Aminas-Prinzip auch nach den Dutzenden von Veröffentlichungen der letzten Jahre nicht bekannt sein?

## Serotonin kontrolliert alle Schmerzzustände

Für die vielen Menschen mit chronischen Schmerzen ist die Macht des Botenstoffes Serotonin über den Schmerz seine bei weitem wichtigste Funktion. Neurologisch ist bekannt, dass bei der Verletzung von Nervenzellen Serotonin freigesetzt wird, das als Aktivator des Schmerzreizes vermutet wird. Angenommen wird dagegen, dass Serotonin über absteigende Neuronen in das Hinterhorn des Rückenmarks transportiert wird, was Schmerzreize abschwächt.

Nach den ungezählten Berichten von Menschen, die unter primären Kopfschmerzen oder der tückischen Fibromyalgie mit ihren wechselnden Schmerzherden im Körper leiden oder litten, habe ich keinen Zweifel, dass die zentralnervöse Verfügung über den Botenstoff Serotonin die wichtigste Bedingung für die Kontrolle des Schmerzes ist. Schmerz, aber auch Juckreiz und Störungen und die nervenden Hochtöne des Tinnitus sind bei ausreichender zentralnervöser Verfügung über Serotonin nach meiner Überzeugung ungleich leichter zu ertragen oder zu besiegen. Bei mir selbst ist ein leichter alter Tinnitus weitgehend verschwunden.

Auf die in unserem Rechtssystem geforderte Weise sind diese Wirkungen (noch) nicht hinreichend wissenschaftlich gesichert. Es gibt aber eine ganze Reihe von Berichten, die glaubhaft erscheinen. Ich kann daher nur jedem Betroffenen raten, sich selbst ein Bild zu machen und – natürlich mit der Begleitung durch einen erfahrenen Therapeuten – selbst den Versuch mit der ganz gewiss gesundheitlich nicht nachteiligen nativen Kost zu machen. Ohne sagen zu wollen, dass es sicher jedem so geht, gebe ich einmal wieder, was ein Vater, Dr. N.N. aus W., als einer der Ersten zu diesen Wirkungen berichtete. Er empfahl seiner jahrzehntelang unter Migräne leidenden Tochter die native Kost und teilte dann wörtlich mit:

„*... Aber das Faszinierende ist etwas gaaaanz anderes:*

*Unsere ältere Tochter (42 Jahre), verheiratet, zwei Kinder, Haus gebaut, Halbtagsjob, hatte seit etwa dem 16. Lebensjahr ständig Migräne. 3 – 4 Tage Dunkelheit, kein Essen, quasi kein Leben, keine Familie. Danach ging es ihr wieder besser. Das in einem Turnus von etwa 7 – 10 Tagen immerwährend, mit Ausnahme der Schwangerschaften. Jetzt nimmt sie von uns die native Kost [Handelsname]. Wir glauben es heute noch nicht, aber unsere Tochter ist seither* ***ohne*** *jegliche Beschwerden ! ! ! Jetzt schon die vierte Woche. Wir hatten wirklich alles versucht. Ich konnte als einziger noch mit Ohr-Akupunktur helfen, aber seit 7 Jahren wohnt sie in Süddeutschland.*

*So einfach alles weg, ein Riesendank an Ihr Produkt. Ich freue mich für unsere Tochter und für Sie. Herzliche Grüße ...*“

Um keine falschen Hoffnungen zu wecken, weise ich darauf hin, dass die Berichte über die Wirkungen auf Schmerzphänomene nicht generell so eindeutig sind. Ich habe den Eindruck, dass immer dann, wenn solche Zustände mit den nachfolgend näher beschriebenen Depressionen einhergehen, die körperlichen und psychischen Wirkungen viel komplizierter werden. Die Depression scheint zu neuronalen Verschaltungen im ZNS zu führen, die auch nach einer Wiederherstellung des mental-hormonellen Gleichgewichts die alten gestörten Funktionen lebendig werden lassen, bis sie therapeutisch aufgelöst werden.

## Dauerakupunktur gegen Parkinson

Seit einigen Jahren nutze ich alle paar Tage eine sog. Akupunkturmatte zur Meditation und zur Entspannung. Seit ich Anfang der sechziger Jahre die Schriften von Prof. Dr. J.-H. Schultz über das autogene Training studiert hatte, nutze ich dieses täglich, um mich in Ruhephasen innerlich ganz frei zu machen. Schon beim ersten Liegen auf der mit 3000 Hartkunststoffspitzen versehenen Schaumstoffmatte stellte ich fest, dass ich nach erstem, ein wenig schmerzhaftem Gefühl die Hautreizung eher als angenehm empfand. Erstaunlicher aber noch war, dass ich schon nach wenigen Sekunden tief in die ersten Stadien des Autogenen Trainings fiel, indem mein ganzer Körper sich bleischwer anfühlte und mir rundum wohlig warm wurde. Alsbald spürte ich sehr deutlich meinen Puls wabernd durch den ganzen Körper pochen. Die subjektive Sensation, die mir aber ganz besonders zu denken gab, ist, dass ich vom Nacken aufsteigend bis unter den Scheitel ein Gefühl wie von einem kühlen Windhauch verspürte – genau das Gefühl, das ich zuverlässig erfahre, wenn ich still sitzend mein morgendliches Heißgetränk mit enthaltener nativer Kost zu mir genommen habe. Ich stelle mir vor, dass sich da die serotonerge Transmission vom Hirnstamm aus in alle Bereiche des Gehirns ein wenig fühlbar macht. Ob ich diese Dinge allerdings richtig einordne, ist ungewiss. Ich dachte daher erst daran, meine Erfahrungen mit der Akupunkturmatte hier nicht zu erwähnen.

Dann aber informierte mich der ungemein findige Autor Jörg Müllenmeister – Sie erinnern sich vielleicht an seinen Witz mit Oberst Zitzewitz in der Einführung beim Thema Evolution – über eine offenbar sehr erfolgreiche Therapie gegen die schreckliche Parkinson'sche Erkrankung, die Dauerohrakupunktur nach Dr. Ulrich Werth. Dr. Werth betreibt eine Klinik für Parkinsonkranke in Valencia in Spanien. In Deutschland war er wie alle Abweichler von der herrschenden orthodoxen Lehre auf heftigsten Widerstand der Medizin gestoßen. In der im vorherigen Absatz zitierten Rückmeldung war doch die Rede davon gewesen, dass der Informant mittels Ohrakupunktur die gröbsten Folgen der

Migräne seiner Tochter abwenden konnte, bevor sie nach der Umstellung auf native Kost von allen Migräneschüben frei wurde!

Durch die weltweit größte wissenschaftliche Studie zur Wirksamkeit der Akupunktur, die von Professor Dr. Trampisch 2004 an der Ruhr-Universität Bochum durchgeführt wurde, ist heute gesichert, was Tausende Therapeuten weltweit seit langer Zeit wissen: Unser Körper hat äußere sensorische Schmerzpunkte, deren Reizung auf spezifisch ihnen zugeordnete Bereiche des Körpers und seiner Organe einwirkt. Zwar spielt die Erwartungshaltung der Patienten bei jeder Behandlung, also auch bei der Akupunktur, eine Rolle, die Ergebnisse der von einigen Krankenkassen in Auftrag gegebenen (!) großen Studien lassen aber keinen Zweifel an solchen wirklich vorhandenen Zusammenhängen. Sicher wissen Sie auch von den Auswirkungen der Reflexzonenmassage an den Fußsohlen auf ganz spezifische Bereiche des Körpers. Die behaupteten Wirkungen der Ohrakupunktur sind daher durchaus glaubhaft.

Die Parkinson'sche Erkrankung wird verstanden als Folge des Mangels am Neurotransmitter Dopamin, der zu der mit der Krankheit einhergehenden allmählichen Zerstörung der Materia nigra genannten Hirnregion im Mittelhirn innerhalb des Hypothalamus. Also setzt die Medizin dagegen Dopamin-Wiederaufnahmehemmer ein. Der Umstand, dass die Schmerzauslösung an den maßgebenden Punkten des Außenohrs positive Wirkungen auf die Symptome der Krankheit hat, insbesondere das krankheitstypische Zittern zurückdrängt, lässt mich annehmen, dass die Ausschüttung und wohl auch der vermehrte Aufbau des den Schmerz kontrollierenden Botenstoffes Serotonin mit ursächlich sind. Schließlich ist die duale Beziehung zwischen Serotonin und Dopamin seit langem bekannt (Lombard & Renna). Auch hat sich in den Nervenzellen der Substantia nigra neben Dopamin und anderen Transmittern Serotonin nachweisen lassen. Wer weiß, ob nicht all diese Probleme mit der ausreichenden Verfügung über Serotonin zu lösen sind? Denn nur bei Serotonin ist mit der Tryptophan-Barriere ein natürliches Hindernis für seinen körpereigenen Aufbau bekannt. Alle anderen Transmitter bilden sich so, wie sie benötigt werden.

# 6. Stresskontrolle

## Stress = Killer Nr.1

Praktisch alle, die die Wirkungen der nativen Kost am eigenen Leibe erleben, berichten, dass ihr Leben nach der Umstellung auf die Vitalkost weitgehend **frei vom Stress** verläuft bzw. dass sie Stress viel leichter bewältigen. Das kann nicht verwundern, denn Serotonin ist das einzige Anti-Stress-Hormon. Kein anderer Stoff, kein anderes Mittel außer Serotonin ist in der Lage, die schreckliche Stresskaskade abzubauen. Es ist eine der in ihren Folgewirkungen wichtigsten Funktionen des Kontrollhormons Serotonin, dass es fähig ist, Stresshormone wie CDH, Cortisol, Adrenalin und Noradrenalin, die sich wechselseitig zu dieser Stresskaskade auftürmen, in ihrer Wirkung herunterzufahren. Nicht umsonst nennt man allgemein nicht abbaubaren Dauerstress den Killer Nr. 1 in unserer Gesellschaft! Wir kennen den „guten“ Stress, den „Eustress“, den wir bewältigen können. Dieser Stress spornt uns nur an und befähigt uns zu besonderen Leistungen. Der nicht bewältigbare „Distress“ aber ist das größte Übel unserer Zeit. Mit der fehlenden Bewältigung dieses Stresses nimmt das Risiko, an Kreislaufstörungen, Diabetes, Herzinfarkt und Schlaganfall zu erkranken, dramatisch zu. Bleibt der Stress, weil Serotonin ihn nicht abbaut, geht das Wohlbefinden verloren und Depression, Burnouts, Ängste und Zwänge machen sich breit.

# 7. Kontrolle von Depression und Angst

Depressionen nehmen in unserer Gesellschaft laufend zu. Auch da sind laut Statistik bereits 15 – 20 % der Bevölkerung betroffen. Es entspricht allgemeiner Auffassung, dass es dabei zumindest auch um die zentralnervöse Verfügung über den Botenstoff Serotonin geht. Das ist schon daran festzumachen, dass den Depressiven weltweit täglich Tonnen von Serotoninwiederaufnahmehemmern (SSRI) und ähnlich wirkenden Psychopharmaka verordnet werden.

## Rückmeldungen

Die beiden ersten Rückmeldungen im Zusammenhang mit Depressionen nach der Umstellung auf native Kost, die mir zugegangen sind, zeigen bereits die besonderen Probleme beim Zusammenspiel von nativer Kost und arzneilichen Antidepressiva.

Da ist zunächst Herr N.N., der wegen seiner Depression nicht mehr arbeitsfähig war. In einer Klinik in der Schweiz wurde er – stationär – mit einem Serotonin-Wiederaufnahmehemmer behandelt. Er fragte seinen behandelnden Arzt nach dem Sinn des Konsums nativer Kost, von der er gehört hatte. Der Arzt riet händeringend ab, weil „das Mittel" noch nicht getestet worden sei. N.N. aß es dennoch und konnte – sein Medikament nahm er weiter – nach wenigen Tagen die Klinik verlassen und zuhause wieder ganz normal seine Arbeit aufnehmen. Er reduzierte in der Folge das Medikament nur ein wenig. Sein Befinden ist seither auf diese Weise stabil.

Zweiter Fall einer schweren Depression ist der einer Geschäftsfrau N.N., die seit Jahren unter schweren Depressionen und heftigen Panikattacken litt. Mit einem Antidepressivum konnte sie die unerträglichsten Auswirkungen der Depression halbwegs ertragen. Aber gut ging es ihr nicht. Eine gute Viertelstunde, nachdem sie auf den leeren Magen erstmals einen Esslöffel nativer Kost in einem Glas Orangensaft verrührt verzehrt bzw. getrunken hatte, reagierte sie auf leise Musik, die aus dem Nachbarhaus zu hören war, und wollte tanzen. Dann verlangte es sie, draußen zu promenieren. Zuvor war sie immer in Schweiß ausgebrochen und musste sich zwanghaft zurückziehen, wenn sie vor Menschen stand. Sie konnte nicht einmal eine kurze Weile am Bankschalter anstehen, wenn sie Geld abholen wollte. Jetzt spazierte sie mit fremden Leuten eine halbe Stunde lang auf der öffentlichen Promenade herum, während ständig Dutzende von Leuten um sie herumliefen. In den nächsten Tagen und Wochen ging es ihr gut, sie fuhr wieder zum Einkaufen und arbeitete wieder. Zuhause tanzte sie nach Jazzplatten. Das ist jetzt Jahre her. Ihr geht es weiter gut. Ein Versuch, ihr Medikament ganz abzusetzen, misslang. Sie erlebte einen Rückschlag, fing sich aber dank nativer Kost wieder.

Nach und nach hörte ich die unterschiedlichsten Berichte über die Wirkungen der nativen Kost bei Depressionen. Teils gingen sie ganz zurück, so dass sogar auf Medikamente verzichtet werden konnte. Immer ergab sich eine Besserung. Meist ging es aber nicht mehr ohne die Medikamente, wenn sie erst einmal eingeführt waren.

Typisch ist der Fall einer Patientin mit schweren Panikattacken und zermürbenden Depressionen, der ihre Serotoninwiederaufnahmehemmer trotz gewisser Schwankungen erst sehr halfen. Sie musste sie aber absetzen, weil sie schwere Schleimhautläsionen am ganzen Körper bekam. Auch ein Wechsel auf andere Sorten dieser Psychopharmaka half nicht, sodass sie wieder allein war mit ihren Qualen. Zudem war sie früher schon von Selbstmordgedanken gequält worden, die jetzt verstärkt wiederkamen. Durch einen Zufall kam sie zur nativen Kost. Vom ersten Tag der Umstellung an – April 2009 – geht es ihr so gut wie zu der Zeit, als sie die Medikamente noch vertrug; nur ist ihr Zustand jetzt stabil, und sie hat keine Beschwerden mehr.

## Winterdepression

Jeden Herbst füllen sich die Zeitschriften mit Berichten über die Winterdepression und ihre leichtere Form, den „Winterblues." Wie beim Suizid und bei der Multiplen Sklerose findet man auch bei der Winterdepression ein Nord-Süd-Gefälle. Im lichtarmen Norden sind solche Störungen häufiger, was nach der allgemeinen Meinung der Hormonforscher darauf zurückzuführen ist, dass in lichtarmer Zeit und vielleicht auch bei weniger vitalstoffreicher Ernährung zentralnervös weniger Serotonin gebildet wird. Mit der nativen Kost, die man – getrocknet und gemahlen – ja das ganze Jahr hindurch nutzen kann, finden solche Phänomene ihr Ende.

# 8. Kontrolle der Körpertemperatur

Sehr interessant ist auch die Bedeutung von Serotonin bei der Kontrolle der Körpertemperatur. Ohne die zentralnervös ausreichende Verfügung über Serotonin als Temperaturkontrollhormon frieren und schwitzen wir leichter.

Eine in diesem Zusammenhang interessante Geschichte lieferte sich ein Pärchen aus dem Bergischen Land. Er schwitzte immer sehr leicht. Seine Freundin störte das besonders, wenn bei starker körperlicher Herausforderung der Schweiß in Perlen von seiner Nase tropfte. Sie selbst hatte zu dieser Zeit ihren Tagesbeginn auf die native Kost eingestellt und hoffte, dass Serotonin als Temperaturkontrollhormon die Schwitzattacken eindämmen könnte. Ihr Freund zeigte aber partout kein Interesse. Da tat sie ihm jeden Morgen heimlich einen Löffel nativer Pflanzenkost in sein gewohntes kleines Müsli. Prompt hörte sein Schwitzen auf, was auch ihm auffiel. Als er erfuhr, was seine Freundin gemacht hatte, konnte er nicht anders, als sie und die native Kost zu loben. Er meinte aber, dass die native Kost ihn von seinen Schwitzattacken „geheilt“ habe und er jetzt gesund sei. Er aß die native Kost nicht mehr und prompt hatte er wieder die schweren Schweißausbrüche, bis er sich endlich ganz auf den einen morgendlichen Löffel nativer Kost einließ. Ich berichte dies hier nicht als wissenschaftlichen Beleg für die angesprochene Wirkung, mehr als eine Anekdote. Denn ein kontrolliertes Experiment war das ja nicht. Nur: Würden Sie da nicht den Versuch machen, ob es auch Ihnen hilft, wenn Ihre Frau sich über Ihr übermäßiges Schwitzen beschwert?

## Meine persönliche Temperaturkontrollerfahrung

Wenn es vor meiner Bekanntschaft mit der nativen Kost mal wärmer als 25 °C war, kam ich schon schwer ins Schwitzen. Mehr als 30 ° C empfand ich als unerträgliche Belastung. Ich wog ja auch fast 30 kg mehr als heute. Das Gewicht allein sollte die Entwicklung aber nicht erklären. Denn wenn es kalt ist, friere ich heute kaum noch. Es kommt vor, dass ich im Winter früh aufstehe und mich – noch im dünnen Schlafanzug – bei geringer Raumtemperatur oder sogar

Minustemperaturen stundenlang am Computer an einer Arbeit festbeiße, bevor ich mich endlich löse, ins Bad gehe und mich anziehe. Infektionskrankeiten bekomme ich ohnehin nicht mehr, selbst wenn ich mich mal stark verkühle oder lange im Zug aufhalte.

## 9. Impulskontrollhormon

Serotonin ist eine Hilfe bei der Kontrolle der Impulsivität. Vielleicht hängt dies auch mit der dualen Beziehung von Serotonin und dem Aktivierungshormon Dopamin zusammen, dass über die medikamentöse Beeinflussung der zentralnervösen Dopaminrezeptoren Erfolge bei AD(H)S, dem Zappelphilippsyndrom und den Aufmerksamkeitsstörungen berichtet wird. Nicht dass es ausreichend viele und gesicherte Informationen gäbe, es sollte aber kein Zufall sein, dass von Kindern zu hören ist, die zuvor rastlos und unkontrollierbar waren und nach der Umstellung auf die native Kost wieder kontrolliert mit ihren Mitmenschen umgehen konnten. Ich rechne mit weiteren positiven Meldungen bei AD(H)S. Erste Berichte über das Verschwinden des Restless-Leg-Hormons und bei Tics, den zwanghaften Bewegungen, zeigen, dass unkontrollierbare Bewegungen in der Tat positiv vom Impulskontrollhormon Serotonin angesprochen werden. Aus Rückmeldungen, die ich in meiner Zeit als Entwicklungsleiter bei der Aminas GmbH von vielen Eltern gehört habe, weiß ich, dass ihre selbst vormals unerträglich umtriebigen Kinder nach der Umstellung auf native Kost urplötzlich gern in die Schule gingen, dort aufmerksam am Unterricht teilnahmen und stark verbesserte Schulnoten mit nach Hause brachten. Diese nicht systematisch gewonnenen und dokumentierten Ergebnisse bedeuten keinen medizinisch anerkennungsfähigen Beweis dieser Wirkungen. Es gibt aber jeden Anlass, ADHS-Patienten auf die native Kost umzustellen, schon um das mit Serotonin in der Ausschüttung verbundene Dopamin zu locken, aber auch um die Möglichkeit der unmittelbaren Hilfe bei ADHS zu überprüfen. Wenn das doch in keiner Weise schaden kann, warum soll man es nicht versuchen?!

# 10. Zwangskontrolle und Autismus

Unheimliche Zwänge, wie beispielsweise der Dusch- der Waschzwang, sind ohne ausreichende Verfügung über Serotonin einfach nicht zu kontrollieren. Regelmäßige Fernsehzuschauer kennen die Detektivserie „Monk", bei der der Held eine ganze Reihe ausgeprägter Zwansgsstörungen hat. Zwangsgestörte Menschen sind von ihrer Art her nicht dumm. Sie leiden oft ähnlich wie Autisten unter Kontaktproblemen. Möglicherweise gehören Zwangsstörungen auch nur zum Spektrum des autistischen Formenkreises.

Beschrieben ist der Fall eines sehr intelligenten und ungewöhnlich talentierten Geisteswissenschaftlers, N.N., Mitte 30, der von Kind an „auffällig" und nie richtig verstanden war. Er war leicht kränkbar, misstrauisch, aber auch arrogant und abweisend, zudem manipulativ. In seinem Sozialverhalten war er extrem selektiv, Berührungen störten ihn meist. Gespräche riss er stets an sich, um seine Themen in den Vordergrund zu stellen. Psychologen und Psychiater meinten damals, dass er wohl zum Teil ein Narzisst sei und ansonsten „psychopathische" Züge habe, was ja nur heißt, dass er wohl an der Psyche krank sei. Die Zwangsstörungen wuchsen sich aus zu einem unabweisbaren Drang, stundenlang unter der Dusche zu stehen oder sich endlos lange mit der Bürste die Hände zu schrubben. Wie sich herausstellte, waren alle Diagnosen zweifelhaft. Vor ein paar Jahren stellte er sein Leben auf die native Kost um. Seine Störungen legten sich schlagartig. Sie kommen nur wieder, wenn er – was er gelegentlich extra tut – die native Kost bewusst weglässt. Meist nimmt er zweimal am Tage die native Kost auf leeren Magen zu sich und fährt so gut dabei, dass er auch zu tiefen gefühlsmäßigen Bindungen fähig ist.

Es lohnt, hinzuschauen, ob nicht mehr oder minder alle psychischen Fixierungen nach der Umstellung in der Ernährung nachlassen. Dabei ist insbesondere an den Autismus zu denken, auch an den hoch funktionalen Asperger- Autismus, wenn auch die Betroffenen meist sehr selbstgenügsam und zufrieden sind und von einer „Heilung" nichts wissen wollen. Noch wissen erst wenige Betroffene und auch nur wenige Therapeuten von den neuen Möglichkeiten. Wie im Hauptteil bei der Schilderung der Reise unserer Nahrung durch den Dünndarm ausgeführt, ist die medizinische Praxis heute viel weiter (Cubala-Kucharska,

Tommey, Campbell-McBride). Man geht davon aus, dass der Autismus nicht eine psychische Krankheit ist, sondern dass durch schädliche Einflüsse von außen, etwa durch Umweltbelastungen, das Gehirn der Betroffenen in Mitleidenschaft gezogen wird. Die Schwermetallbelastung der werdenden Mutter soll danach zwischen ihr und dem Embryo geteilt werden, sodass der neue Mensch schon eine beträchtliche Schwermetallbelastung mitbringt.

Lange Jahre hielt man Autismus für unbehandelbar. Es kam sogar vor, dass man Eltern autistischer Kinder, die einfach keine Ruhe gaben, für unbelehrbar hielt und ihnen den Entzug des Sorgerechts androhte. Ich bin überzeugt, dass die neuen Therapieansätze immer mehr Erfolge zeitigen werden. Besondere Hoffnung habe ich, dass native Kost und das Aminas-Prinzip da einen wertvollen Beitrag leisten werden.

## 11. Kontrolle der Sexualität

Ungehemmtes Sexualverhalten zu kanalisieren gehört auch zu den von der Hormonforschung ausgemachten Aufgaben von Serotonin. Viel an Rückmeldungen hat es zu diesem Thema verständlicher Weise bisher nicht gegeben.

Prämenstruelle Beschwerden immerhin haben, wie vielfach gemeldet, auch bei stark betroffenen Frauen ihre Schrecken durch die Umstellung auf die native Kost verloren.

Eine Reihe von Frauen im Klimakterium haben berichtet, dass ihre Hitzewallungen verschwanden. Viele, die die Menopause für abgeschlossen erachtet hatten, erlebten die Rückkehr der Regelblutungen, zumindest Schmierblutungen. Auch berichten einige sehr aufmerksame Frauen glaubhaft über eine Stärkung ihrer Libido. Einige Männer schwören darauf, dass sie durch die native Kost potenter geworden seien. All das ist natürlich subjektiv und im Einzelfall auch anderen Ursachen geschuldet. Ein regelrechtes Aphrodisiakum ist die native Kost nach meinem derzeitigen Wissensstand jedenfalls nicht, zumindest kein starkes. Die Verbesserung der allgemeinen Lebensstimmung hat aber ganz sicher einen positiven Einfluss auf das sexuelle Interesse.

## Liebeshormon Oxytocitin

Nicht nur der Vollständigkeit halber weise ich darauf hin, dass es für den Umgang der Menschen untereinander noch ein anderes wichtiges Hormon gibt, das Stress abbaut. Das ist das Liebes- und Bindungshormon Oxytocitin, nicht nur scherzhaft auch Kuschelhormon genannt. Nicht nur beim Menschen lässt dieses Hormon glückhafte Paarbindungen entstehen, an denen der Stress des Lebens abprallt. Es hat interessante kontrollierte Blindstudien gegeben, in denen eine Gruppe vor einer belastenden Aufgabe Gaben von Oxytocitin erhielt und die Kontrollgruppe ein Placebo, wobei die Gruppe mit dem Verum die Probleme sehr viel besser bewältigte.

Da es um Paarbildung und Fortpflanzung geht, hält die beglückende Wirkung dieses Hormons nicht beliebig an. Aber durch bewusste körperliche Zuwendung zum Partner und das Empfangen seiner Zuwendung verbessert sich seine Wirkung bis in das Alter hinein. Es ist gemessen worden, dass die oxytocinerge Reaktion beim geschlechtlichen Umgang im Vergleich zu mehr unpersönlicher sexueller Aktivität, wie etwa bei der Masturbation, dreimal größer ist als beim engen Zusammensein mit einem emotional deutlich zusagenden Sexualpartner.

Ich kann daher jedem Menschen nur raten, sich mit seinem Partner immer wieder auf den eigenen und den Körper des anderen einzulassen, auch auf Entdeckungsreise in das Reich der erogenen Zonen zu begeben und falsche Scheu, wie sie bei unseren Vorfahren noch häufig der Fall war, fallen zu lassen. Sie wissen doch gewiss, wie stark Sie selbst und Ihr Partner gefühlsmäßig angesprochen werden, wenn einer dem anderen nur zart über den Rücken oder das Kopfhaar streicht oder ihm sanft in die Ohrmuschel haucht. Viel zu viele Menschen, besonders ältere, haben den geschlechtlichen Umgang und die körperliche Zärtlichkeit überhaupt ganz aus ihrem Leben verbannt. Wege, wieder zur Körperlichkeit zurückzufinden, sind eine stets aufmerksame, freundliche Ansprache, aber auch Massage und Meditation. Auch das muss erst einmal gewollt sein. Besondere artistische Leistungen und sexuelle Rekorde – mit oder ohne Viagra – sind jedenfalls nicht vonnöten, um die Segnungen des Oxytocitin genießen zu können.

Oxytocitin ist darüber hinaus der Mittler der für das Kind lebensnotwendigen Bindung an die Mutter. Das Wissen darum lässt annehmen, dass Körperkontakte helfen sollten, Kinder, die unter AD(H)S leiden, psychisch zu stabilisieren. In der Therapie des kindlichen Autismus fällt auf, dass erst dann das Eis gebrochen ist, wenn der selbstgenügsame Autist Körperkontakte zulässt.

Oxytocitin steht zwar auch in einer wechselbezüglichen Verbindung zum Schlüssel- und Modulationshormon Serotonin, hat aber für das Ziel, ein rundum glückliches Leben zu haben, einen eigenen großen Stellenwert. Gewiss ist es ein Stressfaktor von großem Gewicht, wenn ein Mensch gegen seinen Willen künstlich von körperlicher Zärtlichkeit abgeschnitten wird. Da begegnen sich die Systeme der beiden Glückshormone Oxytocitin und Serotonin. Das allgemeine Anti-Stress-Hormon, wie ich Serotonin in diesem Zusammenhang einmal nennen will, hilft den Stress abzubauen, der durch den fehlenden Abruf von Oxytocitin entsteht.

## 12. Suizidkontrolle

Der traurige Tod des deutschen Nationaltorwarts Robert Enke hat das öffentliche Interesse auf das meist verschwiegene Thema der Selbsttötung gelenkt. Gerade weil niemand gern über den Suizid eines nahen Angehörigen oder Freundes spricht, ist wichtiges Wissen über das Phänomen der Selbstentleibung nicht weit verbreitet. Dabei gibt es kaum jemanden unter uns, der nicht in seinem Leben mit diesem allgemein-menschlichen Problem direkt oder indirekt konfrontiert worden ist. Gibt es überhaupt Familien, in denen es nie zu einem Selbstmord oder Selbstmordversuch gekommen ist?

## Statistische Zahlen

Zwar sind laut Statistik die erfolgreichen Suizide in Deutschland nach kontinuierlichem Anstieg bis 1977 auf 20.000 Fälle im Jahr wieder deutlich zurückgegangen. Heute sind es jährlich „nur" noch rund 8000 Opfer, immerhin noch viel mehr als Verkehrstote. Männer sind deutlich stärker betroffen als Frauen. Auf einen erfolgreichen Suizid kommen übrigens ungefähr fünf Versuche. Meist kündigen die Suizidgefährdeten ihre Absicht an, oft auch nur versteckt. Manchmal, wie es auch Robert Enke ausdrücklich in seinem Abschiedsbrief erklärte, halten sie ihr Vorhaben bewusst geheim. In vielen anderen Fällen wollen die Betroffenen aber von ihrem Vorhaben abgehalten werden.

## Kein Suizid ohne Serotoninmangel

Der Rückgang der Suizide kann auch mit der immer stärker gewordenen Verschreibung von arzneilichen Serotoninwiederaufnahmehemmern durch Psychiater und Neurologen, selbst durch Fachärzte für Allgemeinmedizin, zusammenhängen. Auf dem Papier sollte das jedenfalls anzunehmen sein, weil durch diese Medikamente Serotonin länger in seiner Arbeit an seinen Rezeptoren festgehalten wird. Serotonin selbst wird nach den Erkenntnissen aus der Endokrinologie eben auch Suizidkontrollhormon genannt. In seiner Macht steht es ganz sicher, Belastungen im Leben besser zu ertragen. Ob die Psychopharmaka tatsächlich auch diese Suizidkontrollwirkung haben, ist dagegen fraglich, worauf ich gleich zu sprechen komme.

## Vermehrte Suizide bei der Jugend

Junge Menschen begehen weit häufiger Suizid als ältere, was angesichts der Überalterung der Bevölkerung ein weiterer Grund für den allgemeinen Rückgang der Suizide ist. In der großen Mehrheit ernähren sich ältere Menschen aber auch viel gesundheitsbewusster als die gegenüber richtiger Ernährung oft unbekümmerte Jugend, nur die einsamen, allein lebenden Alten kümmern sich wieder weniger darum. Natürlich braucht der Mensch eine ordentliche Ernährung, die auch die Mikronährstoffe in den Körper bringt, aus denen das Suizidkontrollhormon Serotonin aufgebaut wird.

## Suizidhäufung nach Regionen

Wie gesagt, ist bekannt, dass im lichtarmen winterkalten Norden viel mehr Menschen ihrem Leben selbst ein Ende setzen als im sonnigen Süden. Geradezu spektakulär sind die Selbstmordraten bei den Inuit. In den neuen Bundesländern sind die Zahlen höher als in den alten. Auch in den osteuropäischen Ländern bringen sich mehr Menschen um als im Westen. Der Gedanke liegt nahe, dass sich Menschen im dunklen, kalten Winter weniger im Freien aufhalten und sich weniger körperlich ausarbeiten. Auch ist das Nahrungsangebot im Winter weniger vitalstoffreich als in den warmen, hellen Jahreszeiten. Eine plausible Erklärung für das Nord-Süd-Gefälle ist der Umstand, dass einer der alternativen Wege, auf denen sich Serotonin im Gehirn auf körpereigene Weise bilden kann, der ist, sich körperlich stark auszuarbeiten. Dazu komme ich im Zusammenhang mit der Schilderung aller Alternativen zur Synthese von Serotonin mit seiner Lockung als Esskontrollhormon.

## Suizidgefährdung durch brutal-harten Sport

Es muss die Frage erlaubt sein, ob Robert Enke so depressiv geworden wäre, wenn er nicht regelmäßig als Torwart im Tor hätte stehen müssen, sondern sich als Außenläufer regelmäßig die Seele aus dem Leib hätte rennen dürfen. In der Sportberichterstattung ist im Zusammenhang mit dem Tod von Robert Enke darauf hingewiesen worden, dass sich unverhältnismäßig viele Sportler selbst das Leben genommen haben, so allein im Jahr des Todes von Robert Enke der belgische Radprofi Dimitri De Fauw, der irische Box-Olympiadritte Darren Sutherland, der ehemalige italienische Boxweltmeister Arturo Gatti, der amerikanische Beachvolleyballer Mike Whitmarsh und der ehemalige französische Mountainbike-Weltmeister Christophe Dupouey. Wie soll man das erklären, werden Sie fragen, wenn doch Ausdauerleistung die Synthese des Suizidkontrollhormons Serotonin fördern soll?

## Schwachstelle Genick

Der Dozent Dr. Bodo Kuklinski aus Rostock hat die Wirkungen von Störungen der Halswirbelsäule eingehend erforscht. Nach seinen heute nicht mehr bezweifelbaren Erkenntnissen führen die Reizung oder die Inflammation des großen parasympathischen Nervs, des nervus vagus, der die Wirbelkörper durchläuft und unmittelbar danach das Stammhirn, zu einer Störung des körpereigenen Aufbaus von Serotonin. Dieses wird nämlich im Stammhirn gebildet, um dann über das Zwischenhirn durch ungezählte Axone auf die Millionen von in allen Teilen des Gehirns befindlichen Serotoninrezeptoren abgefeuert zu werden. In Kenntnis der Abläufe des Aminas-Prinzips ist klar, dass die Störung des *Nervus Vagus* die Reizweiterleitung aus dem Dünndarm bewirkt.

Dr. Kuklinski rechnet mit einer im Lauf der Jahre fast endemisch gewordenen Zunahme solcher Störungen, weil diese einfach nicht von selbst weggehen. Früher wurden sie so gut wie nie fachgerecht behandelt, sodass die Zahl der Betroffenen immer mehr anstieg. Hauptquelle solcher Störungen sind Schleudertraumata, wie man sie nicht nur bei Verkehrsunfällen häufig sieht, sondern gerade beim Sport.

Torhüter, die sich oft die Beine in den Leib stehen müssen, wenn die eigene Mannschaft ein großes Übergewicht auf dem Platz erkämpft hat, werden bei Angriffen der Gegner oft so heftig angegangen, dass das Regelwerk zum besseren Schutz der Torhüter dem angepasst wurde, indem viel schneller als sonst gelbe und rote Karten nach Attacken auf sie im Fünferraum vergeben werden müssen. Bei solchen Zusammenstößen wird der Genickbereich leicht zur gesundheitlichen Schwachstelle, ähnlich wie beim Sturz vom Rad, beim Boxhieb in den Nacken (der zu Recht verboten ist) oder beim knochenharten Kampf von Mann zu Mann beim Hallenhandball. All diese Sportarten, so schön es ist, sie auszuüben und anzusehen, sind im Grund genommen zu gefährlich, um noch gesund genannt werden zu können. Auf alle Fälle müssen die Regelwerke diesen großen Gefahren noch viel mehr Aufmerksamkeit schenken. Schwere körperliche Fouls insbesondere müssen viel stärker als bisher geahndet werden. Der Zuschauer eines Fußballspiels z.B. will ja spannende Spielzüge sehen und keine brutalen Körperverletzungen.

In einem Beitrag auf meinem damaligen „Hausblog“ im Internet, der Readers Edition, hatte ich darüber geschrieben, dass Robert Enke vielleicht keinen Suizid begangen hätte, wenn er mit Serotoninwiederaufnahmehemmern medikamentiert worden wäre. Darauf erhielt ich folgenden Leserkommentar:

*„Der Mann hatte Psychopharmaka genommen!! Das Zeug ist nicht gegen, wie oben beschrieben, sondern für Depressionen!!!*

*Warum schreibt niemand, dass eine regelmäßige, (Raffinade)zuckerfreie, gute Ernährung das beste Mittel gegen Depressionen ist? Wir brauchen kein Fleisch für 99 Cent, wir brauchen eine Entlohnung, mit der ein Mensch sich „richtiges" Fleisch und „richtiges" Essen leisten kann! Übrigens waren all die Amokläufer der letzten Jahre auch auf diesen Drogen... Jemandem, der mit seinen Gefühlen nicht klarkommt, einfach seine Gefühle zu nehmen, mag ein lukrativer Weg für die Pharmaindustrie sein, führt aber zu den Dingen, die der Mensch so in den dpa-Medien lesen kann.“*

Später bestätigte mir ein guter Bekannter, der lange Zeit sehr unter Depressionen gelitten hatte, dass er niemals Selbsttötungsgedanken gehabt hätte, dass diese ihn aber unablässig verfolgten, nachdem er erstmals Serotonin-Wiederaufnahmehemmer eingenommen hatte. Erst als er sie wieder absetzte, verloren sie sich. Sein heutiges „Antidepressivum“ ist native Kost.

## 13. Hilfe bei Atemnot – COPD

Eine der schlimmsten und häufigsten Erkrankungen unserer Zeit ist die ständige Atemnot durch die allmähliche Zerstörung der Lunge, verursacht durch die Unsitte des Inhalationsrauchens und durch Umweltschäden am Arbeitsplatz, im Verkehr und allgemein durch die Schadstoffbelastung unserer Welt. Gegenüber den durch die Ausbreitung der Industrialisierung in den ersten Jahrzehnten vorzufindenden Luftverschmutzungen hat sich durch das Eingreifen der öffentlichen Hand sichtbar schon viel getan. Aber die Luftbelastung ist insbesondere in den geschlossenen Räumen, in denen wir uns ja meist privat und bei der Arbeit aufhalten, im Zweifel eher gestiegen. Der Grund ist der bedenkenlose Gebrauch von Chemikalien in und auf Böden, Möbeln, Tapeten und Textilien, die kontinuierlich in die Raumluft emittieren. Man hat einmal ermittelt, dass in einer Durchschnittswohnung die chemische Belastung der Luft 60-mal stärker ist als an einer stark frequentierten Straßenkreuzung! Das soll natürlich nicht bedeuten, dass die Feinstäube aus den Dieselmotoren nicht schon schlimm genug wären.

Welches ist das wichtigste aller Lebensmittel? Kaum jemand denkt dabei sofort an die Luft zum Atmen. Die Reinheit der Luft ist ein Gesundheitsthema, das von der Allgemeinheit und den einzelnen Menschen regelmäßig unbeachtet bleibt, obwohl die Wissenschaft gerade in den letzten Jahren enorm wichtige Entdeckungen zur Funktion der Lunge gemacht hat. Fällt die Lunge nur ein paar Minuten aus, sterben wir im Zeitraffertempo an Sauerstoffmangel. Bevor wir irgendwann wegen endgültigen Ausfalls der Lungenfunktionen sterben, können wir aber eine endlos lange Zeit voller Leiden, besonders in ständiger Atemnot, erleben. Denn so viel weiß die Wissenschaft auch, dass wir trotz schwerer Belastungen der Lungenfunktion steinalt werden können und vielleicht nur ein paar Jahre früher sterben als die Begnadeten, die ihr Leben lang bis zum Tode frei durchatmen können. Nur macht das Leben mit stark verringerter Lungenfunktion wenig Freude.

## Viele Millionen Betroffene

Atemnot ist die Folge zweier Erkrankungen, die zusammen den Komplex der chronisch obstruktiven Lungenerkrankungen bilden, der COPD, engl. Chronic Obstructive Pulmonary Disease. Es sind dies die chronische Bronchitis und das Lungenemphysem. In Deutschland vermutet man mindestens drei Millionen Fälle von COPD. Weltweit ist diese Krankheit gegenwärtig der vierthäufigste Todesgrund. Wenn der Anteil an Inhalationsrauchern, zu dem zunehmend auch junge Mädchen und Frauen gehören, nicht nachlässt, dürfte die COPD in 15 Jahren bereits den dritten Platz (nach Herz-Kreislauferkrankungen und Schlaganfall) unter den häufigsten Todesursachen einnehmen.

Nur nebenbei bemerkt: Eine noch häufigere Todesursache wird meist nicht gezählt. In diesen Hitlisten wird der Tod durch die besonderen ungünstigen hygienischen Bedingungen in den Krankenhäusern in Deutschland (Meinecke), der in Wahrheit die Spitze der Statistik darstellt, nicht erwähnt. Das aber ist ein ganz anderes Problem.

## Ablauf der Erkrankung

Die chronische Bronchitis begleitet und fördert meist die Entstehung des Lungenemphysems. Beim Lungenemphysem, das auch als Lungenüberblähung bezeichnet wird, kommt es zu irreversiblen Schädigungen an den kleinsten Verästelungen der Atemwege, den kleinen Bronchiolen und den Lungenbläschen, den sog. Alveolen. Vereinfacht erklärt, nehmen diese Schädigungen ihren Ausgang an Entzündungen des Lungengewebes durch die mit der Atmung in die Lunge verbrachten Schadstoffe. Dadurch wird der natürliche Prozess des Auf- und Abbaus des Lungengewebes gestört bzw. wird das Gleichgewicht zwischen zellabbauenden (Proteasen) und zellaufbauenden Enzymen (Antiproteasen) beseitigt. Bestimmte weiße Blutkörperchen (neutrophile Granulozyten), die zur Bekämpfung der Entzündung herbeieilen, setzen große Mengen an Proteasen frei, die beginnen, die Wände der Lungenbläschen regelrecht zu verdauen. Die Lungenbläschen werden zerstört, und es bilden sich große Blasen (Emphysemblasen). Verstärkt wird der Abbau beim Tabakkonsum noch dadurch, dass Antiproteasen, vor allem Alpha-1-Antitrypsin oder Alpha-1-Proteinase-Inhibitor, durch oxidative Vorgänge inaktiviert werden. Der Laie muss sich diese Begriffe natürlich nicht merken. Der Gasaustausch in der Lunge wird so immer mehr unterbunden. Besonders das Ausatmen fällt schwer, woran ich mich aus den zehn Jahren hemmungslosen Kettenrauchens noch lebendig erinnern kann. Der Grund dafür ist, dass wegen der chronisch obstruktiven Bronchitis die kleinen Bronchialäste eingeengt werden und leicht kollabieren. Die Folge ist eine wachsende Abnahme des Sauerstoffgehalts des Blutes. Das führt u.a. dazu, dass die Körperkräfte schwinden. Ich erinnere mich noch daran, wie ich, bevor ich endlich das Rauchen einstellte, beim Treppensteigen mit den Händen die Oberschenkel stützen musste, weil mir sonst die Beine zitterten.

## Schluss mit der falschen Entwarnung für Raucher

Wie alle anderen Zellen erneuern sich auf natürliche Weise auch die Zellen der Lunge. In zwei Jahren soll sich die Lunge insgesamt erneuert haben. Überzeugte Raucher haben sich in der Vergangenheit immer damit beruhigen können, dass sie ja nur irgendwann aufhören müssen und nach ein paar Jahren wieder eine unbeschädigte Lunge hätten. Davon kann nach heutigem Wissen aber keine Rede sein. Ebenso wie die feinen Blutgefäße in den Beinen (Raucherbein!) nie zurückgehen, erneuern sich einmal eingefallene Lungenbläschen nicht mehr. Wer also den Zeitpunkt der Beendigung seiner Raucherkarriere zu weit hinausschiebt, muss mit erheblichen Dauerschäden rechnen.

Nikotin, wenn inhaliert, gehört zu den Substanzen mit dem höchsten Abhängigkeitspotential, auch gemessen an illegalen Drogen wie Kokain und Heroin, wenn es wie bei der Zigarre oder der Pfeife dann oral aufgenommen wird. Nikotinpflaster haben fast kein Suchtpotenzial. Der Raucher lernt aber auch, dass er mit dem Einsatz der Zigarette seine Stimmungen hoch- oder herunterfahren kann – m.E. die Folge einer erhöhten Serotoninausschüttung in Kombination mit der Ausschüttung von Dopamin. Wenigstens diese hormonellen Reaktionen gehen schon nach ein paar Wochen der Abstinenz zurück, allerdings begleitet von erhöhter Gereiztheit und Aggressivität. Es bleibt auch auf Dauer das innere Verlangen, doch mal wieder die Hochgefühle und die Stimmungskontrolle durch das Suchtmittel zu erleben. Um der Sucht einen Dauerplatz im Gehirn zu geben, setzt sich das sog. NE-Suchthormon an der Zirbeldrüse fest und meldet sich immer wieder, selbst noch nach Jahren der Abstinenz. Da lohnt es, sich mit seinem inneren Selbst gründlich ins Benehmen zu setzen und Rückfällen starke Motive entgegenzusetzen, wie insbesondere die Freude und den Stolz, den Ausstieg geschafft zu haben.

Kein Wunder, dass selbst ein so herausragender Staatsmann wie der Altbundeskanzler Helmut Schmidt, der bereits körperlich gezeichnet ist von den Wirkungen des Nikotins, nicht anders kann, als weiter zu rauchen. Soll man ihn mit über 90 noch von dieser Dummheit abbringen? Es wäre andererseits aber sehr freundlich von ihm, wenn er sich mit solch einem Fehlverhalten nicht in der Öffentlichkeit weiter so breit aufstellte.

Immerhin hat das Volk in Bayern 2010 mit klarer Mehrheit eine restriktivere öffentliche Beschränkung des Tabakgenusses erzwungen. Ein vortreffliches Beispiel dafür, dass die Bürger oft viel klüger sind als die Politiker, bei denen sie alle paar Jahre bei den Wahlen ihre Macht in der Hoffnung hinterlegen, mal nicht betrogen zu werden.

Auch wenn bleibende Schäden durch das Inhalationsrauchen nicht mehr zurückgehen, lohnt sich die Abkehr von dieser Unsitte, weil das Leben danach angenehmer ist und die Vertiefung der Schäden ausbleibt. Wie die 2007 mit drei Millionen EURO gestartete EU-Studie namens EvA (Emphysema versus Airways Disease in COPD) bestätigt, lohnt es sich immer, mit dem Rauchen aufzuhören.

## 14. Sozialhormon Serotonin

Weil das zentralnervöse Serotonin die Herstellung von Ausgeglichenheit, Besonnenheit, Toleranz und Empathie sichert, haben die Endokrinologen ihm den schönen Namen „Sozialhormon" gegeben. Ich erinnere noch einmal an den Bezug zur Evolution. Alle diese guten Eigenschaften sind Wesensmerkmale, die ein Lebewesen, das in der Horde lebt wie alle Primaten, unbedingt braucht, um sozial erfolgreich sein zu können.

Die Erfahrungen der ersten bewussten Nutzer der nativen Kost machen deutlich, dass die verbesserte Verfügung über zerebrales Serotonin einen freundlicheren Umgang mit dem Umfeld der Menschen fördert. Es gibt Grund zur Annahme, dass ein Mensch, der dank ausreichender Verfügung über das zerebrale Serotonin in einer ausgeglichenen mental-hormonellen Balance lebt und sich wohlfühlt, dann auch grundsätzlich positiv auf die Welt und auf seine Mitmenschen blickt. Dass jemand, der in diesem Sinne gut gestimmt ist, auf Gedanken der Selbsttötung oder gar Mord kommt, kann ich mir, wie schon gesagt, nur schwer vorstellen. Mit ausreichender Verfügung über das zentralnervöse Serotonin hätte es m.E. die Amokläufe junger Menschen, beispielsweise in Erfurt oder Winnenden, nicht gegeben.

Vielleicht wäre auch die Geschichte der Menschheit mit ihren Kriegen und Völkermorden ganz anders verlaufen, wenn wir uns nicht zu Primaten gemausert hätten, die durch ihre eigenwillige und unkluge Essweise regelrecht unausgeglichen wurden. Hätte Nero Rom abgebrannt, wenn er in ausgeglichener Gemütsverfassung gewesen wäre? Hätte der von seinem Leibarzt Dr. Theodor Morell ständig mit schrecklichen arzneilichen Giften zugestopfte Diktator Adolf Hitler zum totalen Krieg und zum Massenmord aufgerufen, wenn er nicht von einem völlig unausgeglichenen Gemüt geprägt gewesen wäre? Ich glaube nicht an die Vorbestimmtheit der historischen Abläufe. Hätte Hitler in jungen Jahren eine gute Arbeit als Schildermaler gekriegt, hätte es ihn vielleicht nie in die Politik getrieben. Und hätte er die Wege zur jederzeitigen Herstellung einer dank Serotonin ausgeglichenen hormonell-mentalen Gemütslage gekannt und genutzt, wäre möglicherweise nicht dieses Monster aus ihm geworden, das im Widerstreit mit gleichfalls mental sehr unausgeglichenen Repräsentanten anderer Länder die Welt mit Krieg überzog.

## Verhaltensänderungen durch Hormonersatzlösungen

Beim Reizthema „Hitler" will ich klarstellen, dass ich keineswegs meine, dass die Hormone den Charakter eines Menschen auf den Kopf stellen könnten, jedenfalls nicht langfristig. Aber Serotoninaufnahmehemmer, die drogenähnlich wirken, sind in der Lage, das Verhalten eines Menschen zumindest vorübergehend stark zu verändern. Psychogene Arzneimittel können niemals das volle normale Wirkspektrum der Hormone selbst erreichen. Aber sie richten zuweilen ein neues Regime im Hirngeschehen ein. Dazu schildere ich einmal ein spektakuläres Beispiell aus meinem persönlichen Erlebniskreis.

Alle Akteure dieser geradezu märchenhaft anmutenden, aber wahren Geschichte sind ohne Hinterlassung von Nachkommen inzwischen verstorben. Der Matador des Geschehens war ein sehr reicher autokratischer Industrieführer, der seine verwitwete Schwägerin in seinen luxuriösen Haushalt als „Hausdame", in Wahrheit als täglich schwer schuftende Arbeitskraft, aufgenommen hatte. Sie befehligte die Schar seiner Hausangestellten und den Gärtner, der auch Fahrer war. Dafür hatte sie das Recht zur Benutzung einer kleinen Schlafkammer mit Bad und freies Essen und Trinken. Bezahlt wurde sie nie, sie hatte ja ihre kleine Witwenrente. Sie durfte aber zugegen sein und Regie führen, wenn die Prominenz aus Politik und Wirtschaft in seinem Hause feierte. Als er sich im Alter einer Augenoperation unterziehen musste, gab ihm sein Leibarzt zur Ruhigstellung ein neues, gerade auf den Markt gekommenes Psychopharmakum, einen typischen Serotoninwiederaufnahmehemmer. Von einem Tag auf den anderen war der vormalige Autokrat und Geizkragen plötzlich ein großzügiger und einfach liebenswerter Mensch. Seiner Schwägerin drückte er erst einmal ausdrücklich seinen Dank für ihre jahrzehntelange aufopferungsvolle und gute Arbeit aus. Ab sofort steckte er ihr auch laufend Geld zu, damit sie mehr für sich tun könnte. Zudem schenkte er ihr wertvollen echten Schmuck im Wert von einigen zehntausend Mark. Im großen Haus herrschte monatelang eine fröhliche Stimmung – bis das Medikament wieder abgesetzt wurde. Da überwarf er sich mit seiner Schwägerin, setzte sie vor die Tür und verlangte die Geschenke zurück.

**Mehr als eine Anekdote: Ein dringender Anruf**

Vor einiger Zeit rief ein praktischer Arzt an und ersuchte dringend die Belieferung mit einer Dose der Aminas® Vitalkost, weil seine letzte fast aufgebraucht war. Er erklärte, dass er selbst die Vorteile der Umstellung auf diese Kost am eigenen Leibe verspüre. Viel wichtiger sei aber, dass seine Frau damit versorgt sei.

Denn wenn sie sie nicht esse, **sei sie viel zu frech zu ihm!**

Welch schöne Beobachtung! Es gibt dagegen auch Rückmeldungen, die aus anderen Gründen erstaunen. Immer wieder habe ich gehört, dass ein Besteller der nativen Nahrung ganz beiläufig erklärte: „Und meine Migräne ist auch weg!“ Wenn man weiß, wie sehr die meisten Menschen unter dieser schlimmen Störung leiden, kann es schon verwundern, wie schnell ein Mensch solche Leiden vergisst, wenn die Schmerzen erst mal weg sind.

## 15. Darmgesundheit

Weil kaum jemand die Wege einer angemessenen Darmhygiene kennt und jeder blindwütig drauflos isst, wie es ihm in den Sinn kommt, leidet mehr als die Hälfte der Bevölkerung bei uns immer wieder oder gar ständig an Darmproblemen. Sehr viele Konsumenten berichten über eine völlige Normalisierung nach den ersten Tagen der Umstellung auf die native Kost. Selbst Reizdarmbeschwerden legen sich meist sehr schnell. In einem Fall sind alle Symptome eines Morbus Crohn verschwunden. Wie in anderem Zusammenhang bereits erwähnt, gewann ein seit Jahren an AIDS erkrankter junger Mann seinen Lebensmut wieder.

Wegen seiner fortwährenden Durchfälle traute er sich kaum aus dem Haus. Er war stark depressiv (keine Medikamente). Bald nach der Umstellung auf die native Kost verschwanden die Durchfälle. Er nimmt jetzt wieder am Leben teil.

Der Ehemann einer Therapeutin, der nach einer Krebsbehandlung schwere Durchfälle hatte, die auch mit den sonst sehr hilfreichen Medikamenten nicht zu beseitigen waren, hatte schon 4 – 5 Tage nach der Umstellung auf die native Kost keine Beschwerden mehr.

## 16. Allergien und Nahrungsmittelintoleranzen

Als die ersten Rückmeldungen über die Beseitigung von Allergien nach der Umstellung auf den einen morgendlichen Löffel nativer Kost aufkamen, war ich selbst am meisten überrascht. Ich habe doch auch nicht glauben können, dass eine so bescheidene Maßnahme wie der tägliche Verzehr nur eines Löffels getrockneter und gemahlener pflanzlicher Nahrung so viele positive Folgen zeitigte. Aber Nesselsucht (Urtikaria), Neurodermitis, Akne und Psoriasis gingen nach den Berichten regelmäßig zurück. Wie gesagt, ergebnisbasiert überprüft ist das alles nicht. Als dann nach langer Zeit sich selbst Heuschnupfen verabschiedete und sogar in einem Fall eine hartnäckige Nickelallergie, konnte ich nicht umhin anzunehmen, dass es wirklich die native Kost ist, die solche Besserungen verursacht. Ohne versprechen zu können, dass die Umstellung garantiert hilft, kann ich nicht anders, als jedem Betroffenen vorzuschlagen, die ganz sicher nicht schadende Umstellung zu versuchen. Wie ausgeführt, ist die Begünstigung unserer wertvollen Darmflora ja offensichtlich und die positiven Auswirkungen auf das Immunsystem nur zu wahrscheinlich!

Neben den Allergien nehmen die Nahrungsmittelintoleranzen in der Praxis immer mehr zu. Auch diese Störungen stehen zweifellos im engen Zusammenhang mit einer nicht ordentlich mit Vitalstoffen versorgten Darmflora (Walraph). Wie weit die Hilfe durch die native Kost da noch reicht, muss sich noch zeigen.

# 17. Multiple Sklerose

Lange habe ich vermutet, dass die native Kost durchgreifende Verbesserungen auch bei der Multiplen Sklerose bringen sollte. Wenn so viele verschiedene Krankheiten günstig angesprochen werden, hofft man auf immer mehr Wirkungsfelder. In der Theorie wird gemutmaßt, dass die Multiple Sklerose durch ein Virus entsteht. Sollte nicht die durch bessere Ernährung gesundete Dünndarmflora das Immunsystem so stärken, dass auch solche Angriffe abgewehrt werden? Nun höre ich von dritter Seite, dass ein Nutzer nativer Kost, der lange unter Multipler Sklerose litt, freudig verkündet, dass er alle Beschwerden los ist. Bestimmt kein Wunder.

Eine auf die Behandlung von Multipler Sklerose spezialisierte Klinik hatte ich bereits einmal angeschrieben und um Prüfung der nativen Kost im Interesse ihrer Patienten gebeten. Immerhin wirbt die Klinik damit, dass sie auf ein besonderes Ernährungskonzept setzt. Ich weiß, dass man dort sehr auf rohe Körnerkost setzt, aber sie nicht fein zermahlt. Eine Antwort erhielt ich nicht.

Sehr beachtlich ist, dass MS sehr ungleich auf der Erde verteilt ist. Die weltweit rd. 2,5 Millionen Erkrankungen verteilen sich auf der Erde sehr verschieden. Die große Zahl der Erkrankten häuft sich in den lichtarmen Bereichen in der Nähe der Pole der Erde, während die Krankheit in den sonnigen Regionen der Erde weit seltener auftritt. Allein dieser Umstand lässt darauf schließen, dass eine nicht ausreichende Immunantwort des Körpers ursächlich für die Entstehung und den Fortbestand der Krankheit sein sollte.

Ganz sicher ist, dass man in Kenntnis dieser Umstände jedem MS-Patienten nur dazu raten kann, sich regelmäßig der Sonne auszusetzen und im Winter ruhig eine Sonnenbank zu nutzen. Aber denken Sie auch an unsere fleißigen Helfer im Dünndarm, die 80 % unserer Immunabwehr herstellen. Die von der Darmflora hergestellten Ig-A Antikörper verbreiten sich im ganzen Körper und bilden in den Schleimhäuten – wie auch Vitamin D3 – eine erste Abwehrfront gegen Viren, Bakterien und Pilzen zugleich. Wenn ich an Multipler Sklerose litte oder Angst vor ihrem Aufkommen hätte, würde ich schon deswegen auf die native Kost umsteigen.

# 18. Krebs

Wenn ich sehe, wie sich die Befürworter und Gegner der klassischen Krebstherapie streiten und Abweichler von der herrschenden Linie auf Vordermann gebracht oder verdrängt werden, habe ich wenig Freude an dem Gedanken, mich da einmischen zu sollen.

Ohne großen Kommentar berichte ich daher den einen Fall, der – es betraf damals noch die Aminas-Pastillen (s. die kleine Historie der nativen Kost im Anhang) – eine mögliche Krebsheilung durch native Kost beschreibt.

Ich hatte einem Freund aus dem Vogtland damals zwei Dosen der Aminas-Pastillen geschickt, nativer Kost mit einem deutlichen Inhaltsschwerpunkt bei Spirulina Algen aus der Produktion der IGV GmbH in Bergholz-Rehbrücke bei Potsdam.

Statt sie selbst zu testen, gab mein Freund die beiden Dosen gleich weiter an einen Bekannten, der gerade von der Bavaria-Klinik in Kraischa/Sachsen mit einem nicht mehr behandelbaren, weit metastasierten Magenkrebs nach Hause entlassen worden war. Beim Weggehen hatte ihm ein mitleidiger Assistenzarzt noch am Rande mitgegeben, er könne es ja auch einmal mit Algen versuchen. Der junge Mann aß in den kommenden zwei Monaten ausschließlich diese Pastillen und trank nichts anderes als stilles Wasser dazu. Ich erfuhr, dass er sich danach wieder in der Klinik vorstellte und keinerlei Anzeichen von Krebs mehr aufwies.

Ich halte den Fall für bemerkenswert, obwohl er nicht so dokumentiert ist, dass man daraus sichere Schlüsse ziehen könnte. Besonders zweifle ich daran, dass die Nutzung der Algen wirklich der Auslöser für diese wundersame Heilung war. Ich kann es natürlich nur ahnen, dass es die Wirkung nativer Kost auf leeren Magen ist, die die Selbstheilungskräfte des Körpers in Gang brachte.

Erwähnen muss ich auch die Möglichkeiten einer Einflussnahme der nativen Kost auf die Leukämie, auch Blutkrebs genannt. Es gibt deutliche Hinweise, dass Umweltfaktoren wie radioaktive Strahlung und Pestizide einen ursächlichen Einfluss haben und ein gut funktionierendes Immunsystem ein wertvoller Schutz dagegen ist. Als die große Politik in Deutschland noch auf die Atomkraft setzte, wurde den erhöhten Leukämieerkrankungen im Umkreis um deutsche Meiler wenig Gehör geschenkt. In dem im zweiten Irakkrieg unter britischer Hoheit stehenden Basra wurde bei Kindern in der Zeit von 1993 bis 2007 eine Vedopplung der Leukämiefälle nachgewiesen. Als Auslöser sind Benzolverbindungen (brennende Ölfelder, undichte Hilfstankstellen) und Munition mit abgereichertem Uran im Gespräch, aber auch die unzureichende Vitalstoffversorgung der Bevölkerung während der Kriegswirren.

In der Literatur finden sich immer wieder Berichte von Spontanheilungen. Dr. Kellerer und andere gehen davon aus, dass es sich dabei um sog. Geistheilungen handelt, von einer abrupten Wende im Verhalten oder historisch-konfliktiven Ereignissen im Leben, die auf die körperlichen Vorgänge einwirken. Das mag stimmen, ist aber nicht so gesichert, dass man für den nächsten Problemfall fest darauf bauen könnte. Ich habe diesen Fall der Krebsheilung eigentlich auch nur erwähnt, um nichts außen vor zu lassen, was vielleicht wichtig ist. Es ist völlig offen, ob eine gute Zellversorgung ohne oder gerade durch native Kost über die Jahre hinweg ein effektiver Schutz gegen das Auftreten von Tumoren ist. Ich kann nur sagen, dass ich da zumindest mögliche Vorteile sehe und froh bin, dass ich sie sowieso jeden Tag nutze.

Einen Vorteil hat die Umstellung auf einen täglichen Löffel nativer Kost aber immer, der besonders Krebskranken zugute kommt. Die Krebserkrankung bedeutet für den Betroffenen einen schweren Stress, eine körperliche und psychische Belastung, die ohne eine mental-hormonelle Balance, wie sie durch Serotonin gegeben wird, kaum zu bewältigen ist.

# 19. Diabetes mellitus

Ob die native Kost geeignet ist, einem einmal eingetretenen Diabetes mellitus ein Ende zu machen, ist unsicher, weil es leider an Überprüfungen fehlt. Wie an anderer Stelle erwähnt, ist der bekannte Rohkostler Dr. Schnitzer aus Friedrichshafen mit seiner Urkost da allerdings sehr erfolgreich. Er führt die Betroffenen aber auch zu einer recht weitgehenden Umstellung der gesamten täglich gegessenen Nahrung auf seine pflanzliche Urkost und weg von eiweißreicher tierischer Kost.

Registrieren lässt sich allerdings, dass fast alle Übergewichtigen, die anscheinend am Rande der Herausbildung eines Diabetes mellitus standen, indem sie immer wieder eine innere Unruhe und einen extremen Drang nach der Aufnahme von Nahrung verspürten – ein deutliches Anzeichen einer Unterzuckerung –, nach der Umstellung auf den einen täglichen Löffel nativer Kost ihre regelmäßigen Heißhungerattacken verloren. Viel spricht dafür, dass die die normale Nahrung bereichernde native Kost der Ausbildung des Diabetes mellitus immerhin präventiv entgegenwirkt.

Diabetes-2-Kranke, die auf ihren Blutzuckerspiegel achten müssen, können die wenigen Kalorien, die mit der nativen Kost in den Körper kommen, leicht einplanen. Gleich wie die native Pflanzenkost zusammengesetzt ist, mit Samen, Früchten oder Gemüsen etc., auf 100 g bezogen bringt sie etwa 250 kcal mit sich. Auf einen Esslöffel von ca. 10 g bezogen sind das 25 kcal. Praktisch ist die abrundende Berechnung in der Schweiz, die auf 10 g Kohlenhydrate eine Broteinheit rechnet. Diese Berechnung hat sich auch in anderen Ländern weit verbreitet. Man spricht dann nicht mehr von einer Broteinheit, sondern von einer Kohlenhydrateinheit. Ein Esslöffel nativer Kost hat danach rund 2,5 Brot- bzw. Kohlenhydrateinheiten.

## 20. Asthma und weitere chronische Leiden

Es gibt eine Reihe von eindeutigen Aussagen von allergischen Asthmatikern, die bald nach der Umstellung auf den einmal am Tag verzehrten Löffel nativer Kost deutliche Linderung verspürten und ein oder zwei Jahre danach ihr Leiden praktisch verloren haben. Über die Ursachen der Entstehung des nichtallergischen (intrinsichen) Asthmas weiß man wenig. Möglicherweise sind die Ursachen doch sehr ähnlich. Ich zweifle nicht daran, dass die Verbesserung der Immunantwort des Körpers durch die native Kost allen Asthmatikern wesentlich helfen kann. Da diese Dinge neu sind, ist es gut, sich darauf allein aber nicht zu verlassen, sie vielmehr in aller Ruhe auf sich wirken zu lassen. Ob man dann noch Asthma-Medikamente braucht, zeigt sich von selbst. Es lohnt gewiss, bei allen chronischen Leiden, auch bei der Gicht, genau hinzusehen, ob nicht durch die native Kost die Selbstheilungskräfte des Körpers so gefördert werden, dass sie sich verabschieden.

## 21. Tiergesundheit durch native Kost

Ein Therapeut aus Österreich vermutete eine mögliche Hilfe durch die native Kost bei seiner nur noch erbärmlich dahinsiechenden Katze mit dem schönen Namen „Whitie“. Sie schlich nur noch mit dem Bauch direkt am Boden herum, fraß nicht und hatte gar keine Verdauung mehr. Er verabreichte ihr Präparate, die er in ähnlichen Fällen schon mal mit Erfolg eingesetzt hatte, diesmal ohne jeden Erfolg. Da zog er eine Nährlösung mit nativer Kost auf eine Pipette auf und gab sie der Katze direkt in die Speiseröhre. Es dauerte eine Woche. Dann aber hatte sie erstmals wieder Stuhlgang. Sie sprang aus dem Stand mehr als einen Meter hoch auf den Tisch und war seitdem wieder voller Lebenslust. Berichte über die Gabe nativer Kost an Hunde und Pferde gibt es noch zu wenige, aber warum sollte das bei den Tieren keine Wirkung haben? Sie haben zwar vor der Übergabe der Nahrung durch den Pförtner in den Dünndarm andere vorhergehende Verdauungsstationen, aber auch sie scheinen den Unterschied zwischen der Nahrung zu kennen, die unmittelbar in den Dünndarm gelangt und dort verstoffwechselt wird zu der Nahrung, die in den Stationen davor umfänglich bearbeitet wird und dann nur in kleinen Portionen an den Dünndarm abgegeben wird. Wie sonst soll man sich erklären, dass Raubtiere nach dem Riss eines Pflanzenfressers garadezu gierig als Erstes den Inhalt des Dünndarms ihrer Opfer aufnehmen?

# VI. Störungen der Serotoninsynthese im Stammhirn

Wenn ich einmal die Wirkzusammenhänge zwischen Verdauung und mentaler Verfassung kenne, habe ich auch eine gute Chance, festzustellen, wann besondere Umstände die positiven Effekte nach dem Aminas-Prinzip stören, besonders wenn trotz des regelmäßigen täglichen Verzehrs einer kleinen Menge nativer Kost auf leeren Magen sich nicht einmal eine bestehende trübe Stimmungslage verbessern will.

## Schwachstelle Genick

Eine instabile Halswirbelsäure kann zu einer Reizung und zu einer Entzündung des von dort aus das Stammhirn durchlaufenden *Nervus Vagus* führen, was als Folge den körpereigenen Aufbau von Serotonin im Stammhirn einschränken kann, wie Kuklinski und Schemionek (Schwachstelle Genick) festgestellt haben. Ich hatte darüber schon kurz beim Thema Suizidkontrolle durch Serotonin berichtet.

Wenn jemand deutliche Symptome einer Unterversorgung mit zerebralem Serotonin zeigt und dies sich auch nach der Umstellung auf den benötigten Teil nativer Kost nicht ändert, muss als Erstes daran gedacht werden, das möglicherweise instabile Genick gründlich mit Hilfe der manuellen Therapie, eines besonderen Teils der Osteopathie, zu stabilisieren.

Kuklinski geht davon aus, dass die Störung des *nervus vagus* unmittelbar die Synthese von Serotonin im angrenzenden Stammhirn stört. Ebensogut kann es aber auch sein, dass dadurch die Übermittlung der Informationen über die Verdauungssignale aus dem Dünndarm gestört werden und dadurch das Esskontrollzentrum nicht richtig informiert wird. Dann richtet der Körper ja auch keine Chemotaxis nach den Bausteinen für den Aufbau von Serotonin ein.

Mein subjektiver Eindruck ist, dass in den allermeisten Fällen, in denen die Umstellung auf native Kost nicht einmal zu einer Hebung der Lebenstimmung oder anderer der vielen bekannten typischen serotoninbezogenen Änderungen im Gefühlsleben führte, die Störung im Nackenbereich verantwortlich ist.

## Fehlen von Bausteinen für den Serotoninaufbau

Lässt sich im Einzelfall einmal eine Verbesserung der Versorgung mit zerebralem Serotonin partout nicht schaffen, muss daran gedacht werden, dass vielleicht Wirkmechanismen im Körper im Gange sind, die wichtige Aufbau- oder Begleitstoffe für die Serotoninsynthese vernichten. Wenn sich nicht alsbald nach der Umstellung auf täglich einen Löffel nativer Kost auf den leeren Magen Besserungen zeigen oder ersichtlich noch typische Anzeichen eines Serotoninmangels vorliegen, ist zu bedenken, ob nicht gerade der Aufbau von Vitamin B6 und die Verfügung über Zink, die bei der Synthese von Serotonin unverzichtbar sind, gestört ist. Ein möglicher chemischer Störfaktor ist die sog. Pyrollurie, die Ausscheidung bilirubinroter chemischer Substanzen über den Urin, wie Kamsteeg das beschreibt. Auch Schäden durch Körpergifte wie Quecksilber und andere Schwermetalle, die Depots im Körper bilden, sind da zu nennen. Gerade, wenn wir viel Fleisch essen, rücken wir an das Ende der sog. Nahrungskette, wo sich die Schadstoffe immer mehr addieren. Solche Schadstoffe können sich übrigens auch durch regelmäßig eingenommene Medikamente im Körper sammeln, da sie sie in ihren vom Patentschutz umfassten Bestandteilen ohne Kennzeichnung nach außen enthalten dürfen. Was da enthalten ist, weiß nicht einmal Ihr Arzt oder Apotheker!

## Darmprobleme

Ein weiterer Hinderungsgrund für den natürlichen Aufbau des zerebralen Serotonins ist ein funktionsunfähiger Dünndarm. Nur, wenn die Verstoffwechslung der Nahrung über den Dünndarm intakt ist, was insbesondere eine gesunde

Darmflora voraussetzt, kommen mit allen anderen Nähr- und Vitalstoffen auch L-Tryptophan und die Reihe der Nebenstoffe für die Synthese von Serotonin ins Blut und über die Blut-Hirn-Schranke in das Gehirnwasser. Fein vermahlene Pflanzenkost, die eigentliche Urnahrung des Menschen, trägt langfristig dazu bei, die Darmfunktionen zu normalisieren. Ist der Darm aber nachhaltig geschädigt, sollte man einen Therapeuten aufsuchen, der sich mit der Darmsanierung auskennt.

Campbell-McBride berichtet von verkrusteten Därmen autistischer Kinder, die mit dem Gewicht ihres Darms von 20 kg das Durchschnittsgewicht des Darms von 2 kg zehnfach übertreffen. Ein solcher Darm metabolisiert die Nahrung kaum und schafft auch nicht die Basis für die zentralnervöse Herstellung der wichtigsten Hormone. Campbell-McBride berichtet von autistischen Kindern, die sich absolut einseitig ernähren, z.B. nur raffiniertes Weizenmehl und Wasser zu sich nehmen. Ich weiß von zwangsgestörten Kindern, die ebenfalls dazu neigen, bei der Nahrungsauswahl zu Minimalisten zu werden.

## Borreliose

Wie Frau Dr. Hopf-Seidel dargestellt hat, stören bei der Neuroborreliose die Borrelien den Transport von L-Tryptophan innerhalb des Gehirns und unterbinden damit die Synthese von Serotonin. Wie ich aber nachfolgend am Ende des nächsten Kapitels darlege, sollte das die Serotoninsynthese mittels des Einsatzes nativer Pflanzenkost nicht hindern. Der Vorschlag von Hopf-Seidel, in allen diesen Fällen arzneiliche Serotonin-Wiederaufnahmehemmer einzusetzen, ist m.E. nicht gerechtfertigt.

## Vitalstoffräuber

Es gibt in der Zivilisationskost zu wenige Vitalstoffe, aber darüber hinaus eine große Zahl von Vitalstoffräubern, die jede Menge Schäden anrichten, insbesondere aber – wenigstens theoretisch – auch die Serotoninsynthese stören können. Nachfolgend habe ich die für die Serotoninsynthese unverzichtbaren Stoffe in Kursivdruck hervorgehoben.

**Lebens- und Genussmittel.** Kaffee, Tee, Cola erhöhen die vorzeitige Ausscheidung von Calzium und *Magnesium* aus dem Körper. Kaffee, schwarzer und grüner Tee vermindern durch ihre phenolischen Verbindungen die Resorption von Eisen und *Calzium* im Darm. Auch wird durch sie *Vitamin B1* im Darm deaktiviert (grüner Tee ist daher auch kein guter Begleiter bei den Mahlzeiten).

**Alkohol** erschwert allgemein die *Vitamin-Resorption* und beeinträchtigt den Vitamin-Stoffwechsel, besonders bei den *Vitaminen der B-Gruppe.* Auch führt er zu vorzeitiger Ausscheidung von *Magnesium* und *Zink,* Alkohol führt aber auch zur erhöhten zentralnervösen Ausschüttung von Serotonin. Nach einem Rausch ist der Serotoninpegel im Hirn am Boden.

**Rauchen** verbraucht viel von den *Vitaminen C, B2, B6, B12* und *Folsäure.* Wie Alkohol geht auch Nikotin an die Depots des zerebralen Serotonins.

**Kristallzucker** greift bei seinem Abbau *Vitamin B1* an.

**Spinat** enthält Oxalsäure, die die Verwertung von *Calzium* einschränkt, und sollte daher nicht in großen Mengen verzehrt werden.

**Rohkost.** Praktisch alle Pflanzen wehren sich mit Giften gegen ihre Fraßfeinde. Auch die Scheingetreide Amaranth und Quinoa enthalten ein pflanzliches Fraßgift, die Phytinsäure, die im Darm in Phytat umgewandelt Mineralstoffe wie *Eisen, Magnesium und Calzium* unlösbar an sich bindet. Quinoa enthält zudem Saponine, wertvolle Verdauungshelfer, die aber bei zu hoher Dosierung die Darmwände angreifen können. Auch rohe Früchte können viele Menschen nur in kleinen Mengen vertragen (Fruktoseunverträglichkeit). Zu beachten sind auch Enzymhemmer in roher Nahrung. Diese nachteiligen Wirkungen sind aber immer von der Dosis abhängig, wobei es keine sicheren Überprüfungen gibt, welche Mengen schädlich sind. Man kann davon ausgehen, dass dies von Person zu Person sehr verschieden ist. Manche Menschen vertragen sehr viel Rohkost und sind damit besonders gut bedient.

Im Zweifel sollte man nur wenig rohe Pflanzenkost in einer Mahlzeit zu sich nehmen, wenn man nicht sicher weiß, dass man viel davon vertragen kann. Nimmt man nicht mehr an roher Nahrung zu sich als einem gut bekommt, sind die geringen Nachteile durch die pflanzlichen Fraßgifte gegenüber dem hohen Vitalstoffanteil der rohen Stoffe aber unbedeutend.

## Medikamente

Medikamente sind gegenüber allen Nahrungs- und Genussmitteln die weitaus größeren Vitalstoffräuber. Sie sind besonders gefährlich für ältere Menschen, weil bei ihnen Leber und Nieren häufig langsamer arbeiten und der Verlust an Vitalstoffen daher größer ist. Die folgende Übersicht zeigt nur grob, mit welchen Defiziten an Vitalstoffen infolge der Einnahme von Medikamenten zu rechnen ist. Es lohnt sich, immer den Waschzettel genau zu lesen und insbesondere den behandelnden Arzt oder den Apotheker zu fragen, der Ausgleichspräparate verschreiben oder Alternativen finden wird.

**Abführmittel** entziehen dem Körper neben den *Vitaminen A, D, K und Folsäure* auch das an der Serotoninsynthese beteiligte *Vitamin E*, ferner *Magnesium*, Kalium und Phosphor.
**Acetylsalizilsäure** (ASS) und Schmerzmittel beschleunigen die Ausscheidung der *Vitamine C*, K und *B6* und kann einen *Folsäuremangel* verursachen.
**Anti-Baby-Pillen** können einen Mangel an den *Vitaminen B 6* und *Folsäure* verursachen.
**Antibiotika** vermindern die Verfügbarkeit aller *Vitamine der B-Gruppe* und rauben dem Körper Kalium.
**Antidepressiva**, auch Serotonin-Wiederaufnahmehemmer, können einen Mangel an *Vitamin B12* und *Coenzym Q 10* begünstigen. Hier zeigt sich die Zweischneidigkeit dieser Medikamente. Sie werden verabreicht, weil im Hirn zu wenig Serotonin aufgebaut wurde und durch sie die vorhandene geringe Menge an Serotonin immer und immer wieder zum Einsatz an den Rezeptoren gezwungen wird. Durch den Verbrauch des beim Neuaufbau von Serotonin unerlässlichen *Vitamins B 12* durch diese chemischen Wirkstoffe wird aber der natürliche Neuaufbau von Serotonin behindert.
**Antiepileptika** rauben dem Körper *Folsäure.* **Appetitzügler** verringern die Verfügung über *Vitamin C.*
**Blutdrucksenker** stören die Vitamine *B 6 und B 12.*

**Cholesterinsenker** greifen das *Vitamin B 6* an, teils auch *Folsäure* und *Vitamin B 12*. Sie erhöhen auch den Spiegel am toxischen Homocystein.
**Cortison** greift die *Vitamine C* und *B 6* an.
**Diabetes-Mittel** behindern die Aufnahme von Vitamin *B 12* im Darm und stören die Versorgung mit *Folsäure.*
**Magen- und Darmpräparate** hemmen *B 12* an der Aufnahme im Darm oder auch *Folsäure* und heben den toxischen Homocysteinspiegel sowie *alle wichtigen Mineralstoffe*, vor allem *Magnesium.*
**Entwässerungsmittel** reduzieren neben *Vitamin A* auch die *Vitamine B 6 und C.*
**Gichtmedikamente** verringern die *Vitamine A* und *B 6.*
**Krampflösende Mittel** behindern die *Vitamine C*, D, K, *B1, B6, B 12* und *Folsäure.*
**Aknemittel** hemmen den *L-Tryptophan* Transport im Hirnwasser, führen zur Minderproduktion von Serotonin und rufen Suizidverlangen hervor.
**Rheuma-Medikamente** stören die *Vitamine C*, K, *B6 und Folsäure.*
**Schlafmittel** reduzieren *Vitamin C.*
**Rauschmittel/Drogen**. Auf keinen Fall sollen Konsumenten von Rauschmitteln, wie insbesondere von Kokain, ergänzend zu diesen Stoffen native Kost verzehren. Ich verstehe die Zusammenhänge noch nicht ganz. Sicher ist nur, dass gerade Kokain, auf dramatische Weise Serotoninreserven locker macht und damit indirekt in großen Mengen das Glückshormon Dopamin. Von einem Nutzer der nativen Kost, der sich mit Kokain auskennt, habe ich gehört, dass die Kombination bei ihm zu einem kaum erträglichen Überhöhungsgefühl geführt hat. Natürlich ist es das einzig Richtige, ohnehin die Drogen wegzulassen!

## Schnelligkeit der Serotoninsynthese

Die Praxis hat gezeigt, dass in aller Regel die hemmenden Stoffe, allen voran die Medikamente, nicht so schnell reagieren, dass sie die Bausteine für den Serotoninaufbau aus dem Verkehr ziehen können. Noch bevor sie ihre schädlichen Wirkungen voll entfalten konnten, hat sich das zentralnervöse Depot von Serotonin von durchschnittlich 0,1 mg längst gebildet. Serotonin selbst ist von diesen Stoffen strukturell nicht angreifbar, kann sich aber verstärkt verbrauchen.

Ähnlich sollte es bei der Neuroborreliose sein. Man hat zwar festgestellt, dass die Borrelien im Gehirn den Transport von L-Tryptophan stören. Diese Beobachtung ist aber gemacht worden bei Probanden, die normale Industriekost gegessen hatten. Bei ihnen sind nicht die Schritte von der kompletten Einbringung aller Bausteine für Serotonin, die Besorgung der Einzelstellung an der Blut-Hirn-Schranke und die Einrichtung der Chemotaxis nach dem großen Verdauungssignal aus dem Dünndarm vorher gegangen worden. Geschieht das, kommt schnell eine relativ große Menge an L-Tryptophan ins Hirnwasser. Ich vermute, dass die Borrelien diesen Ansturm nicht abwehren können, zumal der Lockruf in zeitlichen Grenzen so lange erfolgt, bis Serotonin wirklich im Stammhirn synthetisiert den Hunger an den Rezeptoren im Esskontrollzentrum des lateralen Hypothalamus abgestellt hat.

Mitteilenswert ist die Information einer Heilpraktikerin, die ich auf dem vorjährigen Ludwigsburger Heilpraktikerforum getroffen hatte. Sie hatte selbst jahrzehntelang schwer an den Folgen einer erst spät erkannten Neuroborreliose gelitten und konnte es gar nicht fassen, dass sie unmittelbar nach der Umstellung auf den einen Löffel nativer Kost erstmals nach all diesen Jahren von allen Beschwerden frei war.

## Resumee

Wer die gefährlichsten Genussmittel meidet und nur so viel Rohkost verzehrt, wie es für ihn verträglich ist, und wer insbesondere nicht auf die Dauereinnahme von Medikamenten angewiesen ist, braucht die störenden Vitalstoffräuber kaum zu fürchten. Alle anderen tun gut daran, ihren Vitalstoffstatus von Zeit zu Zeit überprüfen zu lassen und bei Defiziten mit vitalstoffreicher Nahrung und im Notfall auch mit Substituten gegenzusteuern. Das Fehlen zentralnervösen Serotonins kann man indessen mit ein wenig Hinschauen leicht feststellen. Schon wenn man unausgeglichen, nicht belastbar, ungerecht, leicht reizbar, nervös, bedrückt, aggressiv, impulsiv, aufgedreht, abgeschlafft, kraftlos, unaufmerksam, vergesslich, nachlässig, penibel, kritiksüchtig oder intolerant ist, liegt die Annahme nahe, dass Serotonin fehlt.

# VII. Andere Wege zum zentralnervösen Aufbau von Serotonin

## 1. Ausdauernde körperliche Betätigung

Wenn man einmal begriffen hat, wie die Synthese des zerebralen Serotonins dadurch gefördert wird, dass es als zentralnervöses Esskontrollhormon gerufen wird, versteht man auch, warum sich dieses Hormon bei ausreichendem Lichteinfall und bei Bewegung besser bildet, als wenn man still im Dunkeln sitzt. Das Neurohormon Serotonin ist ja auch das Wach- und Schlafkontrollhormon und hat mit unserer inneren Uhr zu tun, die den hellen Tag und die dunkle Nacht kennt. Es spricht alles für die Annahme, dass uns der Lichteinfall in unsere Augen in dem Sinne „wach“ stellt, als dass durch ihn die Synthese des Wachkontrollhormons Serotonin angefordert wird. Kommt ausreichend körperliche Bewegung hinzu, wird es sich immer wieder ergeben, dass im Blutstrom mal nicht ein Vollangebot an Kohlenhydraten besteht, sodass der Körper für die Herstellung seines Betriebsstoffes Glukose auf die Aminosäuren zurückgreift – und damit L-Tryptophan, das als einzige Aminosäure in der Atmungskette der Mitochondrien nicht nutzbar ist, eine Einzelstellung an der Blut-Hirn-Schranke vermittelt. Bei diesem Vorgang kommen ebenso die Essentiale für den zentralnervösen Aufbau von Serotonin zusammen wie bei seiner Lockung als Esskontrollhormon durch den Verzehr nativer Kost auf leeren Magen. Dabei tritt an die Stelle des großen Verdauungssignals, das das Esskontrollhormon lockt, das Verlangen nach dem Erhalt der Wachheit angesichts ermüdender körperlicher Tätigkeit.

Hierher gehört zweifellos auch das „runner‘s high“, das Hochgefühl, das Langläufer erleben, wenn sie sich vollständig körperlich verausgabt haben, aber weiter laufen und wach bleiben wollen. Ohne dass das je gemessen wurde, geht die

Fachwelt davon aus, dass bei diesem Vorgang hormonähnliche Substanzen, die Endorphine, geweckt werden, die dieses Hochgefühl erzeugen sollen. Ich sehe nicht, dass das mehr als eine Behauptung oder Mutmaßung ist, eigentlich spricht die sperrige chemische Struktur der Endorphine dafür, dass sie hier nicht im Spiel sind, weil sie die Blut-Hirn-Schranke nicht überwinden können. Es kann natürlich sein, dass sie sich zerebral bilden. Dass tatsächlich aber zumindest auch zentralnervös Serotonin gebildet wird, ist leicht nachzuvollziehen und bedarf keiner Spekulation.

Die Lockung von Serotonin als Wachkontrollhormon ist daher ein echter alternativer Weg zur körpereigenen Herstellung von zerebralem Serotonin auf Grund des Verzehrs nativer Kost auf den leeren Magen. Ich weiß von dem Fall einer Frau, die nach einem Unfall schwere Probleme im Halswirbelbereich hat, die auch durch manuelle Therapie nicht zu lösen sind. Ihr kann die Umstellung auf die native Kost nicht helfen, zu einer zentralnervös verbesserten serotonergen Versorgung zu kommen, weil die Reizweiterleitung aus dem Dünndarm nicht funktioniert. Aber wenn sie dreimal in der Woche ausgiebig zum Joggen oder im Winter in die Loipe geht, fehlt ihr nichts und ihre Fibromyalgie und ihre Depressionen schlagen nicht voll durch. Dieser Fall zeigt, dass es immer wieder sinnvoll sein kann, neben dem Verzehr nativer Kost, die Serotonin als Esskontrollhormon lockt, auch auf ausdauernde körperliche Arbeit zu setzen, die es als Wachkontrollhormon lockt. Man soll ja, wenn man das eine Gute tut, nicht das andere Gute lassen. Bedenkt man, wie sehr die Esskontrolle, die Gewichtskontrolle und die Fettverbrennung mit der körperlichen Betätigung verbunden sind, bietet es sich ohnehin an, dass wir uns alle im Rahmen unserer Möglichkeiten regelmäßig körperlich ausarbeiten.

Bemerkenwert ist in diesem Zusammenhang die Schilderung einer jungen Frau die vor zwei Jahren mit ihrer Familie von Kasachstan nach Österreich übergesiedelt ist, weil sich ihnen hier viel bessere wirtschaftliche Chancen boten. In Kasachstan hatten sie alle buchstäblich nichts von materiellem Wert. Sie lebten fast ausschließlich von dem, was sie selbst auf kleinem Feld und im großen Garten anbauten. Sie mussten so schwer arbeiten, dass sie nachts oft nur wenige Stunden Schlaf kriegen konnten. Aber sie waren gesund, fühlten sich wohl und vertrugen sich. Die junge Frau besuchte mich zusammen mit ihrer Therapeutin auf einer Messe in Salzburg. Eine Arbeit hatte sie nicht gefunden. Die meiste Zeit saß sie nur zuhause herum. Sehr bald nach der Umsiedlung hatten schwere Kopfschmerzen angefangen. Ständig überfielen sie Migräneschübe und Angstvorstellungen. Ihrer Mutter und den Verwandten, die mitgekommen waren, ging es nach ihrer Darstellung nicht besser. Heute vertragen sie sich nicht mehr gut untereinander, sind gereizt und intolerant. Sie hat nachvollzogen, dass sie und ihre Familienangehörigen offenbar nicht hinreichend über den Botenstoff Serotonin verfügen. Ich habe ihr empfohlen, einmal täglich native Kost auf leeren Magen zu essen und sich mindestens zweimal die Woche körperlich voll auszuarbeiten. Ich warte gespannt auf das Ergebnis, das nach meiner Erwartung unbedingt positiv sein sollte.

## Positives Lebensgefühl durch Körperarbeit

Nach und nach verstand ich persönliche Erfahrungen aus meiner Jugend ganz anders als zuvor. Meine größte Freude in der Zeit des Heranwachsens war die Beschäftigung mit der Philosophie und der Psychologie. Anders als Freunde mit ähnlichen Vorlieben hatte ich aber keine Angst vor schwerer körperlicher Arbeit, ich suchte sie sogar. Mit 14 Jahren nahm ich als Ferienarbeit einen richtigen „Knochenjob" beim Eisenbahnbau an. Um auf große Reisen fahren zu können, arbeitete ich ein paar Monate nach der Beendigung der Schulzeit in einer Kettenfabrik, nachdem ich es erst als Aushilfs-Lohnbuchhalter versucht hatte. Den Bürojob empfand ich als eine Qual. Die Schwerstarbeit am Bau und in der Fabrik dagegen machte mich regelrecht glücklich. Dort war der Zusammenhalt unter den Arbeitskollegen auch sehr gut, während die „Bürohengste" ständig beschäftigt waren, den einen oder den anderen zu „mobben." Ich zweifle heute nicht daran, dass diese Erfahrungen auf die unterschiedliche Weckung des Wohlfühl- und Sozialhormons Serotonin zurückzuführen sind.

In diesem Kontext sehe ich auch den bekannten Unterschied im Gesundheitsstatus des Adels und der „feinen" Bürger im Vergleich zum hart in der Landwirtschaft und in den Fabriken arbeitenden gemeinen Volk. Der Kränklichkeit der feinen Herren stand eine robuste Gesundheit bei den einfachen Menschen gegenüber. Natürlich gab es beim Adel auch Inzucht. Aber wer –anders als die sportbegeisterten Windsors – sich körperlich so wenig ausarbeitet wie z.B. der bayerische Märchenkönig Ludwig II, wird zentralnervös die Segnungen von Serotonin vermisst haben. Dass Ludwig die Fähigkeit zum sozialen Umgang verlor und auffallende Marotten entwickelte, kann da nicht verwundern.

In vielen Gesprächen über die Sonderstellung von Serotonin unter den zentralnervösen Transmittern wurde gefragt, warum die Natur einen so wichtigen Steuerstoff durch die Abhängigkeit von seinem schwer ins Gehirn zu befördernden Hauptbaustein L-Tryptophan so rar gemacht hat. Anders als alle anderen kann sich dieses Hormon ja nur unter ganz spezifischen äußeren Bedingungen ausreichend bilden, vorwiegend beim Verzehr nativer Kost auf leeren Magen oder beim körperlichen Ausarbeiten bis zum Verbrauch auch der mit L-Tryptophan an der Blut-Hirn-Schranke um die Besetzung von Transportplätzen ins Gehirn konkurrierenden Aminosäuren.

Zwar kann man davon ausgehen, dass in der gesamten Zeit der evolutionären Entwicklung unserer hormonellen Systeme die Wesen unserer Art kaum einen Tag verstreichen ließen, ohne ausgiebig Pflanzenkost auf leeren Magen zu verzehren. Ob sie sich auch häufig so auspowerten, wie es uns Menschen so gut tut, weil es auch Serotonin lockt, ist zweifelhaft. Ich denke aber, dass es ein evolutionärer Vorteil war, dass Serotonin immer nur in kleiner Menge und nur in größeren zeitlichen Abständen zentralnervös zur Entstehung kam. Zu viel serotonerge Reaktion im ZNS ist ja eine nicht zu unterschätzende Gefahr. Eine solche hochpotente Kontrollsubstanz kann ihre kritschen Aufgaben nur optimal erfüllen, wenn sie streng dosiert eingesetzt wird.

Was ein Zuwenig bewirkt, sehen wir an den endlosen psychischen Störungen. Ein Zuviel tritt beispielsweise auf, wenn unter dem Einfluss von Drogen über die radikale Ausschüttung von Serotonin Dopamin in großer Menge frei wird. Es sieht ganz so aus, als ob die Natur wieder einmal den besten Weg gefunden hat.

## 2. Serotoninaufbau durch Fasten

So wie die Langläufer über das berühmte „runner's high" berichten, sprechen Fastende von einem lang anhaltenden Hochgefühl. Der bekannte Neurobiologe Professor Dr. Gerald Hüther erklärt dies damit, dass dabei der Transmitter Serotonin ausgeschüttet werde. Wie genau das geschehen solle, erklärt er nicht. Dennoch spricht alles dafür, dass er Recht hat, weil es andere ein Wohlgefühl bereitende Hormone oder hormonähnliche Stoffe mit einer so langen Halbwertzeit wie den 21 Stunden von Serotonin nicht gibt. Nach allem, was man weiß, gibt es aber keine Empfindung ohne eine passende hormonelle Begleitung.

In Kenntnis der Wirkzusammenhänge beim körpereigenen Aufbau von Serotonin als Esskontrollhormon ist gut nachzuvollziehen, was sich beim Fasten abspielt. Eines der Essentiale für den Serotoninaufbau ist die zentralnervöse Meldung eines Bedarfs nach dem Transmitter Serotonin. Fasten setzt den menschlichen Organismus unter schweren Stress. Es ist verständlich, dass ein Drang danach besteht, diesem Stress gefühlsmäßig Stand halten zu können. Das ist kaum anders als der Drang, angesichts anhaltender Körperarbeit wach und leistungsfähig bleiben zu wollen. Das zweite Essentiale zum zerebralen Serotoninaufbau, die Behebung der Barriere für L-Tryptophan an der Blut-Hirn-Schranke, ist ebenfalls schnell erfüllt. Mangels Nahrungsaufnahme befinden sich ja keine Aminosäuren an der Blut-Hirn-Schranke, die L-Tryptophan dort verdrängen könnten.

## 3. Serotoninaufbau durch Schmerzauslösung

Das „pepper high", das Hochgefühl nach dem Schmerzerlebnis, das der Verzehr ausgemacht scharfer Speisen auslöst, gehört möglicherweise auch in diesen Zusammenhang. Auch das anhaltende Hochgefühl der Mutter nach dem Erleben der schweren Geburtsschmerzen passt dazu.

Eine interssante Variante der Auslösung eines solchen anhaltenden Hochgefühls durch Schmerzerfahrung ist die Nagelmatte der indischen Fakire, über die ich ausführlich unter dem Stichwort der Schmerzkontrolle berichtet habe. In diese Betrachtung gehört wohl auch das Phänomen der Geißler, Menschen, die sich aus rituellen Gründen selbst bis auf das Blut auspeitschen. Statt vor Schmerzen zu schreien, bringen sie sich durch die Zufügung schwerer Schmerzen in eine nachhaltende Verzückung. Es mag sein, dass auch hier Endorphine eine Rolle spielen. Gewiss aber passen solche Phänomene auch in das Serotonin-Konzept.

## 4. Serotoninaufbau durch extreme Temperaturbelastung

Serotonin ist auch das Temperaturkontrollhormon. Möglicherweise kann es auch in dieser Funktion gerufen werden, entweder durch die Überhitzung des Körpers in der Sauna oder durch die starke Abkühlung beim Eisbaden. Sind denn die Geschichten von indischen Yogis erlogen, die sich in eisiger Kälte leicht bekleidet stundenlang im Freien aufhielten und nicht froren, während der Schnee um sie herum schmolz? Ebenso wie ich hatte auch ein guter Freund von mir von solchen tollen Leistungen der heiligen Männer Indiens gelesen. Dennoch war ich sehr überrascht, als ich ihn eines Tages im tiefsten Winter bei extremen Minusgraden bei offenem Fenster in der Unterwäsche am Studiertisch sitzend und arbeitend vorfand, ohne dass er fror. Ich machte das bei passender Gelegenheit nach und stellte fest, dass das wirklich funktionierte. Heute gehe ich davon aus, dass die extreme Anforderung an die Aufrechterhaltung der normalen Körpertemperatur das Temperaturkontrollhormon Serotonin auf den Plan rief.

## 5. Serotoninaufbau durch sexuelle Betätigung

Der Botenstoff Serotonin, der zuständig ist für alles Wahrnehmen, also alles Hören, Sehen, Fühlen, Riechen und Schmecken, ist auch das Sexualkontrollhormon. Es ist nicht so, dass Serotonin unmittelbar die sexuelle Tätigkeit anregte. Ein Aphrodisiakum ist es nicht. Serotonin ist aber der Begrenzer für sexuellen Überschwang. Es erlaubt erst die volle Reaktion von Dopamin, Adrenalin, Oxytocitin und den anderen Sexualhormonen. Bei der männlichen Ejakulation hat man eine mächtige Serotoninausschüttung gemessen, die ganz offensichtlich den Sinn hat, weitere sexuelle Aktivitäten zu beenden. Ein Mann, der nach dem Akt müde und inaktiv ist, darf das nicht persönlich nehmen, auch nicht seine Partnerin, deren Lustkurve noch nicht heruntergekommen ist. Es ist bei der sexuellen Betätigung wie bei der Ernährung, dass es Sinn macht, die natürlichen Wirkzusammenhänge zu erkennen um sich darauf einstellen zu können. Auch wenn Serotonin bei unklugem Vorgehen der Partner der Auslöser für eine unzeitige Beendigung des männlichen Interesses an weiterer geschlechtlicher Tätigkeit auslösen kann, ist es nach dem Akt jedenfalls erst einmal wieder auf dem Plan und kann bei den Partnern für einen positiven Schub beim allgemeinen Wohlbefinden sorgen. Als alle Eltern noch auf die sexuelle Abstinenz ihrer unverheirateten jugendlichen Töchter achteten, äugten sie übrigens immer darauf, ob diese nicht plötzlich besonders wohlgestimmt waren. Das konnte nämlich hormonell bedingt sein.

# 6. Serotoninaufbau beim Embryo und beim Säugling

## Serotonin beim werdenden Leben

Es ist noch nicht abschließend erforscht, wie das im Mutterleib heranwachsende Kind und auch der Säugling an Serotonin kommen, weil sie es ja weder als Esskontrollhormon noch als Wachkontrollhormon (durch körperliches Ausarbeiten) auf den Plan rufen können. Man hat im Körper von Embryonen Serotonin gefunden und weiß, dass sich beim Embryo das serotonerge System als erste Hormonanlage bildet. Wie aber kommen die Bausteine für das zerebrale Serotonin in das Stammhirn des Embryos und des Kleinkindes? Mit dem Blut der Mutter kommen alle Bausteine in den Körper des werdenden Kindes. Wie aber die Konkurrenz von L-Tryptophan an der Blut-Hirn-Schranke des Embryos überwunden werden soll und wodurch sich die Bildung einer Chemotaxis nach den Bausteinen für das Neurohormon einrichten soll, ist mir unerfindlich. Ich kann nur annehmen, dass die Blut-Hirn-Schranke in diesen Entwicklungsstadien des Menschen noch nicht vollständig geschlossen ist, sodass Übergänge von Serotonin in den Liquor des Gehirns stattfinden.

## Säuglinge

Möglicherweise gibt es aber beim Säugling doch den eigenen zentralnervösen Aufbau von Serotonin. Es ist bekannt, dass Säuglinge, die gestillt werden, ruhiger und ausgeglichener sind. Sie verlangen nur alle vier Stunden nach der Mutterbrust, während Flaschenkinder unruhiger sind und alle zwei Stunden nach Nahrung schreien. Die Muttermilch enthält bei guter Ernährung der Mutter in perfekter Zusammensetzung alles, was der Säugling an Nährstoffen braucht. Die Muttermilch ist von ihrer Konsistenz her eine wässrige, nur schwach eiweißhaltige Nährlösung, die kaum oder mit nur geringen Anteilen im Magen des Säuglings liegen bleibt, sondern wie die native Nahrung nach dem Aminas-Prinzip unmittelbar vom Magenpförtner durchgelassen wird. So werden vielleicht die Unterschiede im Verhalten der gestillten Kinder zu den Flaschenkindern erklärbar. Kuhmilch hat einen viel höheren Eiweißgehalt als Muttermilch. Ich rechne damit, dass im Säuglingsmagen das Kuhmilcheiweiß erst aufflockt und festgehalten wird. Damit könnte der Eintritt der Voraussetzungen für die körpereigene Bildung von zerebralem Serotonin verpasst werden. Das AMINAS-Prinzip würde so durch die Nahrungsaufnahme des Säuglings bestätigt. Gleichwie: Es ist kaum vorstellbar, dass der rasante Aufbau von Körper und Gehirn beim Säugling reibungslos funktionieren kann, wenn das zerebrale Schlüsselhormon Serotonin fehlt.

Auf der anderen Seite muss man vielleicht noch einmal darüber nachdenken, was es mit den „Schreikindern“ auf sich hat, die mit der Flasche groß gezogen wurden und bei denen die Bedingungen für den Aufbau zerebralen Serotonins weniger gegeben sind. Die Industrie sollte darüber nachdenken, die künstlich hergestellte Säuglingsnahrung der nativen Kost besser nachzustellen. Ich habe vorsorglich schon mal einen bekannten Hersteller von Säuglingsnahrung mit folgender Mail direkt darauf angesprochen: „Ich habe den Weg der körpereigenen zentralnervösen Synthese des Schlüsselhormons Serotonin entdeckt und glaube zu wissen, wie dieses Kunststück auch den Stillkindern gelingen kann. Ich rechne damit, auch für Flaschenkinder die richtigen Voraussetzungen schaffen zu können. Bitte schicken Sie mir eine kurze Mail, wenn Sie Interesse haben, mehr zu erfahren.“ Die Reaktion war strikt ablehnend. Man habe seine eigenen Experten und sei an einer Zusammenarbeit nicht interessiert. Dabei wollte ich nur helfen und habe nichts angeboten als die freigebige Weitergabe meiner Erkenntnisse!

# 7. Allgemeine Theorie des zentralnervösen Serotoninaufbaus

Die Betrachtung aller erdenklichen Wege zum zentralnervösen Serotoninaufbau macht deutlich, dass es Haupt- und Nebenwege zur Verfügung über diesen wichtigen Steuerstoff gibt. Der zuverlässigste Weg ist der seiner Lockung als Esskontrollhormon nach dem Aminas-Prinzip. Ein immerhin noch gut begehbarer Weg ist der der Ausarbeitung des ganzen Körpers. Alle anderen Wege, sofern ich sie hier richtig in diesen Zusammenhang gebracht habe, haben für die meisten Menschen nur gelegentlich eine Bedeutung im Leben. In der Gesamtschau wird aber deutlich, dass Menschen, die immer wieder ihre Grenzen ausloten, mehr als andere besonderen Bedarf nach der Aktivierung des serotonergen Systems entwickeln und Serotonin daher eher zentralnervös zum Entstehen bringen. Die Serotoninversorgung der Menschen ist daher nicht generell gleich, auch ohne die Berücksichtigung individueller genetischer Faktoren.

In der Betrachtung der vielen Aufgaben des Transmitters Serotonin drängt sich mir die Vorstellung auf, dass der Serotoninverbrauch und das Verlangen nach seiner körpereigenen zentralnervösen Synthese einander bedingen. Nur wegen der bekannten Barriere für L-Tryptophan an der Blut-Hirn-Schranke, bei der andere Aminosäuren den Hauptbaustein für Serotonin am Durchdringen dieser Schranke hindern, kommt es immer wieder dazu, dass trotz Serotoninausschüttung kein Neuaufbau erfolgt. Nach dem Aminas-Prinzip passiert das nicht nach langen Essenspausen, da dann alle Energieträger aus dem Blut gefischt und in den Verbrennungskammern der Körperzellen verbraucht worden sind. Wer also immer wieder lange Essenspausen einhält und ein so ereignisreiches Leben führt, dass das Kontrollhormon Serotonin immer wieder einmal stark zum Einsatz kommt, baut dann auch ausreichend Serotonin auf. Wer dagegen in kurzen Abständen immer wieder Nahrung nachlegt wie heutzutage der Großteil der Bevölkerung in den westlichen Ländern, verhindert diesen natürlichen

Serotoninaufbau. Ich habe persönlich erfahren, dass ich auch ohne den Verzehr nativer Kost auf leeren Magen für den ganzen Tage eine gute Grundstimmung mitnehme, wenn ich dem Rat des klugen sportbegeisterten Ernährungsexperten Dr. Ulrich Strunz folgend meinen Frühsport in die Zeit vor dem Frühstück oder meiner morgendlichen Portion nativer Kost lege, etwa alsbald nach dem Aufstehen eine volle Stunde auf der Ruderbank arbeite.

Damit ist m.E. auch das Rätsel gelöst, dass man immer wieder mal Menschen begegnet, die immer in auffallend guter Stimmung sind, obwohl sie die native Kost nicht kennen. Wer erlebnisreich lebt, verbraucht mehr Serotonin und stellt es prompt auch vermehrt her. Diese geradezu unverschämt gut gestimmten Menschen können daher durch den Verzehr nativer Kost auf leeren Magen keinen vermehrten Serotoninaufbau erfahren. Ich gehe davon aus, dass der Körper den zentralnervösen Aufbau von Serotonin einfach nicht in großen Mengen zulässt, um nicht durch die Wechselbezüglichkeit zu den anderen Glückshormonen übertrieben starke Gefühlsreaktionen zu erzeugen.

Ich esse natürlich auch dann noch native Kost auf leeren Magen, wenn ich etwa nach intensivem sportlichem Training in die gute Grundstimmung gekommen bin, die allein Serotonin vermitteln kann. Ich weiß ja um die dadurch gegebenen Vorteile bei der Versorgung von Körperzellen und Darmflora.

# VIII. Andere Wege zur Erhöhung der serotonergen Reaktion

## SSRI: Arzneiliche Serotonin-Wiederaufnahmehemmer

Wenn es richtig ist, dass der Verzehr nativer Kost in der richtigen Menge und zur richtigen Zeit zur körpereigenen Synthese des zerebralen Serotonins führt, gibt es eine mögliche Kollision mit einer langen Reihe von arzneilichen Wirkstoffen, die die pharmazeutische Industrie der Medizin an die Hand gegeben hat, um nachteilige Wirkungen einer zentralnervösen Unterversorgung mit diesem Hormon möglichst günstig zu beeinflussen. Welchen Sinn machen aber solche Psychopharmaka noch, wenn bekannt ist, wie Serotonin vom Körper selbst und unter seiner eigenen Kontrolle einfach durch die richtige Nahrungszufuhr oder auf anderen natürlichen Wegen aufgebaut wird? Für den, der noch keine entsprechenden Mittel einnimmt, gibt es nur eine Antwort: „Finger weg davon!" Sobald jemand aber bereits solche Mittel einnimmt, ist die Frage rhetorisch. Aus der Erfahrung ist bekannt, dass dann, wenn solche Wirkstoffe erst einmal im Einsatz sind, eine mögliche Wechselwirkung zwischen ihnen und einer Normalisierung des Serotoninaufbaus therapeutisch bedacht werden muss. Diese drogenähnlichen Substanzen verändern die Gehirnchemie nämlich erheblich. Psychiater und Psychotherapeuten müssen diese Zusammenhänge kennen und mit dem Patienten sorgsam entscheiden, was zu tun und was zu lassen ist. Ich habe von depressiv gestörten Menschen gehört, die „ihre" Medikamente nach einer Umstellung auf native Kost nach dem Aminas-Prinzip erfolgreich einfach abgesetzt haben, von anderen, die danach – wörtlich! – in ein tiefes Loch gefallen sind. Eine vorsichtige Reduzierung der Arzneimenge bis zum vollständigen „Ausschleichen" scheint problemlos zu sein. Solche Entscheidungen gehören aber in die Hand eines erfahrenen Therapeuten. Alle Rückmeldungen, von denen ich bisher gehört habe, gehen dahin, dass es nicht schadet, neben den Medikamenten mit nativer Kost den Weg der körpereigenen Synthese von Serotonin zu suchen. Da scheint die körpereigene Kontrolle reibungslos zu funktionieren. Der Forumsteilnehmer „Bluesisk", dessen Internetbeitrag ich im Vorwort zitiert habe, ist nur ein Beispiel von vielen.

Dem Grundsatz nach gilt das, was ich in der Einführung zu dem Einsatz von Medikamenten und von Lebensmitteln gesagt habe. So wie Lebensmittel nur dazu bestimmt sind, den Körper mit allem an Nähr- und Vitalstoffen zu versorgen, was der Mensch braucht, sollen Medikamente nicht eingesetzt werden, um Mängel in der Versorgung mit Lebensmitteln auszugleichen. Ich kann allerdings den Einsatz von Psychopharmaka für die Situation verstehen, in der notorisch immer wieder das Fehlen von Serotonin im Hirngeschehen festzustellen war, aber der Weg der körpereigenen Synthese durch die richtige Ernährung nicht verstanden war oder aus besonderen Gründen nicht funktionierte (Atlasprobleme). Ich weiß von vielen Depressiven, die dank der Psychopharmaka wenigstens von den stärksten Auswirkungen der Unterversorgung mit Serotonin befreit wurden und wieder eine Perspektive für ihr Leben erlangten. Man kann daher keinem Pharmaunternehmer vorwerfen, dass er solche Medikamente entwickelt, und keinem Arzt, dass er sie verschrieben hat. Mit dem Wissen um das Aminas-Prinzip mit seinen mental-hormonellen Auswirkungen bleibt indessen keine Wahl, als sich da ganz neu zu orientieren.

Schließlich führen die Wirkstoffe der Psychopharmaka zu Nebenwirkungen im Gemüt, wie sie im Körper Übelkeit, Erbrechen, Durchfall, Trockenheit der Schleimhäute des Körpers, Kopfschmerzen, Schlafstörungen, Schwitzen, innere Unruhe, Tremor und Herz-Kreislauf-Probleme auslösen. Allein die Austrocknung der Schleimhäute, die Frauen oft den Vollzug des Geschlechtsverkehrs unmöglich machen, sorgen immer wieder für die fehlende „Compliance" der Patientinnen, also zu einer Unbotmäßigkeit, die vielen altmodischen Therapeuten ein wahrer Graus ist.

Professor Dr. Achim Peters, international renommierter Hirnforscher aus Lübeck, nennt die Serotoninwiederaufnahmehemmer (SSRI) „schmutzige Drogen". Nachdem er die bedeutende Rolle des Botenstoffs Serotonin bei vielen psychischen und mentalen Störungen bestätigt, weist er aber auch darauf hin, dass es mögliche zusätzliche tiefere Ursachen für ihre Entstehung gibt. Nach seiner Meinung sind die Gefühle wichtige innere Botschaften an uns. Ob er das ganz richtig sieht, bezweifle ich. Mir scheint, dass Gefühle unter notwendiger Begleitung der dazu gehörenden Botenstoffe entstehen. Da ich weiß, dass dann, wenn einmal die hormonell-mentale Balance verloren ist, sich Schäden einstellen, die kaum allein durch die Verbesserung des Hormonstatus zu beheben sind, komme ich praktisch zu keinen anderen Ergebnissen als er.

Besonders beachtlich ist, was Peters zu den Antidepressiva allgemein sagt:

„Darüber hinaus können Antidepressiva als eine Quelle besonders starker Falschsignale betrachtet werden. Serotoninwiederaufnahmehemmer und auch andere Antidepressiva bezeichnet man in der Pharmakologie daher auch als „dirty drugs", schmutzige Substanzen. Schmutzig deshalb, weil niemand weiß, wo überall im Gehirn sie ihre Wirkungen und vielfältigen Nebenwirkungen entfalten. Manche schwächen den Brain-Pull und machen die Patienten dick, andere bewirken genau das Gegenteil. Eines ist aber gewiss: Serotoninwiederaufnahmehemmer greifen massiv in das Stresssystem, den Stoffwechsel und in die Energieverwaltung des Gehirns ein."

## MAO-Hemmer wirken wie SSRI.

Monoaminooxidase-Hemmer (*MAO-Hemmer*) oder auch -Inhibitoren (MAOI) hemmen das Enzym Monoaminooxidase (MAO) und unterbinden auf diese alternative Weise den Abbau von Serotonin. Auch wenn sie nur auf einem Umweg über das MAO-Enzym arbeiten, haben sie genau die gleichen Wirkungen und Nebenwirkungen wie die SSRI.

Wie schon erwähnt, besteht bei der Einnahme solcher Psychopharmaka die Gefahr eines Serotonin-Syndroms mit schwersten, selbst letalen Folgen. Als Grund wird eine Überreizung der Rezeptoren angegeben. Ich vermute, dass es auch zu fehlerhaften Informationen der Botenstoffe kommt, wenn diese immer und immer wieder abgerufen werden. Die Natur hat es so eingerichtet, dass alle Botenstoffe nach ihrer Informationsübergabe an den Rezeptoren abgebaut und wieder in den Körper übernommen werden. Kann man ernsthaft zweifeln, dass das einen wichtigen Grund hat?

In der Literatur findet sich kein Hinweis darauf, dass die Serotonin-Wiederaufnahmehemmer nicht nur an den Rezeptoren im Gehirn dazu führen, dass ein und dasselbe Molekül dieses Transmitters immer und immer wieder zur Informationsabgabe gezwungen wird. Wird der Rückbau von Serotonin verhindert, steigt die Serotoninreaktion natürlich auch im Körper, der ein Überangebot an Serotoninwirkung nicht verträgt. Insbesondere kann durch überstarke serotonerge Reaktion ein, auch tödliches, Lungenemphysem entstehen, worauf Prof. Dr. Spraul, der Präsident der Deutschen Diabetes Gesellschaft in einem Vortrag ausdrücklich hinwies („ …sind letale Folgen leider nicht auszuschließen“).

## Tryptophan-Tabletten oder Ampullen

Die vermehrte Aufnahme von Nahrungsmitteln mit einem guten L-Tryptophan-Gehalt, wie etwa von Schokolade oder Bananen, kann kurzfristig zu einer leichten Verbesserung der Störungen bei zerebraler Unterversorgung mit Serotonin führen, was im Fall der Schokolade gewiss auch zu der bekannten Manie führt, das leckere fette Zeug nicht nur stückchenweise, sondern gleich tafelweise zu verzehren. Das ist keine Lösung. Aber auch Tryptophan in Tablettenform oder flüssig in Ampullen, selbst in großer Dosierung, bewirkt nichts oder kaum etwas, was viele andere und auch ich im Selbstversuch herausgefunden haben. Immerhin hatten, bis die amerikanische Food and Drug Administration nach der Verunreinigung einer einzigen Charge aus Japan das Produkt vom Markt nahm, Millionen Menschen in den USA täglich Tryptophan in Tablettenform eingenommen. Viele Menschen berichteten immerhin über ein besseres Einschlafverhalten, die meisten spürten nichts. Bezeichnend ist bei diesem alternativen Versuch der Verbesserung der Serotoninantwort wie auch bei allen anderen, die ich hier erwähne, dass die Hersteller und Verkäufer darauf hinweisen, dass die erhofften Wirkungen erst nach etwa drei Wochen einsetzen. Schon das macht deutlich, dass es sich nicht um originäre hormonelle Wirkungen handelt, denn diese setzen spätestens eine Stunde nach ihrem Aufbau und ihrer Ausschüttung ein.

## 5-HTP-Tabletten

In den USA ist das Medikament 5- HTP verschreibungsfrei, bei uns nicht. Inzwischen ist seine Verschreibung bei uns immerhin „in.“ Im Zuge der körpereigenen chemischen Herstellung von Serotonin aus Tryptophan und anderen Stoffen ergibt sich das Zwischenprodukt 5-Hydroxytryptophan (5-HTP). Dieses ist – ebenso wie L-Tryptophan – auch außerhalb des menschlichen Körpers extrahier- bzw. aufbaubar und kann in Tablettenform gekauft werden. 5-HTP wird in den USA heute noch mehr genutzt als früher Tryptophan. Viele Anwender berichten nach mehrwöchiger Einnahmedauer über ein verbessertes Einschlafverhalten. Eine Reihe von Hormonforschern, auch in Europa, setzen 5-HTP überall dort ein, wo nach ihrer Annahme zerebrales Serotonin knapp ist. Ganz offensichtlich ist dieses Zwischenprodukt von Serotonin nicht einfach wirkungslos. Natürlich kommt es in der Wirkung niemals an das vom Körper selbst aufgebaute Hormon heran. Es steht auch nicht wie das Hormon selbst unter körpereigener Kontrolle, weshalb Überdosierungen und Nebenwirkungen sehr häufig sind.

## Nebenwirkungen von 5-HTP

Wie Professor Dr. Florian Überall aus Innsbruck in seinem Beitrag in der CO'Med 10/2009 mit dem Titel „Tryptophan“ berichtet, verfügt 5-HTP über keine eigene biologische Funktion im Körper und wird nach seiner Meinung vollständig in Serotonin umgewandelt, was zu Serotonin-Überschusserkrankungen führen könne. Er behauptet, dass die Bioverfügbarkeit gut sei, besser als die von Tryptophan. Der Serotoninspiegel sei bei der Gabe von 5-HTP stärker angestiegen. Er berichtet, dass der Großteil des aufgenommenen 5- HTPs in der Leber verstoffwechselt und zur Serotoninproduktion an die enterochromaffinen Zellen im Darm abgegeben würden. Der Rest an 5- HTP gelange über die Blut-Hirn-Schranke ins Gehirn, wo es zur Serotoninsynthese herangezogen werde. Störungen durch zu hohe 5-HTP-Spiegel im Gehirn seien Appetitlosigkeit, Übelkeit, Erbrechen und die Bildung von Karzinoiden.

Offensichtlich schafft es 5-HTP besser als Tryptophan, sich durch die Blut-Hirn-Schranke in den Liquor zu mogeln. Ich halte Überalls kluge Überlegungen dennoch für spekulativ. Wie und wo wurde der 5-HTP-Spiegel gemessen, nur im Blut, Speichel und Lymphe oder auch im Liquor des Gehirns? Aus reiner Neugierde wird man ja keine Lumbalpunktion veranlasst haben! Dass es keine anderen Wege zur Messung des Spiegels im Hirnwasser gibt, habe ich gründlich abgeklopft. Alles, was feststeht, ist, dass 5-HTP in das serotonerge System eingreift und teilweise zentralnervöse Wirkungen von Serotonin zum Guten wie zum Bösen hervorruft. Wenn man die beschriebenen Wirkungen bei der Einnahme von Psychopharmaka und 5-HTP vergleicht, erkennt man große Übereinstimmungen. Wie bei den arzneilichen Wiederaufnahmehemmern sind die serotonergen Wirkungen auch erst nach etwa 3 Wochen kontinuierlicher Einnahme festzustellen. Allein das ist ein sicheres Indiz dafür, dass medikamentös eingeführtes 5-HTP eben nicht zu einer originären zentralnervösen Synthese von Serotonin führt. Ich vermute daher, dass 5-HTP eine drogenähnliche Wirkung mit einigen Vor- und vielen Nachteilen hat. Die Nachteile sind aber nicht ganz so schlimm wie die der arzneilichen SSRI und MAO-Hemmern, was leicht nachvollziehbar ist, weil es anders als die Wiederaufnahmehemmer wenigstens ein Produkt ist, das in die natürliche Aufbaukette von Serotonin passt. Wenn ich nicht wüsste, dass über den Verzehr nativer Kost ein zuverlässiger körpergesteuerter zentralnervöser Aufbau des Hormons selber möglich ist, würde ich mit Überall, Römmler und den vielen Tausenden anderer erfahrener Therapeuten in aller Welt 5-HTP den Vorzug vor den SSRI und den MAO-Hemmern geben.

## „Nicht sperriges" L-Tryptophan?

Anbieter von Tryptophan-Produkten rätseln seit einiger Zeit öffentlich darüber nach, ob die Tryptophan-Barriere nicht durch eine Erhöhung des Anteils an angeblich nicht sperrigen, also nicht an das Eiweiß Albumin gebundenem Tryptophan ausgehebelt werden kann, und suggerieren, dass sie dafür die geeigneten Produkte hätten. Eine nachvollziehbare schlüssige Herleitung dieser Annahmen gibt es nicht. Es spricht aber ohnehin alles dafür, dass diese Annahmen vom Ergebnis her nicht stimmen. Ich mache das insbesondere daran fest, dass diese Produkte nach Angaben der Anbieter erst nach etwa drei Wochen ihre Wirkungen entfalten sollen. Diese lange Zeit von drei Wochen bis zum Eintritt von irgendwelchen Wirkungen ist typisch für die Gabe aller Vorstufen von Serotonin wie auch der Serotoninwiederaufnahmehemmer und der MAO-Hemmer.

## Johanniskraut (St. Johns wort, Rose of Sharon, apimanu ®)

Ganz ähnlich wie die SSRI und 5-HTP werden die Wirkungen und Nebenwirkungen der Einnahme eines Extrakts aus Johanniskraut beschrieben. Auch dabei treten die Wirkungen nicht wie beim Hormon selbst erst nach mehreren Wochen ein. Die feststellbaren Wirkungen sind daher wohl wie bei 5-HTP Drogenwirkungen und keine direkten Hormonwirkungen.

Wegen der Ähnlichkeit in der Wirkung von SSRI und Johanniskraut nehme ich an, dass es auch unschädlich ist, neben der Anwendung von Johanniskraut auf native Kost umzustellen. Wenn nicht bekannt ist, ob der naturgesetzliche Weg der körpereigenen Synthese von Serotonin durch native Kost funktioniert oder etwa individuell gestört ist, ist es von Vorteil, beide Wege parallel gehen zu können. Wie im Fall der jungen Frau, die durch einen Unfall ein unbehandelbares Problem im Bereich der Halswirbelsäule hat, das den zentralnervösen Aufbau von Serotonin nachhaltig stört, ist es in solchen Fällen eine zusätzliche Hilfe, sich regelmäßig körperlich auszuarbeiten, um das zerebrale Serotonin in seiner Funktion als Wachkontrollhormon zu locken. Der Fall dieser jungen Frau lässt mich annehmen, dass diese Störungen im Nackenbereich tatsächlich nur eine Störung des Informationsflusses ins Hirn verursachen und nicht etwa eine Störung des Serotoninaufbaus im Hirnstamm selbst. Würde tatsächlich die Synthese des Hormons gestört, wäre davon auch seine Lockung als Wachkontrollhormon bei ausdauernder körperlicher Betätigung beeinträchtigt. Da das aber offensichtlich nicht der Fall ist, wird wohl tatsächlich die „Schwachstelle Genick" allein die Lockung von Serotonin als Esskontrollhormon beeinträchtigen.

## Neue Droge Ayahuasca/Yajé

Besondere Erwähnung verdient das von Holland (woher sonst?) nach Deutschland herüberkommende Drogengemisch Ayahuasca, auch Yajé genannt, das augenscheinlich ein starkes serotonerges Potenzial hat. Der Name stammt aus dem Quechua, der Sprache der Indios, den Untergebenen der vor Ankunft der Spanier große Teile Südamerikas beherrschenden Inkas. Schon seit unvordenklichen Zeiten wird im Amazonasgebiet Ayahuasca aus der Dschungelliane Banisteria caapi und einer weiteren Pflanze als Sud angesetzt. Diese Liane enthält als natürliches Psychopharmakum einen MAO-Hemmer, der wie die entsprechenden Medikamente aus der Pharmaküche künstlich die Informationsabgabe des Botenstoffes Serotonin an seinen Rezeptoren verlängert. Die zweite Pflanze, die zur Herstellung benötigt wird, hat den treffenden Namen Psychotria viridis, da sie mit dem Wirkstoff N,N-Dimethyltryptamin (DMT), ein halluzinogenes Tryptamin-Alkaloid enthält. DMT ist in hoher Dosis, wenn die Blätter dieser Pflanze geraucht oder ihr Extrakt injiziert werden, eines der stärksten bekannten Halluzinogene. Oral aufgenommen hat es diese Wirkungen nur, wenn es mit der Liane Banisteria caapi zusammen verarbeitet wird.

In Holland ist Ayahuasca dabei, Marihuana zu verdrängen. Es hat offenbar kein Suchtpotenzial. Dennoch ist seine psychogene Wirkung, wie berichtet, weit stärker. Bei unsachgemäßer Anwendung, besonders bei paralleler Einnahme medizinischer MAO-Hemmer, kommt es zu Angstzuständen und selbst zu extremen Horrortrips. In der Szene ist das bekannt. Die weiteren möglichen Nebenwirkungen sind Übelkeit, Erbrechen, Schwindel, Durchfall und Schweißausbrüche. Es kann aber auch zu völliger Bewegungsunfähigkeit kommen.

Ayahuasca ist ohne Frage kein harmloses Spielzeug, sondern eine gefährliche Droge, bei der anders als etwa bei Cannabis, auch die private Nutzung strafbar ist.

# IX. Ausblick

Die sogenannten Volkskrankheiten, chronische Erkrankungen, die sich zumindest in der westlichen Welt so mächtig ausgebreitet haben, dass jede einzelne von ihnen große Teile der Bevölkerung ergriffen hat, stehen weitgehend in einem Bezug zur unzureichenden Nutzung des großen Wertes nativer Kost mit ihrer vollständigen Erschließung aller ihrer wertvollen Inhaltsstoffe und der körpereigenen Synthese des unverzichtbaren Schlüsselhormons Serotonin.

Die Medizin sollte nach der Erkenntnis des besonderen Wertes nativer Kost sich ganz nach dem eigentlichen Sinn des Hippokrates-Wortes im Interesse der Vorbeugung gegen die Entstehung von Krankheiten der richtigen Nutzung unserer Nahrung zuwenden, statt darauf zu setzen, erst nach dem Eintritt gesundheitlicher Störungen mit den Mitteln der Chemie nur ihre Symptome anzugehen.

Wenn es in der Allgemeinheit zur Nutzung nativer Kost und damit auch zur regelmäßigen Herstellung des hormonell-mentalen Gleichgewichts bei den Menschen kommt, wird sich ihr Gesundheitsstatus umfassend verbessern. Das Gesundheitssystem wird wieder bezahlbar. Auch die immer mehr Platz greifenden Leistungseinschränkungen wegen fehlender finanzieller Mittel bei wirklich hilfreichen ärztlichen Maßnahmen (z.B. keine künstlichen Hüften ab gewissem Alter, kaum Leistungen bei Zahnersatz) gibt es dann nicht mehr. Die Gesellschaft kann wieder humaner werden. Die Zukunft aber wird eine andere, wenn wir verstehen, wie wir mit der Nutzung nativer Kost und der Verbesserung der Verfügung über das Schlüsselhormon Serotonin die Tür zur Gesundheit und zu unserem Lebensglück immer offen halten. Solange uns Staat und Gesellschaft dabei im Stich lassen, kann jeder Einzelne von uns selbst dafür sorgen, dass er mit dem körpereigenen Aufbau des Botenstoffes Serotonin und der verbesserten Mikronährstoffversorgung durch native Kost einen grundlegend besseren Gesundheitsstatus und eine stets positive Grundstimmung im Leben erreicht.

# X. Anhang

## 1. Rechtsprobleme bei der Propagierung des Wertes nativer Kost

Eingangs hatte ich festgestellt, dass ich das Aminas-Prinzip unabhängig und ohne jede fremde Hilfe gefunden habe und dass sich die „große Wissenschaft" mit meinen Erkenntnissen partout nicht auseinandersetzt. Dies und der Umstand, dass meine Erkenntnisse letztlich komplett nachvollziehbar sind, haben dafür gesorgt, dass ich bis heute auch keinerlei sachliche Kritik erfahren habe. Als privater Ernährungsforscher bin ich frei, über alle sicheren und möglichen Wirkungen der Umstellung der Ernährung auf die native Kost zu berichten.

Das Gesetz macht indessen die Propagierung besonderer Wirkungen von Lebensmitteln durch Hersteller und Vertreiber von sehr strengen wissenschaftlichen Nachweisen abhängig. Als damaliger Berater des Herstellers des Lebensmittels Aminas ® Vitalkost bemühte ich mich daher um einen objektiven Nachweis für die zentrale Wirkung, dass der Verzehr nativer Pflanzenkost in einer kleinen Mahlzeit auf leeren Magen den Körper zur zentralnervösen Herstellung von Serotonin bringt.

### Unerwünschter Labornachweis für das Aminas-Prinzip

Alle meine bisherigen Bemühungen, einen unumstößlichen Beweis dafür zu bekommen, dass der Verzehr nativer Kost die körpereigene zentralnervöse Produktion von Serotonin begünstigt, waren leider vergebens. Sie wurden aber auch hintertrieben.

Ich schildere nur den einen, in meinen Augen spektakulärsten Fall, wie eine gut vorbereitete Laborüberprüfung an einem großen deutschen Universitätsklinikum in letzter Minute abgesagt wurde. Diese Klinik kam für eine ganz einfache Studie deshalb in Betracht, weil sie eine große Akut-Neurologie hat, in der aus vielfachen Gründen immer wieder einmal Lumbalpunktionen durchzuführen sind.

Dabei wird Gehirnwasser (Liquor) entnommen, dessen Serotoningehalt im Labor bestimmbar ist. Der Liquor reicht ja bis hinunter ins unterste Rückenmark. Der Serotoningehalt im Blut hat mit diesem Wert nichts zu tun. Denn aus dem Blutstrom kann Serotonin wegen der Größe seines Moleküls nicht durch die Blut-Hirn-Schranke ins Hirnwasser gelangen. Es ist daher nicht verwunderlich, dass jemand gute Serotoninwerte im Blut haben kann, aber dennoch schwer unter Depression oder Migräne leidet. Ich zweifle nicht, dass eine Messung des Serotoningehalts im Liquor bei Vorliegen einer Migräne eine deutliche Unterversorgung zeigen wird.

Mit den zuständigen Ärzten der großen Klinik war abgesprochen, dass kontrolliert vor jedem Eingriff der Patient gefragt werden sollte, ob er bereit wäre, vorher auf den leeren Magen eine Portion nativer Kost zu sich zu nehmen. Dem Ersten, der sich bereit erklärte, sollte das Original (Verum) zu essen gegeben werden, dem Zweiten aber eine nicht native (also hitzebehandelte) gemahlene Pflanzenkost. Sowohl der Proband wie auch der durchführende Arzt sollten nicht wissen, ob Verum oder Placebo eingesetzt wurden. Meine Erwartung war die, dass in praktisch allen Fällen der Verwendung des Verums der zentralnervöse Serotoninspiegel sehr hoch eintrat, in allen andern Fällen dagegen nicht. Diese randomisierte ergebnisbasierte Doppelblindstudie wäre fast so einfach und sicher gewesen wie die erste Blindstudie aller Zeiten, die der britische Arzt James Lind gemacht hatte, um die Wirkung von Südfrüchten auf die Seefahrerkrankheit Skorbut zu untersuchen.

„Der Herr Professor hat gesagt, dass er so was nicht macht." Dies durfte mir einer der Ärzte des Klinikums urplötzlich mitteilen. Ich hatte die Rechnung ohne den Wirt gemacht. Die Vorbereitungen für die Studie waren getroffen worden, als der Ordinarius der Abteilung dieser großen Klinik in Urlaub war. Als er zurückkam und verstand, was gemacht werden sollte, erhielt ich diese lapidare Auskunft. Mache sich jeder selbst einen Reim darauf, warum. Es ist ja bekannt, dass unsere Gesundheitseinrichtungen wegen der ihnen ständig zuteil werdenden Zuwendungen seitens der Industrie deren weitgehendem Durchgriff unterliegen (ähnlich in der heutigen Politik).

## Rechtsprobleme oder Scheinprobleme?

Heute ist es weltweit gesetzlich zementiert, dass es erst „hinreichend wissenschaftlich gesichert" sein muss, dass der Verzehr eines Lebenmittels positive Wirkungen auf die Vorbeugung oder Beseitigung von Krankheiten hat, bevor ihr Verkäufer die Allgemeinheit darauf hinweisen darf. Das ist auch der Kern der Regelungen der europäischen Health Claims Verordnung. Diese Regelung gilt unabhängig davon, ob sich die große Wissenschaft einem Thema überhaupt stellt. Sie ist auch dann zu beachten, wenn die Wissenschaft, wie vielfach beklagt wird, fast nur noch gut bezahlte Auftragsforschung betreibt und sich anderen Forschungen verweigert, besonders denen, deren Ergebnisse die bestehenden Pfründe in Industrie und Handel in Gefahr bringen könnten. Konsequenterweise sieht die Wissenschaft dann auch weg, wenn durch einen „Seiteneinsteiger" wie mich neue Erkenntnisse verbreitet werden, die die wirtschaftlichen Interessen ihrer Auftraggeber stören könnten.

Aber ist das überhaupt eine dem Gesetz unterfallende Wirkbehauptung für ein herkömmliches Lebensmittel, das gar keine besonderen wirkungsvollen Inhaltsstoffe hat, wenn nur darauf hingewiesen wird, dass man herkömmliche pflanzliche Kost fein vermahlen auf leeren Magen essen soll, um naturgesetzlich vorgegebene Wirkzusammenhänge anzustoßen, an deren Ende der körpereigene zentralnervöse Aufbau des Transmitters Serotonin steht? Welches sind die Tatbestandsgrenzen für die Annahme einer Wirkbehauptung nach geltendem Lebensmittelrecht?

Vor einigen Jahren habe ich in der Hauptverhandlung in einem Abmahnprozess von der Frau Vorsitzenden der Kammer für Handelssachen des Landgerichts Wuppertal eine Rechtsmeinung gehört, die zeigt, wie schwer es ist, richtig einzugrenzen, was die gesetzliche Kontrolle von Wirkaussagen über Lebensmittel wirklich will. Nach ihrer Meinung dürfte unter der Geltung unserer heutigen

Gesetze auch heute noch kein Verkäufer von Südfrüchten den Seeleuten den guten Rat geben, es wegen des Werts von Vitamin C bei Skorbut doch einmal mit dem Verzehr von Orangen und Limonen zu versuchen, wenn es noch nicht Stand der Wissenschaft wäre, dass das hilft. Alle Beteiligten nahmen es als Ergebnis des genannten Prozesses hin, dass der verklagte Lebensmittelhersteller künftig darauf hinwies, dass *nach seiner subjektiven Annahme* der Verzehr seiner Produkte die körpereigene Produktion des Neurotransmitters Serotonin anstieß (Aminas-Prinzip), wenn er nur klarmachte, dass die große Wissenschaft noch nicht ihr Plazet dazu gegeben hatte. In anderer Sache hat vor einiger Zeit auch die Staatsanwaltschaft Hamburg klargemacht, dass eine wissenschaftliche Hypothese nur eine Annahme ist und keinesfalls eine Wirkbehauptung. In diesem Sinne hat sich jetzt auch das Oberverwaltungsgericht Münster geäußert. Die Mitteilung einer subjektiven Wirkannahme ist eben keine Wirkbehauptung.

Es ist aber, wenn man die Sache zu Ende denkt, bei juristisch richtiger Auslegung unserer Gesetze nicht einmal ein generelles Verbot für die Anbieter von Lebensmitteln zu finden, auf normale Wirkungen von Lebensmitteln hinzuweisen. Die ganz normalen biologischen Wirkungen handelsüblicher Lebensmittel ohne zugesetzte oder aus der Natur mitgebrachte besondere Wirkstoffe kann man niemandem rechtens verbieten. In der Werbung mit angeblich Wunder wirkenden Inhaltsstoffen aus Nahrungspflanzen ist in den letzten Jahrzehnten immer mehr Unfug mit voreiligen oder lügenhaften Behauptungen getrieben worden. Da einen Riegel vorzuschieben ist die richtig verstandene sinnvolle Intention des Gesetzgebers. Damit ist doch nicht die Unterdrückung neuen Wissens über die Wirkungen des Verzehrs normaler Nahrung in besonderer Zubereitung und mit besonderem Verzehr gemeint, also getrocknet, gemahlen, in Flüssigkeit dispergiert und auf leeren Magen verzehrt, wie ich sie mit dem Aminas-Prinzip entdeckt habe.

Gesetze sind teleologisch auszulegen. Dabei ist nach dem Sinn und Zweck der Regelung zu fragen, wobei der historische und der objektive Wille des Gesetzgebers zu ermitteln sind. Es ist die Wirkung von Nahrung, dass sie Energieträger und Vitalstoffe (Mikronährstoffe) in den Körper bringt, die wir zum Leben und zur Aufrechterhaltung unserer Funktionen benötigen. Dazu gehört, wie ich hier gewiss hinreichend klargemacht habe, aber auch der regelmäßige richtige Verzehr roher fein gemahlener Pflanzenkost auf leeren Magen. Das nämlich lässt den Körper zentralnervös Serotonin aufbauen, ohne das unsere körperlichen und mentalen Funktionen nicht ordnungsgemäß aufrechterhalten werden können. Der Hinweis auf diese Weise der Förderung des Serotoninaufbaus gehört daher zu den Selbstverständlichkeiten jeder artgerechten Ernährung. Dass wir die naturgesetzlichen Wirkzusammenhänge bisher nicht kannten, kann an der Beurteilung nichts ändern.

Oft erklärt der historische Gesetzgeber auch in einer Präambel vor der Ausbreitung des Gesetzestextes, von welchen Absichten er sich hat leiten lassen. Die europäische Health Claims Verordnung hat so in einem ausführlichen Vorspruch erklärt, dass sie keinesfalls in die Wissenschaftsfreiheit eingreifen will. Wer nur Wirkungen von herkömmlichen Lebensmitteln erforscht, muss in der Darlegung seiner Meinungen und Erkenntnisse frei sein, selbst wenn er auf der Seite eines Herstellers oder Anbieters solcher Lebenmittel steht. Wer außer ihnen forscht denn auch nach Dingen, die nicht mit Patentrechten wirtschaftlich exklusiv ausbeutbar sind?

Auch im Rahmen der teleologischen Auslegung ist einzugrenzen, welcher Art die Wirkungen sind, deren Angabe durch Hersteller und Vertreiber von Lebensmitteln behauptet werden. Geht es um jedwede naturwissenschaftlich feststellbare Kausalität oder gibt es da Grenzen? Jedem unbefangenen Betrachter geht leicht auf, dass die Wirkung der schlichten Versorgung mit Kohlenhydraten, Eiweißen und Fetten nicht gemeint ist, darüber hinaus aber auch nicht die Versorgung mit den heute als existenziell erkannten vielen Mikronährstoffen. Das sind Aussagen über die ganz normalen zur Versorgung des Körpers gehörenden Wirkungen von herkömmlichen Lebensmitteln!

Eine sinnvolle Grenze für das, was Hersteller und Verkäufer von Lebensmitteln an Wirkungen ihrer Produkte nennen dürfen und was nicht, sollte das Merkmal der Besonderheit von Wirkungen im Gegensatz zu den normalen direkt oder mittelbar der Versorgung dienenden Wirkungen sein. Auch wenn die Wirkzusammenhänge beim zentralnervösen Aufbau von Serotonin noch komplizierter sind als die direkte Einbringung der Mikronährstoffe in unsere Systeme, darf der Verkäufer nativer Kost ganz entsprechend darauf hinweisen, dass ihr Verzehr auf leeren Magen die Voraussetzung für die körpereigene Synthese dieses Botenstoffes schafft. Das ist eben auch eine ganz normale Funktion dieses ganz normalen Lebensmittels, die es ausübt, ohne dass es mit irgendwelchen besonderen Inhalts- oder Wirkstoffen aufwartete. Wie ich aufgezeigt habe, kommen nach dem Aminas-Prinzip ja nicht einmal die konkret aufgenommenen Inhaltsstoffe der gerade verzehrten nativen Kost beim Serotoninaufbau im Stammhirn zum Zuge, sondern nur Inhaltsstoffe, die sich bereits in den Depots des Körpers befinden.

Allein der Hinweis auf die verbesserte Verfügung über Serotonin legt schon nahe, dass dadurch die Erhaltung der Gesundheit gefördert und Krankheitsverläufe günstig beeinflusst werden sollten. Das gesetzliche Verbot an den Vertreiber von Lebensmitteln, auf mögliche günstige Wirkungen im Krankheitsfall hinzuweisen, kann nicht meinen, dass die grundlegenden Funktionen dieses Botenstoffes nicht erwähnt werden dürften. Was soll es denn für einen Sinn machen, dem Verbraucher sogar den Hinweis vorzuenthalten, welchen allgemeinen Wert Serotonin hat und wo bei therapeutischer Nachsuche gesundheitlich relevante Wirkungen erkannt und genutzt werden können? Nur muss es dem Verkäufer von Lebensmitteln untersagt sein zu behaupten, dass die positive Wirkung bei bestimmten Krankheitsfällen sicher sei. Schließlich sind sehr oft auch andere Ursachen zu berücksichtigen.

# 2. Geschichte der nativen Kost und des Aminas-Prinzips

Nicht jeden Leser wird die Geschichte des Aminas-Prinzips interessieren. Wenn man sie nicht kennt, entgeht einem auch nicht viel. Gerade die, die das Prinzip kennen und davon tagtäglich profitieren, werden aber gern die bisherige Entwicklung erfahren. Andere kennen den einen oder anderen an der Geschichte persönlich Beteiligten, etwa Dr. Ruediger Dahlke, und würden gern etwas über seine Verwicklung wissen. Wer also kein besonderes Interesse an der Historie dieser Dinge hat, sei hiermit für seine bisherige Aufmerksamkeit bedankt, wenn er sich jetzt von der weiteren Lektüre des Buches verabschiedet.

# Frühe native Kost ohne Wissen um die Hintergründe

## Das Aminas-Prinzip bei den Primaten

Aus der Gruppe der Plazentatiere, den Euarchontoglires, gingen vor weit mehr als 50 Millionen Jahren die Primaten hervor, von denen die Evolutionsbiologie weiß, dass sie fast reine Pflanzenfresser waren. Den wertvollen Inhalt der Pflanzennahrung konnten sie nur ausreichend nutzen, indem sie sie mit ihren Mahlzähnen gründlichst zerbissen. Sie dispergierten zwangsläufig diese Nahrung in viel Speichel, sodass sie ohne Zweifel jeden Tag dadurch im Dünndarm starke Verstoffwechslungssignale generierten und über die Reizweiterleitung an das zerebrale Esskontrollzentrum ihren Vorrat am Botenstoff Serotonin aufbauten.

## Die Not als Weichensteller

Menschen, die so essen wie die Primaten, profitieren zwangsläufig vom Aminas-Prinzip. Das können mehr Menschen gewesen sein, als man bei Betrachtung nur der Essweise der sogenannten zivilisierten Menschen vermuten müsste. Wenn Menschen nämlich nicht so viel Nahrung bekommen wie heute fast alle Menschen in Europa oder Nordamerika, sind sie gezwungen, die wenige Nahrung, die für sie abfällt, gründlich zu zerkauen. Wenn sie dann nicht nur verkochte Nahrung essen, kann eine Handvoll Reis oder anderer pflanzlicher Nahrung schon die Basis für die Abläufe nach dem Aminas-Prinzip sein.

## Hungrige Schulkinder in Sao Paulo

Eine anrührende Geschichte habe ich über arme Schüler aus den Dörfern vor Sao Paulo in Brasilien gehört. Man hat festgestellt, dass diese Schüler, die so armen Familien entstammen, dass sie morgens ohne Frühstück in die Schule in die Stadt geschickt werden, besonders aufmerksam und lernfähig waren. Sie waren ganz einfach aufgeweckter und besser orientiert als die Kinder reicher Eltern. Ohne genau sagen zu können, ob es daran lag, hat man darauf hingewiesen, dass die Schüler auf dem Weg zur Schule zur Bekämpfung ihres Hungers regelmäßig Blätter von Kakaopflanzen am Wegesrand pflückten und sie bis auf die letzte Faser herunter zerkauten. Nach der Beschreibung der mentalen Verfassung der Kinder gehe ich davon aus, dass auch so Serotonin zentralnervös auf körpereigene Weise zur Entstehung gebracht wird.

## Verehrung der Koka-Pflanze in Bolivien

Nachdenken sollte man auch darüber, ob die nationale Verehrung der Koka-Pflanze durch die bolivianische Urbevölkerung nicht auch ihren Grund in der körpereigenen Synthese zerebralen Serotonins hat. Der Gedanke liegt nahe, weil die Blätter der Pflanze bewusst zerkaut werden, um in den langen Zeiten der Essensenthaltung bei der Arbeit in den Feldern, den Minen und den Salzwüsten den aufkommenden Hunger zu besänftigen. Zu denken ist an eine Serotoninwirkung auch deshalb, weil das lange Kauen der Blätter die Menschen zwar nicht berauscht, aber zufrieden und ausgeglichen macht.

Die Koka-Pflanze enthält nicht nur die Stoffe, aus denen in einem gesonderten chemischen Prozess, den der menschliche Körper nicht beherrscht, das Kokain gewonnen werden kann. Umso unverständlicher sind die massiven Interventionen der USA mit dem Interesse, den national allgemeinen Gebrauch der Koka-Pflanze in Bolivien zu unterbinden. Diese Pflanze bringt wie die meisten Pflanzen ohnehin viele Aminosäuren – auch L-Tryptophan! –, Fettsäuren, Mineralstoffe und Nahrungsenzyme, die bei der Synthese von Serotonin unverzichtbar sind. Die Indios nehmen bekanntlich rohe Koka-Blätter in den Mund und zerkauen sie dort endlos auf das Allerfeinste. Wie sollte es dabei ausbleiben, dass über das Aminas-Prinzip zentralnervös Serotonin entsteht? Es muss sich doch nur immer wieder mal ergeben, dass der Magen leer ist und der Dünndarm frei von anderen Aminosäuren, die den Übertritt von L-Tryptophan ins Gehirn verhindern. Kein Wunder, dass die bolivianischen Indios so friedfertig und geduldig sind. Nur wer ihnen ihre Lieblingspflanze nimmt, macht sie rasend. Wer würde das nicht!

## Taro-Frucht in Polynesien

Der bereits zitierte Naturheilpionier Louis Kuhne wies schon im frühen 19. Jahrhundert darauf hin, dass der menschliche Körper imstande ist, aus den einfachsten Nahrungsmitteln, wie Getreidekörnern, sich alle jene Stoffe, welche die Chemie für seinen Aufbau als unumgänglich notwendig erachtet, zu holen oder selbst aufzubauen. Einfach toll, nicht? Durch alle neueren Erkenntnisse wird dies bestätigt. Aber man hat das alles schon viel früher gewusst und wieder vergessen. Besonders traurig ist die Abkehr der Polynesier von ihrer angestammten Nutzung der Taro-Pflanze, ihrem Jahrtausende alten Hauptnahrungsmittel. Kuhne gibt in „Die neue Heilwissenschaft" (S. 103 f.) den Brief eines Missionars aus jener Zeit wieder:

*„Die Eingeborenen ernährten sich hier vor dem Bekanntwerden mit den Weißen ausschließlich von Poi (Nationalspeise auf Honolulu, eine mit Wasser gemischte und zu einem Brei geschlage Zubereitung der Taro-Wurzel, die sehr nahrhaft ist) sowie von Bananen und anderen Früchten und genossen daneben als Getränk nur reines Wasser. Sie lebten also rein naturgemäß und waren dabei reine Hünengestalten, von Kraft und Gesundheit strotzend. Da kamen die Weißen ins Land und lehrten die Eingeborenen, dass nur das Fleisch Kraft enthalte und alkoholische Getränke, besonders Gin, kräftigende Wirkungen erzeugten. Es dauerte dann auch nicht lange, so war das erste Vieh eingeführt, und der Schnapsverkauf verbreitete seinen Segen. In der hawaiischen Geschichtstabelle wird sogar erwähnt, welches der hawaiische Häuptling war, der zuerst seine vorherige Lebensweise am 18.Mai 1819 offen aufgab. So ist denn schließlich das Schweinefleisch Nationalspeise und der Gin Nationalgetränk geworden, aber mit welchen Folgen! Es leiden jetzt die meisten Eingeborenen (Kanaken) an Hautausschlag sowie Asthma, auch sind Geschlechtskrankheiten unter ihnen verbreitet, und die Leute neigen außerdem sehr zu Lepra, die unter ihnen reiche Ernte hält."*

Hier werden das Wesen und der Segen nativer Kost deutlich beschrieben, ebenso wie der Fluch, der auf seiner völligen Aufgabe liegt! Ich selbst habe auf einer Reise durch die Südsee auf Fidschi und West-Samoa Bekanntschaft geschlossen mit den hünenhaft großen Ureinwohnern. Viele von ihnen haben massige muskulöse Körper, Füße von Schuhgröße 60 und Hände so groß wie

Feuerklatschen. Noch heute essen sie regelmäßig in als heilig geltender Handlung die Mischung vom Häuptling (Matai) selbst gestampfter und mit allein reinem Wasser vermischter Taro-Knolle. Aber leider ist die Taro-Knolle inzwischen sündhaft teuer und für die große Masse unerschwinglich.

## Die Vitalität des Schauspielers Johannes Heesters

In einem meiner ersten Beiträge in der Internetzeitung Readers Edition schrieb ich am 8.6.2006:

*„Der [damals] 102-jährige Schauspieler Johannes Heesters hat vor Tagen der breiten Fernsehöffentlichkeit gezeigt, welchen Lebensregeln er außer der Liebe seiner jungen Frau Simone Rethel nach seiner Meinung seine große Vitalität im hohen Alter verdankt. Seine Gewohnheit, jeden Morgen eine Schale mit gewärmtem Rohkost-Müsli zu verzehren, verdient ganz besondere Aufmerksamkeit. Denn bei richtiger Würdigung scheint er auf diese Weise tagtäglich für die Herstellung eines soliden Vorrats an körpereigenem zerebralem Serotonin zu sorgen.“*

Die genaue Zusammensetzung seines Müslis kenne ich nicht. Frau Rethel hat meine Nachfrage leider nicht beantwortet. Ich wäre aber mehr als überrascht, wenn darin nicht auch ein kleiner Anteil an besonders fein vermahlener nicht hitzebehandelter roher Pflanzenkost wäre! Vielleicht gibt Frau Rethel jetzt ihr Geheimnis preis, nachdem Johannes Heesters nach 108 aktiven Lebensjahren dann doch gestorben ist.

## Das Staatsprodukt KUIKE

Über das chinesische Produkt Kuike, das mich auf den Weg zu meinen Erkenntnissen über die Wirkungen der nativen Kost und zur Entdeckung des Aminas-Prinzips brachte, habe ich schon im Vorwort berichtet. Für Interessierte ergänze ich das hier nur ein wenig.

Im Jahre 1985 entwickelten Pekinger Ärzte die „Kuike-Weight-Loss-Crisps“ (KUIKE), pastillenähnliche Kaustücke aus einer Mischung aus getrockneten und gemahlenen Pflanzenstoffen. Wie der englische Name sagt, sollen diese kleinen, leicht aufzubeißenden Kaustücke bei der Reduzierung des Körpergewichts schnell helfen. Acht der fingernagelgroßen Stückchen werden im Mund zerkaut und mit etwas Flüssigkeit gegessen. Von einer Mitinhaberin des Pekinger Herstellers, deren ganze Familie persönlich gut mit dem greisen, alten Staatspräsidenten Jiang Zemin befreundet ist, erfuhr ich, dass dieser fast täglich diese Crisps aß, weil er sich danach einfach wohlfühlte, wie er ihnen sagte. KUIKE wurde von der chinesischen Staatsführung förmlich als „Staatsprodukt" ausgezeichnet und gefördert. Wie schon gesagt, scheiterte die Verbreitung in Europa daran, dass es in der EU nicht erlaubte Farbstoffe enthielt. In den USA kann man die KUIKE-Crisps über eine Importschiene aus China beziehen, die offenbar vorwiegend von Bürgern chinesischer Herkunft genutzt wird (www.buildlink.com).

Das kleine Glas mit 120 „Crisps" kostete bei der letzten Anfrage in Amerika stolze 44 US-Dollar. Ein Glas reicht also für nur 16 Tage. Zum Vergleich: Die erste native Kost, die ich entwickelte, kostete 28,75 € und reicht bequem für mehr als 2 Monate. Die Inhaltsangaben bei KUIKE entsprechen übrigens absolut nicht der Wahrheit. Bewusst wird verschwiegen, dass in den Crisps auch getrocknete und gemahlene Konjak-Knolle enthalten ist. Diese offenbar nur in den Höhen der Gebirge in Sezuan wachsende Knollenfrucht hat in China den Namen Maya-Taro oder Hexen-Taro, Letzteres, weil ihre Knollen sich ähnlich wie manche Pilze im Boden in mehrere Richtungen ausbreiten. Fast die Hälfte der Ernte dieser Pflanze wird von japanischen Unternehmen aufgekauft. In der traditionellen chinesischen Medizin wird Übergewichtigen an Stelle anderen Gemüses Maya-Taro zu essen gegeben, weil es vorwiegend nicht abbaubare Stärken enthält. Diese Stärken, Inuline genannt, finden sich in ähnlicher Weise nur in wenigen Pflanzen, außerhalb Chinas besonders in der von den kanadischen Indianern stammenden, auch in Europa gut bekannten und hier angebauten Pflanze Topinambur. Dass die Chinesen, die ja früh Kontakt mit den Polynesiern hatten, der Konjak-Knolle aus Sezuan auch den Namen Taro-Frucht gaben, mag sehr wohl damit zu tun haben, dass sie wussten, dass ihre Nachbarn im Pazifik praktisch weitgehend von einer äußerlich ähnlichen Wurzelknolle lebten.

Heute weiß ich, dass Kuike das erste industriell gefertigte Produkt ist (wenn es auch neben völlig unnötigen Farbbeimengungen praktisch nur aus Naturprodukten besteht), das bei richtiger Essweise die Wirkungen des Aminas-Prinzips auslöst. Das Verschweigen des Inhaltsstoffes Konjak-Knolle beruht übrigens auf einem Fehlschluss. Bestimmt wird es hilfreich sein, im Abnehminteresse statt Speisen mit hohem Anteil an gut abbaubaren Stärken solche zu bevorzugen, die stattdessen im Dünndarm nicht abbaubare Inuline enthalten. Dass das aber statt mit einer richtigen Portion aus diesen Wurzeln auch funktionieren soll, wenn man neben aller anderen Nahrung des Tages nur ein oder zwei Gramm von inulinhaltigen getrockneten Pflanzen verzehrt, ist ganz offensichtlich unsinnig. KUIKE bremst den Hunger nur deshalb aus, weil es die Produktion des Esskontrollhormons Serotonin anstößt. Darüber hinaus macht KUIKE für Menschen chinesischer Kultur angesichts ihres angestammten Essverhaltens, wie erörtert, aber dennoch seinen Sinn als Hilfe zum Abnehmen.

## Die kluge Heilpraktikerin Barbara Greco aus Haan

Als ich vor Jahren der Heilpraktikerin Barbara Greco aus Haan im Rheinland die Aminas® Vitalkost vorstellen wollte, traf ich auf eine muntere, gut gelaunte Frau, der es offensichtlich gut ging. Als ich ihr die Grundzüge des Aminas-Prinzips erklärte, berichtete sie mir, dass sie sich auf eine stark an Aminas erinnernde Weise erst drei Monate zuvor aus einer psychisch schwierigen Lage befreit hatte. Sie erklärte, dass sie einen „Burnout" gehabt hatte. Es sei ihr einfach nicht gut gegangen, alles sei ihr zu viel gewesen. Da sie sich eingehend mit den Lehren der Rohkostler von Bruker bis Stocker und Konz befasst hatte, hatte sie sich entschlossen, versuchsweise jeden Tag mit einem selbst gefertigten Rohkostgetränk zu beginnen. Also ging sie regelmäßig früh auf den Markt und kaufte frisches Gemüse, Kräuter und Obst ein. Daraus machte sie im Mixer ein Getränk, das sie kluger Weise auch mit Mehl von rohem Getreide aus ihrer recht anspruchsvollen, besonders fein mahlenden Getreidemühle versetzte. Sie konnte es selbst kaum fassen, aber sie erlebte von einem Tag auf den anderen, dass ihr Burnout verflog und sie wieder richtig Spaß am Leben und an ihrer Arbeit hatte.

Ohne Zweifel: Frau Greco hatte ausgehend von den richtigen Grunderkenntnissen der Rohkostler zufällig das Aminas-Prinzip gefunden. Um es konsequent propagieren zu können und nicht nur für sich, sondern auch für ihre Kunden und Dritte nutzen zu können, bedarf es allerdings des Wissens um die genauen naturgesetzlichen Wirkzusammenhänge. Immerhin: So nahe wie Frau Greco ist kein Mensch in unseren Breiten vor mir dem Aminas-Konzept gekommen!

Ihr Beispiel zeigt, dass jeder Mensch sich seine native Kost selber zubereiten kann, es zeigt aber auch, dass das mit einigem Aufwand verbunden ist. Schließlich muss man auch ein glückliches Händchen haben, um eine Mischung zu finden, die einem individuell besonders gut bekommt. Einfach nur in den Mehltopf zu greifen, ist jedenfalls für viele Menschen, die der Rohkost weitgehend entwöhnt sind, der falsche Weg.

## Herstellung nativer Kost nach dem Aminas-Prinzip

### Aminas-Pastillen

Lange bevor ich Anfang 2007 die ersten vier Sorten der Aminas® Vitalkost entwickelte, hatte ich für eine relativ lose Kooperation mit inzwischen ausgeschiedenen Handelspartnern in starker Anlehnung an das chinesische KUIKE die Aminas-Pastillen entwickelt. Bei den Inhaltsstoffen setzte ich neben den glutenfreien Scheingetreiden Amaranth und Quinoa stark auf die Nutzung von Spirulina-Algen und Topinambur. Topinambur wählte ich, weil es wie die bei KUIKE genutzten Mayo-Taro-Knolle statt abbaubarer Stärke nicht abbaubare sog. Inuline, hochkomplexe Kohlenhydrate, beinhaltet. Später erst lernte ich, dass Topinambur zwar eine wertvolle inhaltsreiche Nahrungspflanze ist, dass sie aber in diesem Zusammenhang in keiner Weise unverzichtbar ist. Das Aminas-Prinzip hatte ich damals bereits verstanden, von den weiteren Wirkungen der nativen Kost wusste ich erst wenig.

In der Werbung nutzten wir damals den Slogan „Abnehmen ohne Mühe." Die Hoffnung darauf, dass sich starke Gewichtsabnahmen zeigen würden, trog aber, wenn auch viele Nutzer einen deutlichen Rückgang des Essverlangens feststellten. Aber Abnehmwütige waren oft richtig böse darüber, dass die Aminas-Pastillen ein automatisches Abnehmen, wie suggeriert und von den Konsumenten erwartet, gar nicht ermöglichten. Wir waren auf dem falschen Dampfer!

Die Aminas-Pastillen waren eine reine, nicht hitzebehandelte Rohkost, die auf leeren Magen verzehrt wurde, also eine durch und durch native Kost. Sie hatte einen technischen Nachteil, der mir erst spät klar wurde. Die Pastillen waren so fest gepresst wie handelsübliche Spirulinapresslinge. Es braucht daher einige Zeit, bis sie im Magen verlöst sind. Derweil hat die Magensäure die Möglichkeit, die ganze Masse zu säuern und den schnellen Abtransport in den Dünndarm zu stören. Ich fand heraus, dass vorheriges Zerkauen der Pastillen im Mund und danach erfolgendes Hinunterspülen mit Flüssigkeiten vorteilhafter war. Das schmeckte aber einfach nicht gut. Der überwiegende Teil der Nutzer der Aminas-Pastillen berichtete dennoch über deutliche Steigerungen des Wohlbefindens, bessere Ausdauer und Konzentration sowie besseres Einschlafverhalten. Ein beträchtlicher Teil der Menschen, die die Pastillen probierten, konnten sie aber nicht vertragen.

## Aminas® Vitalkost

Beim „Rohkostpapst" Dr. Johann Georg Schnitzer aus Friedrichshafen am Bodensee hatte ich gelesen, dass er seine Patienten, die er allein mit der Nahrungsumstellung auf Rohkost (Schnitzers Urkost) von Bluthochdruck und Diabetes mellitus und vielen gesundheitlichen Störungen mehr befreit, erfolgreich schrittweise an den Genuss roher Kost heranführt. Das brachte mich dazu, die Aminas® Vitalkost zu einer Mischung zu machen aus einem überschaubaren Teil nicht hitzebehandelter, hochfein gemahlener Rohkost, einem weiteren Teil ebenfalls nicht hitzebehandelter, gröber strukturierter Rohkost (gequetschte „Flakes" aus Amaranth und Quinoa mit einem Partikeldurchmesser von unter 3 mm) und den Rest aus einer durchaus auch in der Trocknung hitzebehandelten Rohkost beizusteuern. Dieser Rest stammt aus Sprüh- und Walzentrocknung von Obst oder Gemüse. Ich gab einen geringen Anteil an aufgepoppten Amaranth-Samen hinzu, um ein Verbacken der feineren Strukturen, besonders der Mehle, wegen der Temperatur- und Feuchtigkeitsunterschiede durch das nötige häufige Öffnen und Schließen der Behältnisse durch den Verbraucher zu vermeiden. Das trägt dazu bei, dass die native Kost auch nach Jahren im verschlossenen Behälter ihre Konsistenz und Homogenität behält. Überdies sollte die Mischung mehr wie ein herkömmliches Lebensmittel, etwa wie ein feineres Müsli, aussehen. Wer würde denn auch seine Nahrung aus einem Topf mit reinem Mehl nehmen wollen?

Ich stellte in Versuchen fest, dass es nur wenige Menschen gibt, die eine so gemischte Nahrung mit der im Kern darin enthaltenen überschaubaren Menge höchst fein gemahlender nativer, also nicht hitzebehandelter Rohkost, nicht vertragen. Also entwickelte ich das Dosenprodukt Aminas® Vitalkost, zunächst unter Verwendung von Zutaten sowohl aus kontrolliert biologischem wie auch aus konventionellem Anbau. Inzwischen sind alle Produkte auf ausschließlich ökologisch kontrollierte Ausgangsprodukte umgestellt.

## Werbung für Aminas

Die Kompliziertheit der Wirkzusammenhänge und die von den Behörden gezogenen Grenzen der Wirkaussagen für Lebensmittel machen es nicht leicht, das Wissen über die Bedeutung des Aminas-Prinzips und der von mir entwickelten Vitalkost erfolgreich zu verbreiten. Ich sprach daher den weithin bekannten österreichischen Alternativmediziner Dr. Ruediger Dahlke an, um ihn als Empfehler für das Produkt und das dazugehörige Wissen zu gewinnen. Als dieser die Aminas® Vitalkost selbst und mit seinem ganzen Umfeld gründlich geprüft hatte und auch die Summe meiner Darlegungen, erklärte er sich bereit, gegen eine Beteiligung an den weltweit mit den Produkten zu erzielenden Umsätzen ihre Vorzüge in allen seinen Publikationen und Vorträgen herauszustellen. Schriftlich legten Dahlke und ich ausdrücklich fest, dass er zu dieser Produktempfehlung nicht rechtlich verpflichtet sein sollte. Ihm sollte die Umsatzbeteiligung aber so lange zustehen, wie er bei seiner Empfehlung blieb.

Dahlke erklärte unter Verwendung meiner Ausführungen in seinem von mir vorbereiteten grundlegenden Fachbeitrag über das Aminas-Prinzip in der CO'Med 2007, dass das Aminas-Prinzip der natürlichen körpereigenen Synthese von Serotonin durch den nüchternen Verzehr nativer Kost die wichtigste und folgenreichste Entdeckung ist, die ihm in den letzten 30 Jahren über den Weg gekommen war. Er erklärte ausdrücklich, dass es niemand überraschen könne, dass gerade *der Privatgelehrte Rolf Ehlers* und nicht ein Forscher aus den universitären Elfenbeintürmen diese grundlegende Entdeckung gemacht hatte. Diese Zusammenarbeit mit Dahlke endete zwei Jahre später, weil er erklärte, das erst in der Vorbereitung befindliche Konkurrenzprodukt Abon Vital Vitalkost (s.u.) empfehlen zu wollen.

## Nature Vitalfrühstück

Erster bewusster Nachahmer der Aminas® Vitalkost mit ihrem Nature Vitalfrühstück ist die Firma Nature Ltd., die anfänglich den Generalvertrieb der Aminas® Vitalkost innehatte. Diese Firma nutzte lange in missbräuchlicher Weise das gesetzlich geschützte Aminas-Logo auf selbst gemischten Produkten. Der Streit darum ist inzwischen beendet. Vorbei ist auch der unsinnige Streit darüber, ob Topinambur wegen seines Gehalts an L-Tryptophan unbedingt in jeder Mischung von nativer Kost enthalten sein muss, wie Nature Ltd. lange behauptete. Das Nature Vitalfrühstück ist der Aminas® Vitalkost sehr ähnlich. Zweifellos gilt das auch für die Wirkungen.

Die Nature Ltd. behauptete übrigens fälschlich, dass es das Aminas-Prinzip lange vor meiner Entdeckung in Südamerika gegeben hätte. Sie hatte nämlich einen kleinen Händler von Nahrungsergänzungsmitteln in Kolumbien ausfindig gemacht, der doch tatsächlich den Namen Aminas führt – aber vom Aminas-Prinzip natürlich so wenig versteht wie die allein auf den Handel orientierte Nature Ltd. Diese Firma versuchte sinnigerweise, Dahlke als Empfehler für ihre Produkte zu gewinnen, stieß bei ihm aber nicht auf Gegenliebe.

## Abon Vital Vitalkost

Zweiter bewusster Nachahmer der Aminas® Vitalkost ist die Abon Vital UG, initiiert von Armin Bonack, dem früheren Mandanten aus meiner Anwaltspraxis, der, wie im Vorwort geschildert, mit meinem Sohn Andreas Ehlers und mir 1999 in China war, wo wir KUIKE kennengelernt hatten. In der von meinem Sohn Dominik Ehlers gegründeten Produktions- und Vertriebsgesellschaft für die Aminas® Vitalkost, die Aminas Ltd., einen Vorläufer der später gegründeten Aminas GmbH, war er als stiller Teilhaber eingetreten. Er ging aber letztlich eigene Wege. Einen bescheidenen kausalen Beitrag beim Zusammentragen des Wissens, das zu meiner Entdeckung des Aminas-Prinzips führte, leistete er, indem er unter besonderem persönlichen Einsatz der jungen Mitinhaberin der chinesischen Herstellerfirma entlockte, welches die wahren Inhaltsstoffe von KUIKE sind. Nur wussten sie und die chinesischen Ärzte, die das Produkt 1985 entwickelt hatten, wie schon gesagt, wahrhaftig nichts über die naturgesetzlichen Wirkzusammenhänge. Es zeigte sich, dass es auf die von ihnen verwendeten Zutaten überhaupt nicht ankam.

Die Firma Abon Vital ging an den Markt, nachdem sie in gemeinsamer Aktion mit dem damaligen Alleinimporteur für die Aminas® Vitalkost in Österreich, dem Händler Thom Bezenek aus Strasshof an der Nordbahn, Dr. Dahlke von Aminas weg zur Empfehlung für die neue Abon Vital Vitalkost abgeworben hatte. Dr. Dahlke empfahl von da an nur noch Abon und bot es über sein Heilkundeinstitut zum Verkauf an (wie zuvor die Aminas® Vitalkost).

Abon rühmte sich bis zu einer Abmahnung „besser" zu sein als die Aminas® Vitalkost, weil in ihrer Mischung (nur eine Sorte) lediglich Rohkost verwendet wird, die keine Hitzebehandlung erfahren hat.

Abon informierte das Publikum auch, dass ihr Produkt mehr Tryptophan enthielte und suggerierte (zu Unrecht), dass mehr davon in der Nahrung automatisch mehr Serotoninaufbau bringe.

Ich persönlich finde, dass native Kost wie von Abon, die ausschließlich aus Mehlen besteht, etwas seifig schmeckt. Auch wenn sie die Quelle nicht nennen, ist sie auch native Kost, die das Aminas-Prinzip nutzt, und „funktioniert" daher auch.

## TAKEme aus Österreich

Lange hatte Abon keine Freude an der Zusammenarbeit mit Dr. Dahlke. Bezenek entwickelte nämlich bald seine eigene native Kost nach Art der Aminas® Vitalkost oder von Abon mit dem Namen TAKEme. Wie zuvor Abon ging auch Bezenek erst an den Markt, als es ihm gelungen war, Dr. Dahlke als Fürsprecher für seine Produkte zu gewinnen.

Bezenek verwendet wie Abon auch nur komplett rohe, nicht hitzebehandelte Mehle. Beide, Abon wie TAKEme, mahlten anfänglich die auch von ihnen verwendeten Scheingetreide Amaranth und Quinoa nicht auf professionellen hydropneumatischen Feinmühlen mit dem Vermahlungsgrad von 60 µm, sondern auf herkömmlichen Steinmühlen. Von TAKEme habe ich erfahren, dass auch sie später dazu übergingen, hydropneumatische Feinmühlen mit demselben Vermahlungsgrad von 60 µm einzusetzen.

Viele von Dr. Dahlkes Anhängern nehmen von seinen Vorträgen den Eindruck mit, als stamme das Wissen über die native Kost und das Aminas-Prinzip – zumindest teilweise – von ihm. Nach dem Wechsel zu Abon schrieb Dr. Dahlke in „Essens-Glück“ noch, dass „sich in den letzten Jahren mit Hilfe des Privatgelehrten Rolf Ehlers eine in ihrer Einfachheit überzeugenden Lösung“ des Problems des Serotoninaufbaus ergeben habe. „Vor allem“ ich hätte die Wirkzusammenhänge aufgedeckt. Das war schon seltsam genug, weil niemals irgendein Dritter mit meinen Entdeckungen zu tun hatte, weder Dr. Dahlke noch sonst wer. Nach dem Wechsel zu TAKEme klingt das bei Dr. Dahlke jetzt sogar noch ganz anders. In seinem letzten Buch mit dem Titel „Peace Food“ schreibt er, dass mit TAKEme jetzt „dank der Forschungsergebnisse der Wissenschaft und der gedanklichen Vorarbeit zweier deutscher Geschäftsmänner (..) eine Lösung gefunden werden (konnte), die im Hinblick auf Vollwertigkeit, Rohkostqualität und Freiheit von erhitzten Füllstoffen in idealer Weise“ seinen Vorstellungen entspreche.

## Inka Gold

Auf der Medizinischen Woche 2009 in Baden-Baden stellte ich dem dortigen Aussteller Peter Ritt das Aminas-Prinzip vor. Er war bald überzeugt und nutzte umgehend die von mir entwickelte Aminas® Vitalkost. Er berichtete mir, dass sich bisher trotz der angeblich großartigen Wirkung leichten Wassers und kolloidalen Silbers, auf die er schwor, sein behandlungsresistentes „Restless-Leg-Syndrom“ nach der Umstellung auf die native Kost komplett gelegt hatte. Er sah, dass in der Aminas® Vitalkost die schon bei den Inkas bekannten Scheingetreide Amaranth und Quinoa („das Gold der Inkas“) eingesetzt wurden. Prompt erklärte er, dass die Idee für die körpereigene Hebung des zentralnervösen Serotoninspiegels aus Südamerika komme, und bot eine Mischung aus diesen beiden Scheingetreiden mit Namen Inka Gold zur Hebung der körpereigenen zentralnervösen Produktion von Serotonin an.

Heute veröffentlicht er nicht mehr, dass das Aminas-Prinzip in Südamerika entdeckt worden sei, denn das ist einfach nicht wahr. Er gibt vielmehr ganz richtig wieder, was er inzwischen über das Aminas-Prinzip weiß – ohne zu erwähnen, von wem er es hat. Wie gut sein Inka Gold wirklich funktioniert, weiß ich nicht. Auch wenn der simple Griff in den Mehltopf zeigt, dass die Abläufe bei der Herstellung des dem Serotoninaufbau vorhergehenden großen Verstoffwechslungssignals nicht voll verstanden sind, wird auch diese native Kost nicht wirkungslos sein (Harnisch).

## Aminas® Vitalriegel

Juli 2010 kam ein neues Produkt mit nativer Pflanzenkost auf dem Markt. Der Hersteller der Aminas® Vitalkost bot auf der Basis zweier seiner damaligen sieben Sorten (Zitrusfrüchte und Wurzelgemüse) unter Verwendung von Stückchen getrockneter Aprikose, Honig und Agavendicksaft zwei Sorten Riegel an, die man ohne Aufwand überall mit hinnehmen und mit einem oder zwei Gläsern Wasser oder Saft auf bequeme Weise verzehren kann. Die Wirkung dieser Riegel ist nach meiner Einschätzung der der Aminas® Vitalkost ebenbürtig, wenn man Letztere mit ein wenig süßem Saft oder leicht mit Honig oder sonstwie gesüßt verzehrt. Die leckeren Riegel sind besonders geeignet, wenn man Kinder an den Verzehr nativer Kost heranführen will. Sie kosten aber doppelt so viel wie die als Mischung erhältliche native Kost, gleich von welchem Hersteller. Da die Riegel wegen der Verwendung nicht komplett getrockneter Aprikosenstückchen nur eine Mindesthaltbarkeitsdauer von 9 Monaten kriegen konnten und der Verkauf über die bis dahin möglichen Handelswege nur schleppend verlief, hat der Hersteller leider bis auf weiteres die Herstellung eingestellt.

## Naturkost Ehlers S.L.

Vorläufig letzter Neuankömmling unter den Anbietern nativer Kost nach dem Aminas-Prinzip ist die Naturkost Ehlers S.L.mit meiner Ehefrau Beatrix Ehlers als Geschäftsführerin, die bei der Aminas GmbH ausgeschieden ist.

## Konkurrenz belebt das Geschäft

Je mehr Anbieter nativer Kost es gibt, desto besser sollte sich eigentlich das Wissen um den großen Wert der kleinen täglichen Umstellung darauf verbreiten. Alle Anbieter sollten im Interesse der Verbraucher dazu beitragen, im Rahmen der gesetzlich zulässigen Aussagen das Wissen um das zugrunde liegende Aminas- Prinzip und den allgemeinen Wert nativer Kost besser sichtbar zu machen, statt sich um bereits überzeugte Verbraucher als Kunden zu rangeln. Da alle davon profitieren, wenn der Wert der Umstellung auf native Kost allgemein bekannt ist, tun sie gut daran, auf Streitereien untereinander zu verzichten. Da es mir als dem Entdecker des Aminas-Prinzips und des besonderen Wertes nativer Kost darauf ankommt, den von mir entdeckten nutzbringenden Wirkprinzipien breite Geltung zu verschaffen, konzentriere ich mich allein auf deren weitere Erforschung und halte mich persönlich aus Produktion und Handel mit nativer Kost heraus.

# Glossar

| | |
|---|---|
| **Antrum** | Vorhof des Magenpförtners (Pylorus) |
| **Aminosäuren** | organische Verbindungen, Hauptbestandteile der Proteinkörper, auch „Bausteine des Lebens" genannt |
| **ATP** | Adenosintriphospat, unsere Körpernergie, s. Mitochondrien |
| **Axone** | Nervenäste, durch die Botenstoffe zum Synaptischen Spalt (s.dort) transportiert werden |
| **Botenstoff** | (Transmitter) Stoff, der in einem Organismus im Wege chemischer Übertragung Informationen transportiert |
| **Cardia** | Mageneingang |
| **Chemotaxis** | biochemische erzeugte, gerichtete Fortbewegung von Lebewesen, Zellen oder Aufbaustoffen |
| **Chymus** | Magenbrei |
| **COPD** | engl.: Chronic obstructive pulmonary disease<br>dt: Chronische Bronchitis und Lungenemphysem (Lungenüberblähung) |
| **Dendriten** | Nervenäste, mit Rezeptoren, die am Synaptischen Spalt Botenstoffe aufnehmen |
| **Dispersion, dispergieren** | Verlösung, verlösen. Eine Substanz mit kleiner Partikelgröße bildet mit einer Flüssigkeit eine homogene Einheit, ohne dass die Partikel aufgelöst würden. |
| **Duodenum** | dt. Zwölffingerdarm, oberster Abschnitt des Dünndarms vom Magenpförtner (Pylorus) bis zum Krummdarm (Jejenum) |
| **Endokrinologie** | Hormonlehre |

| | |
|---|---|
| **Enzyme** (früher Fermente genannt) | eine Klasse von Proteinen, die als Bio-Katalysatoren, vielfältige körperliche Auf- und Abbauprozesse, wie auch die Verstoffwechslung, steuern |
| **Epigenetik** | die relativ neue Wissenschaft von der Ein- und Abschaltung der Gene im Erbgut, s. auch Transskriptionsproteine |
| **Freie Radikale** | aggressive Abfallstoffe, die insbesondere bei der Herstellung der Körperenergie ATP entstehen und das Erbgut der Mitochondrien und der Körperzellen schädigen |
| **Fundus** | Magenkuppel für den Gasausgleich im Magen |
| **Hormone** | lebensnotwendige Steuerstoffe für vielfache Funktionen im Körper (Gewebshormone) und im Gehirngeschehen (Botenstoffe, Transmitter) |
| **Ileum** | dt. Leerdarm, unterster Abschnitt des Dünndarms, reichend vom Ende des Krummdarms (Jejenum) bis zur Ilöozalklappe |
| **Ilöozalklappe** | Verschlusssystem zwischen dem Ende des Krummdarms (Ileum), des letzten Abschnitts des Dünndarms, und dem Beginn des Dickdarms, auch Bauhin'sche Klappe genannt |
| **Jejenum** | dt. Krummdarm, liegend zwischen Zwölffingerdarm (Duodenum) und Leerdarm (Ileum) |
| **Katalysatoren** | anorganische oder organische Stoffe, die die Geschwindigkeit chemischer Reaktionen erhöhen, ohne dabei selbst verbraucht zu werden. Enzyme sind organische Biokatalysatoren. |
| **Korpus** | Hauptteil des Magens |
| **MAO-Hemmer** | arzneiliche Wirkstoffe, die auf dem Weg über bestimmte Enzyme ebenso wie die SSRI (s. dort) die serotonerge Reaktion an den Rezeptoren verlängern |
| **Mikronährstoffe** | Vitalstoffe |

| | |
|---|---|
| **Mineralien** | natürlich gebildete vorwiegend anorganische Festkörper, meist kristalliner Struktur |
| **Mitochondrien** | Verbrennungskammern innerhalb der Körperzellen, die den Stoff Adenosintriphosphat (ATP) aufbaut, der die Energie für die Bewegung des Körpers und seiner Systeme liefert |
| **Oesophagus** | Speiseröhre |
| **Parasympathisches Nervensystem** | eine der Komponenten des vegetativen Nervensystems, das für nicht dem Willen unterliegende Steuerungsfunktionen im menschlichen Körper zuständig ist; das Gegenteil ist das dem Willen unterliegende sympathische Nervensystem. |
| **Proteine** | hauptsächlich aus Aminosäuren aufgebaute Makromoleküle mit festliegender räumlicher Struktur, die aber auch Vitamine, Enzyme, Mineralien und Nebenstoffe enthalten können |
| **Pylorus** | Magenpförtner |
| **Schlundschnürer** | Muskelgruppe an der oberen Speiseröhre, die den Schluckmechanismus betreibt |
| **Radikalenfänger** | Stoffe, die freie Radikale (s.dort) unschädlich machen |
| **serotonerg** | auf Serotonin bezogen |
| **Spurenelemente** | unverzichtbare, zwar nur in sehr kleinen Mengen benötigte, aber im Körper hoch wirksame metallische Elemente |
| **SSRI** | engl. serotonin reuptake inhibitor<br>arzneiliche Serotoninwiederaufnahmehemmer, die den Rückbau des Transmitters Serotonin nach der Abgabe seiner Information an seine Rezeptoren am Synaptischen Spalt aufhalten, sodass die serotonerge Reaktion verstärkt wird |

| | |
|---|---|
| **Synaptischer Spalt** | sehr schmaler Spalt zwischen den Endungen von Nervenbahnen (Neuronen), in dem Botenstoffe (Transmitter), die in Behältern (Vesikel) verpackt durch einen zuleitenden Nervenast (Axon) herangeschafft wurden, frei werden, um am Ende des aufnehmenden Nervenastes (Neuron) in spezifischen Einrichtungen (Rezeptoren) ihre Information abzugeben |
| **Transmitter** | Botenstoff |
| **Transskriptions-proteine** | Proteine, die auf chemische Weise im Körper Funktionen auslösen, z.B. Gene aktivivieren (s. Epigenetik) |
| **Verbrennungs-kammern** | Mitochondrien |
| **Vitalstoffe** | gleichbedeutend mit Mikronährstoffen; die Summe der für die biochemischen Reaktionen, auch die Stoffwechselfunktionen, unverzichtbaren Vitamine, Enzyme, Mineralien und Spurenelemente |
| **Wiederaufnah-mehemmer** | SSRI, s. dort |
| **zentralnervös** | auf das Gehirn bezogen, zerebral |
| **ZNS** | zentralnervöses System = das Gehirn |

# Verwendete Literatur


**Auerbach et al.**, Die Phytohormon Revolution, Ueberreuter, 2005

**Bartels und Ski**, The neural basis of romantic love, Neuroreport 11, 2000, S. 3829 ff.

**Bauer**, Das Gedächtnis des Körpers, Piper, 2009

**Berner**, An vollen Töpfen verhungern, Medi Verlag, 1998

**Berger**, Diabetes mellitus, Urban und Fischerm 2000

**Bilitza**, Suchttherapie und Sozialtherapie, Vandenhoeck & Ruprecht, 1993

**Blech**, Die Krankheitserfinder, Fischer, 2003

**Bracht/Liebscher-Bracht**, Der Schmerz Code, LnB Life AG, 2009

**Breitenbach/Katic**, Endlich gut drauf!, Knaur, 2006

**Brunner,** Der Trank des Lebens, Via Nova, 2011

**Burton/Hall**, Taking Charge of your Health, John Hopkins, 2010

**Camilleri et al.**, A randomized controlled clinical trial of the serotonin type-3 receptor, Arch. of Internal Medicine 161, 2001, S. 1733 ff.

**Campbell, T. Colin et al.** ,The China Study:The Most Comprehensive Study of Nutrition Ever Conducted and the Startling Implications for Diet, Weight Loss and Long-term Health, Benbella Books, 2006

**Campbell-McBride**, Gut and Psychology Syndrome, Halstan, 2007

**Castrogianni et al.**, Platelet serotonergetic markers and aggressive behaviour in healthy subjects, Neuropsychobiology 29, 1994, S. 105 ff.

**Constantino** et al., Effects of serotonine reuptake inhibitors on aggressive behaviour, J.o.Child and Adol.Psychopharmakology 7, 31 ff.

**Cordain**, Das Getreide – zweischneidiges Schwert der Menschheit, Novagenics, 2004

**Cubala-Kucharska,** The review of most frequently occurring medical disorders related to aetiology of autism and the methods of treatment, Acta Neurobiol Exp 2010, 70: 141-146

**Dahlke**, Zusammenhänge zwischen Ernährung und Lebensstimmung, CO'Med 03/2007

**Dahlke**, Schlaf, die bessere Hälfte des Lebens, Heyne, 2. Aufl. 2008

**Dahlke,** Peace Food, G+U, 2011

**Daubrawa**, Effekte von Astaxanthin und Canthaxanthin auf die Zell-Zell-Kommunikation über Gap Junctions, Diss. Uni Düsseldorf, 2007

**Diamond** et al., Fit fürs Leben, Goldmann, 1990

**Ehlers**, Das verheerende Regime des Magens, CO'Med 2011, S.62 ff. und 90 ff.

**Ehlers**, Wie Tiere fühlen – und Menschen leiden, Der freie Arzt, 2011, S. 74 ff.

**Ehlers**, Fibromyalgie, Restless-Leg-Syndrom, Migräne, Depression: Sichere körpereigene Synthese des Neurohormons Serotonin I + II, Die Optimisten, DFV e.V., 2009

**Epel et al.**, Stress and body shape: stress-induced cortisol secretion is consistently greater among women with central fat. Psychosom. Med., 2000, 62332.

**Fernstrom und Fernstrom**, Brain tryptophan concentrations and serotonin synthesis, Am.J.of Clin. Nutr. 61, 1995, S. 312 ff.

**Fernstrom und Wurtmann**, Brain Serotonin content, physiological dependence of plasma tryptophan levels, Science 173, 1972, S. 149 ff.

**Fernstrom und Wurtmann**, Brain Serotonin content, physiological regulation by plasma neutral amino acids, Science 178, 1972, S. 414 ff.

**Fink**, Ernährung und Diätetik, WVG, 2002

**Finzel**, Ernährung verstehen, Eigenverlag, 2007

**Fitzgerald**, Racing Weight: How to Get Lean for Peak Performance, Velo Press, 2009

**Flemmer,** Mood-Food-Glücksnahrung, Schlütersche, 2009

**Foer**, Tiere essen, Kiepenheuer & Witsch, 2010

**Funfack**, metabolic balance, Das Stoffwechsel-Programm, südwest, 2010

**Fussenegger et al.,** Populäre Diäten, in: Widhalm, Ernährungsmedizin, Dt. Ärzteverlag, 2005

**Halen**, Die neuen Schönmacher, VH, 2008

**Gapp-Bauß**, Reaktive Depression und Burnout, CO'Med 10/09, 11/09

**Gerhard**, Das Frauen-Gesundheitsbuch, Haug, 2009

**Gershon**, Der kluge Bauch, Goldmann, 2001

**Golden et al.**, The efficacy of light therapy in the treatment of mood disorders, The Am.J.of Psychiatry 162, 2005, S. 656 ff.

**Graeff et al.**, Role of 5-HT in stress, anxiety and depression, Pharmacology, Biochemistry and Behaviour 5, 1996, S. 129 ff.

**Greenspan/Gardner**, Basic Clinical Endocrinology, McGraw-Hill, 2009

**Grillparzer**, KörperWissen, GU, 2007

**Grimm**, Die Kalorienlüge, Dr. Watson, 2008

**Grimm**, Alles Bio oder was?, Minzel, 2006

**Gröber**, Orthomolekulare Medizin, WVG, 2008

**Gröber**, Metabolic Tuning statt Doping, Hirzel, 2008

**Gröber**, Mikronährstoffe, WVG, 2008

**Grunicke**, Biochemie der Ernährung, in: Ledochowski, Klinische Ernährungsmedizin, Springer 2010

**Hahn/Ströhle/Wolters**, Ernährung, WVG, 2006

**Halford und Blandell**, Pharmacology of appetite suppression, Progress in Drug Research 5, 2000, S. 25 ff.

**Hamm**, Food Medizin, Knaur, 2006

**Harnisch,** Alternative Heilmittel für die Seele, Schlueter, 2010

**Heesen**, Verdauungstrakt, in: Angewandte Physiologie, Thieme, 2000

**Hermann/Müller/Lohmann**, Endokrinologie für die Praxis, Thieme, 2008

**Hermanussen/Gonder**, Der Gefräßigmacher, Hirzel, 2009

**Hofmekler**, The Warrior Diet, Blue Snake Books, 2007
**Hollmann et al.**, Gehirn – hämodynamische, metabolische und psychische Aspekte bei körperlicher Arbeit, Deutsches Ärzteblatt 1996, 93ff.
**Holsboer**, Biologie für die Seele, dtv, 2011
**Holzinger,** Der luzide Traum. Phänomenologie und Physiologie, WUV, 1997
**Holzschuher**, Praktische Psychologie, Heering, 1949
**Hopf-Seidel**, Krank nach Zeckenstich. Borreliose erkennen und wirksam behandeln, MensSana, 2008
**Hueter et al.,** Essen, Serotonin und Psyche: Die unbewusste nutritive Manipulation von Stimmungen und Gefühlen, Deutsches Ärzteblatt 1998, 95 ff.
**Inzinger**, Koch' mit Köpfchen, Falken, 1977
**Jennrich**, Bedeutung der Schwermetalle für den kindlichen Organismus, Naturheilpraxis, 62, 2009, S.1114 ff.
**Jochims**, Süchtig nach Süßem?, Kneipp, 2008
**Karlsons**, Biochemie und Pathobiochemie, Thieme, 2005
**Kellerer**, Native Kost, CO'Med, 06/08
**Kellerer**, Integrale Ernährungs- und Psychotherapie, Die Naturheilkunde, 4/2009
**Kellerer**, Die Granulometrie der Lebensmittel, OM & Ernährung, 2010, Nr. 130 F 37
**Kennedy**, Das Okinawa Prinzip, Kösel, 2009
**Klatz/Goldman**, The Official Anti-Aging Revolution, Basic Health, 2007
**Klein**, Volkskrankheit Vitamin-B12-Mangel, Hygeia, 2008
**Kleine/Rossmanith**, Hormone und Hormonsystem, Springer, 2007
**Koch/Deimel**, Über Krankheiten der Menschenaffen, Fischer (Jena), 1952
**Kohut**, Narzissmus, Suhrkamp, 1976
**Koletzko**, Magenentleerungsstörungen, in: Rodeck/Zimmer, Pädiatrische Gastroenterologie, Hepatologie und Ernährung, S. 209 ff., Springer, 2008
**Kollath**, Getreide und Mensch eine Lebensgemeinschaft, Schnitzer-Verlag, 2010
**Krag**, Poweraging, mvg, 2009
**Krause/Krause,** ADHS im Erwachsenenalter, Schattauer, 2009
**Kremer**, Die stille Revolution der Krebs- und Aids-Medizin, 2006
**Krogh**, Rauchen. Sucht und Leidenschaft, Spektrum, 1993
**Krstinic**, Essen für die Emotionen, Windpferd, 2010
**Kugler**, Vegetarisch essen – Fleisch vergessen, Das Wort, 2008
**Kuhne**, Die neue Heilwissenschaft, 1998
**Kuklinski/Schemionek**, Schwachstelle Genick, Aurum, 2008
**Lange-Mechlen,** Der Zucker Krimi, Eigenverlag, 3. Aufl. 2004
**Layer/Rosien**, Praktische Gastroenterologie, Urban & Fischer, 2008
**Lee**, Natürliches Progesteron, AKSE, 2007
**Lehnert,** Regulation der Nahrungsaufnahme in: Ernährungsmedizin, Thieme, 1995,

**Lehnert**, Rationelle Diagnostik und Therapie in der Endokrinologie,

**Lehnert** et al., Rationelle Diagnostik und Therapie in Endokrinologie, Diabetologie und Stoffwechsel, Thieme, 2009

**Leibowitz** und **Shor-Posner**, Brain Serotonin and eating behaviour, Appetite 7, 1986, S. 1 ff.

**Leitzmann/Keller/Hahn**, Alternative Ernährungsformen, Hippokrates, 2005

**Leitzmann**, Vegetarismus, Beck, 2007

**Leonsis**, The Business of Happiness, Regnery, 2010

**Lindenmeyer**, Lieber schlau als blau, Beltz, 1993

**Lipton**, Intelligente Zellen, KOHA, 2009

**Liu** et al., Toll-like receptor triggering of a vitamin D-mediated human antimicrobial response. Science 2006 Jun 30; 312 (5782); 1874-5

**Lombard/Renna**, Das Body & Brain Programm, Goldmann, 2005

**Löffler-Petrides**, Biochemie & Pathobiochemie,, Springer, 2002

**Lovejoy et al.:** The pelvis and femur of *Ardipithecus ramidus*: The emergence of upright walking. Science 2009, S. 326: 71e71–71e76.

**Madeja**, Das kleine Buch vom Gehirn, Beck, 2010

**Marazitti**, Alteration of platelet serotonin transporter in romantic love. Psychological Medicine 29, 1999, S. 741 ff.

**Marazitti und Canale**, Hormonal changes when falling in love. Psychoneuroendocrinology 29, 2004, S. 931ff.

**Marazitti et al**. Jealousy and subthreshold psychopathology: a serotonergic link. Neuropsychobiology 47, 2003, S. 12 ff.

**Marchand et al**., Neurobiology of mood disorder. Hospital Physician 43, 2005, S. 17 ff.

**Marcus et al**. Evening intake of lactalalbumin increases plasma tryptophan availability, The Am.J.of Clin. Nutrition 81, 2005, S. 1026 ff.

**Mayr/Eichhorn**, Gesunde Ernährung bei Rheuma, Haug, 2003

**Meryn, Skalnik**, Mehr vom Leben, Ecowin, 2009

**Meinecke**, Gesund für immer, Books on Demand, 2009

**Meyer**, Pflanzliche Enzyme helfen der gestörten Verdauung, Naturheilpraxis mit Naturmedizin, 2009, S. 884 ff.

**Middeke, Pospisil, Völker**, Bluthochdruck senken ohne Medikamente, Trias, 2000

**Moller**, Serotonin, Carbohydrates, and atypical depression, Pharmacology and toxicology 71, 1992, S. 61 ff.

**Mondoa/Kitei**, Gesunde Zucker, Hans-Nietsch, 2004

**Morris et al.**, Retention of Minerals in Protein Isolates Prepared from Peanut Flours. *J. Agric. J. Agric. Food Chem.*, 1978, 26 (5), pp 1028–1031

**Murphy et al**, Brain serotonin neurotransmission, J.of clin.psychiatry 59, 1998, S. 4ff.

**Müller-Burzler**, Auf den Spuren der Methusalem-Ernährung, Windpferd, 2010

**Mutter**, Gesund statt chronisch krank, fitfürsleben Verlag, 2009

**Nishizawa**, Differences between males and females in rates of serotonin synthesis in human brain. Proc. of the Nat. Acad. of Sciences USA 94 (10), 1997, S. 4823 f.

**Opitz**, Ernährung für Mensch und Erde, Hans-Nietsch, 2005

**Paul**, Evolutionsbiologisch gesehen: Der Bauch lebt im Neanderthal, Paracelsus, 01/2009, S. 19 ff.

**Partridge**, Blood-brain barrier carrier-mediated transport and brain metabolism of amino acids, Neurochem. Res. 23, 1998, S. 635 ff.

**Parry**, Der Tanz der Hormone. Warum wir weinerlich, glücklich, ängstlich oder einfach unausstehlich sind, Pendo, 2007

**Parrott et al**. Ecstasy (MDMA) effects upon mood and cognition, Psychopharmacology 139, 1998, S. 261 ff.

**Partonen et al.**, Seasonal affective Disorder. Lancet 352, 1998, S. 1369 ff.

**Peters**, Das egoistische Gehirn, Ullstein, 2011

**Peuser**, Kapillaren bestimmen unser Schicksal, 2005, St. Hubertus Produtos

**Petry**, Behandlungsmotivation, Beltz, 1993

**Pierpaoli/Regelson**, The Melatonin Miracle, Pocket Books, 1995

**Pirlet**, Zur Problematik der Vollwerternährung. Erfahrungsheilkunde 1992; 5: 345-355

**Platt**, Die Hormon Revolution, VAK, 2007

**Pollan,** In Defense of Food, Pebguin Books, 2009

**Pollmer,** Esst endlich normal!. Piper, 2007

**Pollmer/Niehans,** Wer gesund isst, stirbt früher BLV, 2008

**Popp**, Die Botschaft der Nahrung, ZweitausendeinsVerlag, 1999

**Pschyrembel,** Klinisches Wörterbuch, 261. Aufl., de Gruyter, 2007

**Pschyrembel**, Therapeutisches Wörterbuch, de Gruyter, 2002,

**Pustai et al.:** Antinutritive effects of wheat-germ agglutinin and other N-acetylglutosamine-specific lectins, British Journal of Nutrition 1993; 70: 313-321

**Raichlen et al.:** Laetoli Footprints Preserve Earliest Direct Evidence of Human-Like Bipedal Biomechanics,

**Rahn-Huber**, So werden Sie 100 Jahre, mgv,2010

**Rau**, Chronisch krank? Heile dich selbst!, HoloMed, 2009

**Rauber/Kopsch**, Anatomie des Menschen, Thieme, 1987

**Rauland**, Feuerwerk der Hormone, Stuttgart, 2007

**Rehm**, Nutzen und Wertigkeit von Nahrungsergänzungsmitteln, CO'Med 11/2002

**Riedweg**, Hormonmangel, Sonntag, 2001

**Risi/Zürrer**, Vegetarisch leben, Govinda, 2008

**Römmler**, Das Serotonin-Defizit-Syndrom, Z.f.Orthom. Med., 3/2005

**Römmler**, Die Wahrheit über Hormone, Südwest, 2006

**Ross**, Was die Seele essen will, Klett-Cotta, 2010

**Roth**, Essen als Ersatz, Rowohlt,2006

**Rushton/Bond**, Natürliches Progesteron, Goldmann, 2000

**Runow**, Wenn Gifte auf die Nerven gehen, Südwest, 2009

**Russel/Reiter**, Melatonin, Bantam1995

**Sandoval,** The Green Foods Bible, Freedom Press, 2007

**Schmid**, Ölwechsel für Ihren Körper, Verlag Ernährung und Gesundheit,2009

**Sher**, Seasons and Brain, Lancet 358, 2001, S. 2092

**Schatalova**, Philosophie der Gesundheit, Goldmann, 2009

**Schatalova**, Heilkräftige Ernährung, Goldmann, 2006

**Schatalova**, Wir fressen uns zu Tode, Goldmann, 2002

**Schleip/Hoffbauer**, Reizdarm, GU, 2007

**Schlieper,** Grundfragen der Ernährung, Büchner, 2007

**Schnitzer,** Diabetes heilen, Eigenverlag, 2005

**Schnitzer,** Bluthochdruck heilen, Eigenverlag, 2005

**Schnitzer,** Die kausale Therapie der essentiellen Hypertonie, Eigenverlag, 2004

**Smithies**, Serotonin System, in: International Review of Neurobiology, Vol. 64, 2005,

**Schrödinger,** Was ist Leben? Piper, 1999

**Schulz-Lehnert,** Regulation der Nahrungsaufnahme in: Ernährungsmedizin

(Hrsg. Biesalski), Thieme, 1995

**Seeger**, Neurohormon Serotonin und Omega-3-Fettsäuren wirksam gegen AD(H)S, HPN/DFA 6/08

**Seligman**, Authentic Happiness, Rapaport, 2004

**Servan-Schreiber**, Die Neue Medizin der Emotionen, Goldmann, 2006

**Silva** et al., Regulation of adaptive behaviour during fasting by hypothalamic Foxa2. Nature. Epub 2009 December 3, doi: 10.1038/nature08589

**Sonnleitner et al.,** Der Darm: Zentrum Ihrer Gesundheit, Verlag Ernährung und Gesundheit, 2010

**Spitz et al.,** Krebszellen mögen keine Sonne, Mankau 2010

**Stelzner** et al., Die Myoarchitektur des Pylorus, Langenbeck, 1980

**Stahl**, Sicherung der Eiweißversorgung durch intelligente Kombination pflanzlicher Lebensmittel, Schnitzer-Verlag, 2010

**Standage**, An Edible History of Humanity, Atlantic Books, 2009

**Steiner**, Serotonin sorgt für Lebensfreude und vertreibt Depressionen, HPN/DFA 10/08

**Strunz,** Die Diät, Heyne, 2002

**Szalai/Stalzer**, Was den einen nährt, macht den anderen krank, Windpferd, 2008

**Szwillius**, Brain Food für Genießer, GU, 1999

**Taddonio**, Borreliose, Michaels, 2007

**Tebbe et al.,** Serotonin und Serotoninrezeptoren: Ziel neuer Therapieoption in der Gastroenterologie,Dt. Ärzteblatt 101, 2004, S. A-936 / B-778 / C-759

**Teubner et al.,** Eine neue Methode zur Untersuchung der Qualität von Pflanzen und Früchten, Ärzteschrift für Naturheilverfahren, 4 /1981

**Tezuka** et al.: Regulation of IgA production by naturally occurring TNF/iNOS-producing dendritic cells, Nature 448,929-933 (23.8.2007)

**Thews et al.**, Anatomie, Physiologie, Pathophysiologie des Menschen, WVG, 2007

**Thust/Schlett**, Entgiften & Entschlacken, GU, 2006

**Toplak**, Adipositas, in: Ledochowski, Klinische Ernährungsmedizin, Springer 2010

**Trunz-Carlisi et al. (Pape),** Schlank im Schlaf, GU, 2009

**Tschop**, Circulating ghrelin levels are decreased in human obesity, Diabetes, 2001, 707

**Überall**, Tryptophan. Eine unterschätzte Aminosäure, CO'Med 10/09

**Vogel**, Maldigestion und Malabsorption, in: Ledochowski, Klinische Ernährungsmedizin, Springer, 2010

**Walker**, Auch Sie können wieder jünger werden, Goldmann, 1993

**Wandmaker**, Rohkost statt Feuerkost, Mosaik, 1996

**Wang et al.,** Fat storage in adipocytes requires inactivation of leptin's paracrine activity: implications for treatment of human obesity. Proc. Natl. Acad. Sci. U S A, 2005, 102

**Walraph**, Die Liste der häufigsten Nahrungsmittel-Intoleranzen in der Praxis, CO'Med 10/08, S. 19 ff.

**Walther et al.**, Synthesis of serotonin by a second Tryptophan Hydroxylase Isoform, Science 3, 76, 2003

**Warning**, Kollaths Wissenschaftliche Arbeiten, Schnitzer-Verlag, 2010

**Wetter**, Gesund abnehmen nach dem Stoffwechseltyp, AT-Verlag, 2007

**Winter**, Abnehmen ist leichter als Zunehmen, Mankau , 2007,

**Wisker u.a.**, Grundlagen der Lebensmittellehre, 2006, Behrs

**Williams-Sarkisian et al.**, Die Kaukasus-Diät, Fischer, 1985

**Wolfe** et al., Die Sonnen-Diät, Goldmann, 2001

**Wolcott et al.,** Essen was mein Körper braucht: Metabolic Typing – die passende Ernährung für jeden Stoffwechseltyp, VAK, 2007

**Worlitschek**, Praxis des Säure-Basen-Haushalts, Haug, 2008

**Wrangham,** Catching Fire.How Cooking Made Us Human, Profile Books 2010

**Wren et al.,** Ghrelin enhances appetite and increases food intake in humans. J.Clin. Endocrinol. Metab., 2001, 86

**Wurtmann et al.**, Effects of normal meals rich in carbohydrates or proteins on plasma tryptophan and tyrosine ratio. Am.J.of Clin. Nutrition 77, 2003, S. 128 ff.

**Wurtmann and Frustajer Marquis**, The Serotonin Power Diet, Rodale, 2006

**Yoda,** Ein medizinischer Insider packt aus, Sensei, 2007

**Zhou** et al., Vitamin D is associated with improved survival in early-stage non-small cell lung cancer. Cancer Epidemiology, Biomarkers & Prevention. 2005;14:2303-9)

**Zittlau-Kriegisch**, Praxisbuch der gesunden Ernährung, Südwest, 2000

**Zulley -Knab,** Wach und fit. Mehr Energie, Leistungsfähigkeit und Ausgeglichenheit, 2009

## Weitere Bücher aus dem Verlag Via Nova:

### Gesund durch das Jahr mit der HL. HILDEGARD VON BINGEN

**Peter Pukownik**

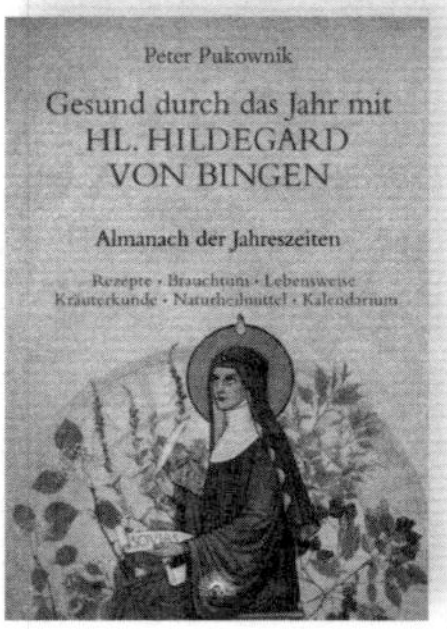


Hardcover, 240 Seiten, ISBN 978-3-86616-217-4

Die Heilkunde der hl. Hildegard von Bingen ist vielfach erprobt, z.T. wissenschaftlich bewiesen, hat sich bewährt und viele Heilprozesse gefördert. Sie zeigt Zusammenhänge zwischen Mensch und Kosmos auf, die unterschiedlichen Wirkungen der energetischen Schwingungen von Kräutern, Früchten, Mineralien und Metallen auf den menschlichen Körper, auf Seele und Geist.

### Ganzheitlich entgiften und entschlacken

**Die 8-Kräuterkur für ein gesundes Leben**

**Bettina Lindner**

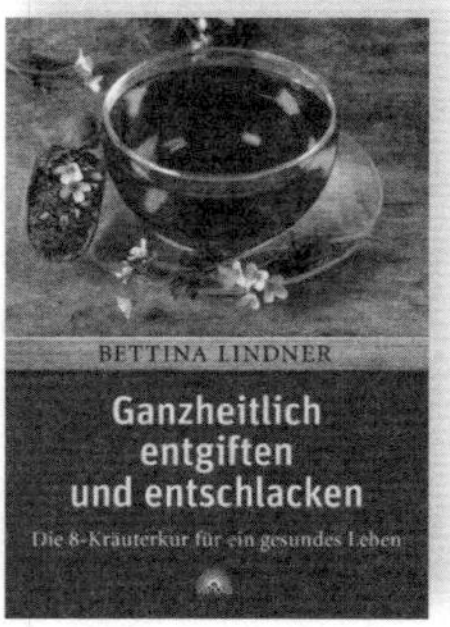


Paperback, 144 Seiten, 30 mehrfarbige Fotos, ISBN 978-3-86616-219-8

Die Kraft der Heilkräuter wird von vielen Menschen noch unterschätzt. Erstaunlich, denn Tausende haben in den letzten Jahrzehnten hervorragende Erfahrungen mit einem speziellen 8-Kräutertee gemacht. Sogar Schwerkranke verbessern ihren Zustand meist deutlich mit dem Rezept der Ojibwa-Indianer Kanadas, auf deren Wissen diese Kräutermischung beruht. Der Tee ist in der Lage, Krankheiten vorzubeugen oder zu heilen, weil er intensiv entsäuert, entgiftet, entschlackt. Dadurch wird auch das Immunsystem gestärkt. Dieses Buch macht Hoffnung, indem es traditionelles Gesundheitswissen in die heutige Zeit bringt. Es erklärt nicht nur die Entdeckung des Tees vor mehr als 80 Jahren, sondern auch, warum diese spezielle Zusammensetzung der Kräuter so wirkungsvoll ist. Besonders berührend sind die Erfahrungsberichte der Anwender, die aufzeigen, dass die tägliche Vitalität und geistige Frische durch Entgiftung extrem verbessert werden kann.

### Fahrplan Gesundheit

**Die universellen Heilprinzipien der Natur**

**Jürgen Freiherr von Rosen**

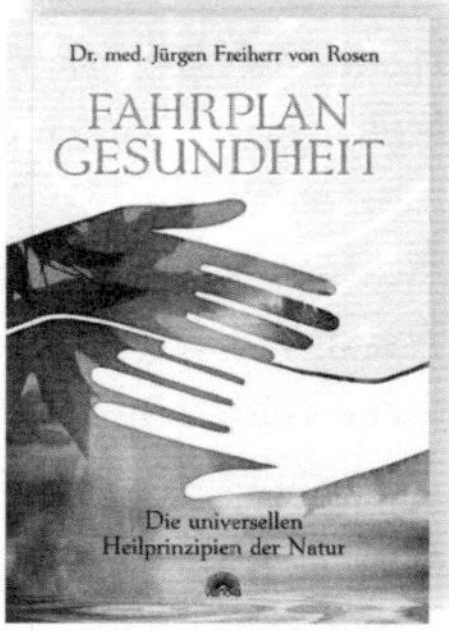


Hardcover, 112 Seiten, 20 mehrfarbige Fotos, ISBN 978-3-86616-216-7

Dieses Buch regt an, sich umfassend mit den universellen Heilprinzipien der Natur zu beschäftigen und mit deren Kenntnis neue Wege zu gehen und neue Verhaltensweisen einzuhalten, um eine optimale Gesundheit zu erreichen. In konzentrierter Form zeigt es Möglichkeiten auf, die Erkenntnisse und Gesetze für ein Leben in Gesundheit, die meist schon bekannt sind, richtig auf die eigenen Verhältnisse anzuwenden. Der Autor ist der Überzeugung, dass nachhaltige Gesundheit und Leistungsfähigkeit bis ins hohe Alter möglich sind. Er stellt eine Vision vom optimalen Gesundsein vor, die er selbst vorlebt. Alle wichtigen Grundprinzipien einer gesunden Lebensweise werden dargestellt. Zum Beispiel: Ernährung, Ausdauersport, Schlaf und Schlafplatz, Heilung von Blockaden, Intuition, geistige Einstellung. Dieses Buch gibt dem Leser überzeugende und wirksame Ratschläge, auch wie man entsprechende Kosten sparen kann.

## Medizin die JEDEN angeht

**Schulmedizin und alternative Heilverfahren als Partner**

**Dr. med. Richard Harslem**

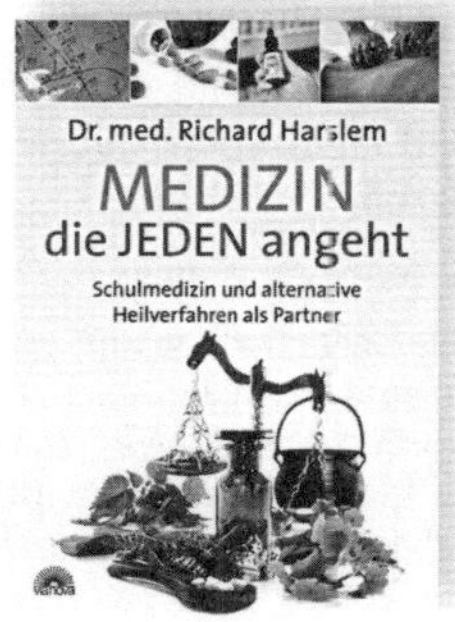


Paperback, 208 Seiten, ISBN 978-3-86616-204-4

Auf der Grundlage neuester wissenschaftlicher Erkenntnisse der Physik, der Hirn- und Placeboforschung zeigt dieses Buch anhand einfacher Alltagsbeispiele den gemeinsamen Nenner aller Heilmethoden sowohl der Schulmedizin als auch alternativer Heilverfahren auf: Der Patient muss im Mittelpunkt stehen, eine optimale Kommunikation zwischen ihm und dem behandelnden Arzt/Heiler wird die beste Heilmethode finden. Dieses dargestellte „menschenwürdige" Medizinverständnis und die zahlreichen, praktisch umsetzbaren Informationen sind für alle, die mit dem Gesundheitswesen und der Gesundheitserziehung zu tun haben, von großer Bedeutung, interessant und lesenswert, aber auch für alle, die gesund werden wollen! So können die Heilungschancen der einzelnen Patienten erhöht werden. Die Erkenntnisse des Autors wollen einer besseren Volksgesundheit dienen und Kosten senken.

## Wie bewusste Ernährung Ihren Geist beeinflusst

**Durch richtiges Essen zu mehr Liebe, Selbstvertrauen und Achtsamkeit**

**Antonie Danz**

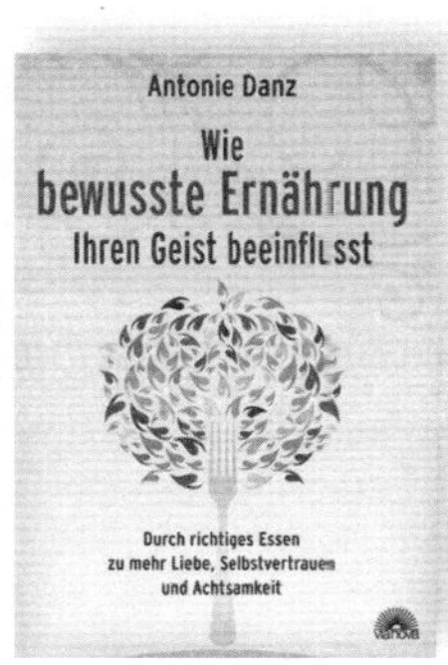


Hardcover, 96 Seiten, ISBN 978-3-86616-158-0

Achtsames Essen bringt uns ins „Jetzt" und damit in unsere Wirkungskraft, Wohlsein zu erschaffen. Liebe, Verbundenheit, Wertschätzung, Vertrauen und Achtsamkeit gegenüber der Nahrung, ihrer Zubereitung und dem Genuss daran machen deutlich, dass die Autorin auf die innere Einstellung zur Ernährung und damit auf das Leben zielt: „Wir haben im Bereich der Ernährung verlernt, uns nach diesen inneren Gesetzmäßigkeiten zu richten. Alles, woran wir unsere Liebe im Hinblick auf die Ernährung binden, muss neu ausgerichtet und wieder fühlbar erlebt werden."

## Heilung und Neugeburt

**Aufbruch in eine neue Dimension des Lebens**

**Barbara Schenkbier / Karl W. ter Horst**

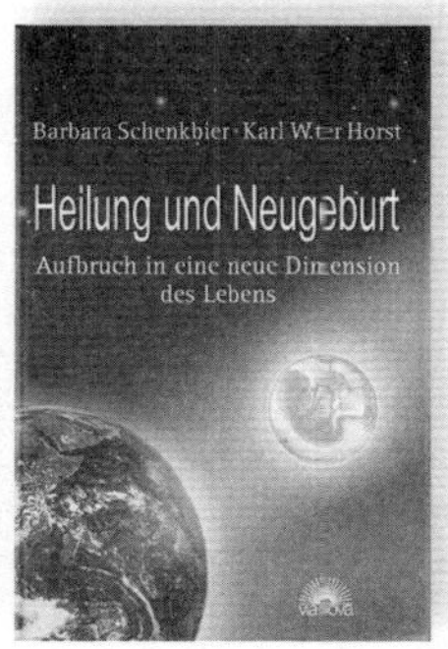


Hardcover, 272 Seiten, 30 Fotos, 10 Grafiken, ISBN 978-3-936486-57-5

Immer mehr Menschen suchen Auswege aus Einsamkeit und Trauer, Isolation und Sinnkrise. Sie sehnen sich nach Wärme und Licht, einem Aufbruch ins Leben, dem erneute Enttäuschungen und Niederlagen erspart bleiben. Barbara Schenkbier und Karl W. ter Horst geben anregende Impulse für den Aufbruch in eine neue Dimension des Lebens, für die spirituelle Neugeburt des Menschen. Diese Impulse sind begleitet von wegweisenden Ratschlägen für die Heilung von Seele und Körper. Die Autoren schöpfen aus der spirituellen Erfahrung einer neuen Dimension der Heilung und der Geschichte ganzheitlicher Heilverfahren aus dem göttlichen Feld. Die spirituelle Heilung wird ausführlich dargestellt. Mit einer bisher unveröffentlichten evolutions-psychologischen Methode ermöglichen sie dem Leser überraschende Einblicke in die verschlungenen Verläufe seiner eigenen Entwicklung. Alles Mitmenschliche und Kraftspendende, das dabei ans Licht des Bewusstseins dringt, bewerten die Autoren als Quellen von Heilung und Glück.

## Heilgebärden

### Verbindung mit dem heilenden Feld durch Bewegung und Meditation – Vorwort von Chuck Spezzano

### Barbara Schenkbier

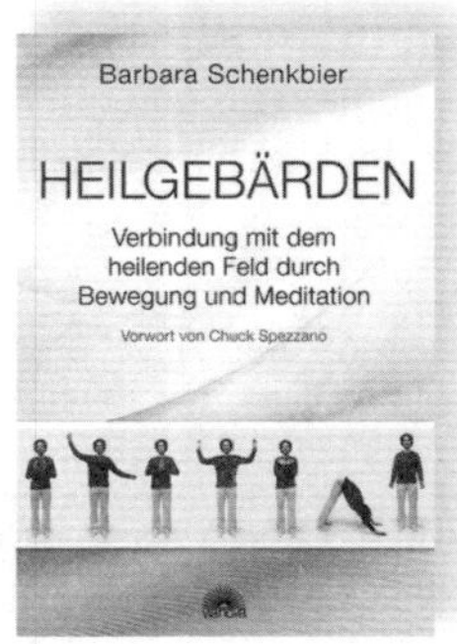


Hardcover, 160 Seiten, 42 mehrfarbige Fotos, ISBN 978-3-86616-175-7

Die Heilgebärden sind im Rahmen der Ausbildung für spirituelle Heilung inspirativ von der Autorin Barbara Schenkbier empfangen und ausgestaltet worden. Sie sind für jeden leicht durchzuführen. Achtsame Gebärden und Haltungen öffnen den Übenden für den Strom der Heilenergie aus dem heilenden Feld. Dynamische Bewegungen und Energiemassage aktivieren die Lebensenergie, so dass der Körper und die Feinstoffebenen durchströmt und geheilt werden. In der wachen Vergegenwärtigung der strömenden Heilkraft und in den Meditationen werden auch Geist und Seele angesprochen und wichtige spirituelle Grundhaltungen wie Achtsamkeit, Hingabe und Demut entfaltet.

## Heilung durch Energiemedizin

### Verborgene Konflikte erkennen und heilen

### Reimar Banis

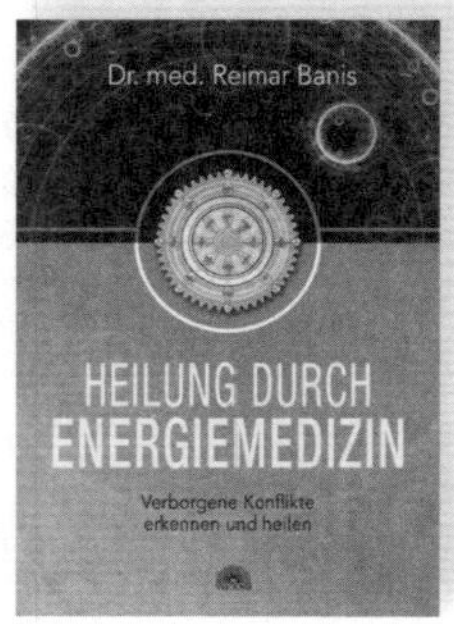


Hardcover, 384 Seiten, 180 mehrfarbige Abbildungen, ISBN 978-3-86616-215-0

Große seelische Konflikte rauben Lebensenergie und beeinträchtigen erheblich unser Denken, Fühlen und Handeln. Der Autor, Heilpraktiker und Arzt mit Schwerpunkt Naturheilverfahren, zeigt in diesem Buch, auch an zahlreichen Fallbeispielen, wie mithilfe einer von ihm entwickelten alternativmedizinischen Methode, der Psychosomatischen Energetik (PSE), sowie homöopathischer Komplexmittel solche Konflikte, auch Traumata, erkannt und aufgelöst, Selbstheilungskräfte ausgelöst werden. Hier werden auch die Geschichte der Seelenforschung und ein neues Weltbild skizziert, das naturwissenschaftliche, schamanistische und tiefenpsychologische Erkenntnisse verbindet, die individuelle Seele als Erscheinungsmoment eines Reifeprozesses deutet.

## Hand und Fuß – Quellen der Heilung

### Eine völlig neuartige Reflexzonen-Massage

### Friedrich Butzbach

5. Auflage

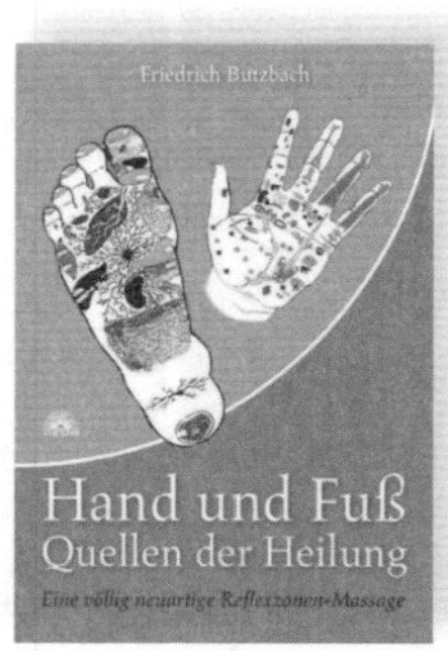


Paperback, 192 Seiten, 70 Grafiken und Zeichnungen, ISBN 978-3-86616-138-2

In einer über dreißigjährigen Praxis erwuchsen dem Autor neue Erkenntnisse der Fußreflexzonenmassage, besonders an den großen Zehen. Er fand hier über 40 Reflexpunkte der Hirnreflexe, über die schnellere und intensivere Reaktionen ablaufen. Dazu kommen noch rund 20 neu gefundene Reflexpunkte, die zum Beispiel den Augeninnendruck, Herpes und Gürtelrose, hohen Blutdruck, Herzbeschwerden, Asthma oder Zahnschmerzen sehr schnell und effektiv positiv beeinflussen. Die Massage eines von ihm gefundenen Reflexpunkts kann selbst sehr alte Schockerlebnisse aus dem Unterbewusstsein in das Bewusstsein bringen und die dadurch entstandenen Belastungen und Blockaden abbauen. Genaue Beschreibungen und viele Skizzen und Schaubilder machen nicht nur die Lokalisierung der Reflexpunkte und die Art der jeweils erforderlichen Massage klar, sondern sind vom Autor auch ausdrücklich als Möglichkeit zur Selbsthilfe für sich und vor allem zur Anwendung bei Kindern gedacht.